Weltgesundheitsorganisation

Internationale Klassifikation psychischer Störungen

Weltgesundheitsorganisation

Internationale Klassifikation psychischer Störungen

ICD-10 Kapitel V (F)
Klinisch-diagnostische Leitlinien

Übersetzt und herausgegeben von
H. Dilling (Lübeck), W. Mombour (München),
M. H. Schmidt (Mannheim)
unter Mitarbeit von E. Schulte-Markwort

2. Auflage

Verlag Hans Huber
Bern · Göttingen · Toronto · Seattle

Übersetzung:
Klinik für Psychiatrie der Medizinischen Universität zu Lübeck
H. Dilling, K. Dilling, V. Dittmann, H. J. Freyberger, E. Schulte-Markwort
(Abschnitte Allgemeine Einleitung zur ICD-10, Überblick, F1, F2, F3, F4)

Arbeitsgruppe des Max-Planck-Instituts für Psychiatrie, München
W. Mombour, M. Zaudig, J. Mittelhammer, W. Hiller, R. Rummler
(Abschnitte F0, F5, F6)

Kinder- und Jugendpsychiatrische Klinik am Zentralinstitut für seelische Gesundheit, Mannheim
J. Niemeyer, M. H. Schmidt (Abschnitte F7, F8)

Klinik für Kinder- und Jugendpsychiatrie der Philipps-Universität Marburg
K. Quaschner, H. Remschmidt
(Abschnitt F9)

Die Deutsche Bibliothek – CIP-Einheitsaufnahme

Internationale Klassifikation psychischer Störungen:
ICD-10, Kapitel V (F); klinisch-diagnostische Leitlinien/
Weltgesundheitsorganisation
Übers. und hrsg. von H. Dilling ...
– 2., korr. Aufl. – Bern; Göttingen; Toronto; Seattle: Huber, 1993
Einheitssacht.: International classification of diseases <dt.>

ISBN 3-456-82424-6
NE: Dilling, Horst [Hrsg.]: World Health Organization; EST

2., korrigierte und bearbeitete Auflage 1993
unveränderter Nachdruck 1997.
Publiziert mit Zustimmung der Weltgesundheitsorganisation. Titel der englischen Originalausgabe: World Health Organization: The ICD-10 Classification of Mental and Behavioural Disorders. Clinical Descriptions and Diagnostic Guidelines.

Satz und Druck: Clausen & Bosse, Leck
Printed in Germany

Inhalt

Geleitwort zur ersten Auflage

Im Jahre 1980 erschien die von Rudolf Degkwitz und seinen Mitarbeitern herausgegebene deutsche Übersetzung des psychiatrischen Teils der **International Classification of Diseases** (ICD-9) zugleich mit der amerikanischen Ausgabe von DSM III und leitete eine neue Epoche in der Psychiatrie ein. Die ICD-9-Klassifikation wurde seither in weiten Bereichen der deutschsprachigen Psychiatrie benutzt und hat zu fruchtbaren Diskussionen geführt.

Zahlreiche als Schwächen erkannte Besonderheiten dieses Diagnosenschlüssels veranlaßten die Weltgesundheitsorganisation in den vergangenen Jahren, eine vollständig neue Klassifikation zu erarbeiten, die nunmehr als ICD-10 in deutscher Übersetzung vorliegt. Die somatische wie psychosomatische Störungen und darüber hinaus alle Erkrankungen umfassende Internationale Klassifikation wird wahrscheinlich im Verlauf des Jahres 1993 offiziell eingeführt werden. Da sich die Bundesrepublik Deutschland als Mitglied der Weltgesundheitsorganisation bisher auf das ICD-System festgelegt hatte, wird auch diese Fassung voraussichtlich zur offiziellen Diagnosenklassifikation und damit in weiten Bereichen verbindlich werden.

Seit vielen Jahren hat sich die Diagnosenkommission der **Deutschen Gesellschaft für Psychiatrie und Nervenheilkunde** (DGPN) unter dem Vorsitz von Prof. Dr. med. Horst Dilling eingehend mit den von der WHO in die Wege geleiteten Veränderungen des ICD-Systems befaßt und diese innerhalb der Gesellschaft zur Diskussion gestellt. Horst Dilling ist ebenfalls federführender Herausgeber des Kapitels V und konnte insbesondere für den Abschnitt über psychische Störungen - Kapitel F (V) - zahlreiche in der klinischen Erfahrung begründete Veränderungsvorschläge einbringen.

Mit dieser neuen operationalen Klassifikation psychischer Störungen wird ein hohes Niveau erreicht. Ich wünsche den Herausgebern, daß ihre Mühen durch ein lebhaftes Echo, fruchtbare wissenschaftliche und ärztliche Diskussionen und eine weite Verbreitung belohnt werden. Für die mühselige editorische Übersetzungsarbeit danke ich den drei Herausgebern H. Dilling, W. Mombour und M. H. Schmidt, wie auch ihren Mitarbeitern von Herzen.

Prof. Dr. Uwe Henrik Peters
Präsident der Deutschen Gesellschaft
für Psychiatrie und Nervenheilkunde (DGPN)

Vorwort zur deutschen Übersetzung

Mit diesem Band wird die zweite Auflage der deutschen Übersetzung der «klinischen Beschreibungen und diagnostischen Leitlinien» des Kapitels V (F) der 10. Revision der Internationalen Klassifikation der Krankheiten (ICD-10) vorgelegt. Die jetzt vorliegende 2. Auflage unterscheidet sich deutlich von der ersten. Einerseits wurde von der Weltgesundheitsorganisation eine stilistische Überarbeitung vorgenommen, zum anderen wurden von der WHO auch inhaltliche Veränderungen durchgeführt, so bei den Persönlichkeitsstörungen (F60.x), bei denen diagnostische Kriterien geändert wurden.

Die «klinischen Beschreibungen und diagnostischen Leitlinien» sind als ausführliche Fassung des Kapitels V für den klinischen Gebrauch bestimmt und erreichen somit weder den Operationalisierungsgrad der ICD-10-Forschungskriterien noch den des voraussichtlich 1994 erscheinenden DSM-IV (1). Sie gestatten damit dem Kliniker einen gewissen diagnostischen Spielraum, da für zahlreiche Störungen keine strikt formulierten diagnostischen Kriterien vorgegeben werden. Dem Konzept einer «family of instruments» folgend, mit der den Gegebenheiten unterschiedlichster psychiatrischer Versorgungsbereiche und klassifikatorischer Notwendigkeiten Rechnung getragen werden soll, werden weitere Fassungen des Kapitels V und eine Reihe von Begleitinstrumenten folgen.

Im deutschsprachigen Raum steht die Veröffentlichung folgender Fassungen und Begleitinstrumente unmittelbar bevor bzw. wurden bereits realisiert:

(a) die Forschungskriterien (Diagnostic Criteria For Research (DCR) 5, 33), die restriktiver formulierte diagnostische Kriterien für die Verwendung in wissenschaftlichen Studien enthalten.

(b) eine Kurzfassung, die als ein Kapitel des Bandes I (Systematik) im Rahmen der Gesamtveröffentlichung der ICD-10 neben den somatischen Kapiteln erscheinen wird (2).

(c) eine Fassung zur Verwendung in der allgemeinmedizinischen bzw. primären psychiatrischen Versorgung (Primary Health Care Classification (PHC) 34), die neben diagnostischen Grobkategorien auch therapeutische Empfehlungen enthält.

(d) ein multiaxiales System (35), in dem auf Achse I die psychiatrischen (Achse Ia) und somatischen (Achse Ib) Erkrankungen verschlüsselt werden. Mit der Achse II sollen soziale Behinderungen, mit der Achse III Faktoren der sozialen Umgebung und der individuellen Lebensbewältigung gemäß Kapitel XXI (Z) der ICD-10 erfaßt werden.

(e) ein Lexikon psychopathologischer Grundbegriffe, in dem die in der ICD-9 und ICD-10 verwendeten diagnosenrelevanten Termini definiert werden sollen (29, 30).

(f) ein Manual der Gesamtausgabe (Psychiatric Adaption), die neben einer möglichst umfassenden Darstellung aller psychiatrisch relevanten Kategorien aus den somatischen Kapiteln der ICD-10 auch Referenztabellen enthalten soll, die eine Zuordnung von ICD-10 Kategorien zu anderen Diagnosenklassifikationen wie ICD-9 und DSM-III-R gestatten (36, 10, 11).

(g) standardisierte bzw. strukturierte diagnostische Erhebungsinstrumente, mit denen unter verschiedenen methodischen Vorraussetzungen z.T. polydiagnostische Klassifizierungen und computerisierte Expertensysteme verbunden sind (u.a. Schedules for Clinical Assessment in Neuropsychiatry (SCAN), 32, 25, 17; Composite International Diagnostic Interview (CIDI), 20, 28, 26; International Personality Disorder Examination (IPDE), 15, 37, 19; Übersicht bei 24).

(h) ein ICD-10-Fallbuch mit psychiatrischen Kasuistiken (12).

Die Einführung dieser Fassungen und Instrumente ist mit einer umfangreichen Begleitforschung verbunden, die von der WHO zentral angeregt und koordiniert, aber auch von zahlreichen Kliniken selbstständig geleistet wird (vgl. 3, 4, 6, 7, 9, 16, 13, 14, 18, 22, 23, 38). Ziel dieser Untersuchungen ist es, die bisher vorliegenden Entwürfe der einzelnen Instrumente empirisch zu überprüfen und zu einer Verbesserung beizutragen.

Die klinischen Beschreibungen und diagnostischen Leitlinien selbst waren in einer vorläufigen Fassung Gegenstand einer internationalen multizentrischen Feldstudie, mit der eine Überprüfung der Akzeptanz der z.T. neu geschaffenen diagnostischen Kategorien, deren Paßgenauigkeit und der Übereinstimmung zwischen Diagnostikern erfolgen sollte. Von der deutschsprachigen Arbeitsgruppe wurde diese Untersuchung unter Federführung der Klinik für Psychiatrie der Medizinischen Universität zu Lübeck in zehn teilnehmenden Zentren durchgeführt und veröffentlicht (vgl. 3, 4, 8). Die Ergebnisse der internationalen Studie wurden zwischenzeitlich ebenfalls publiziert (21).

Die ICD-10-Forschungskriterien (33), die für wissenschaftliche Zwecke strenger und komplexer operationalisierte Kriterien enthalten, wurden in einer vorläufigen deutschen Übersetzung (5) im Rahmen einer multizentrischen Feldstudie überprüft.

Gegenüber der bisher gewohnten psychiatrischen Diagnostik gemäß ICD-8 bzw. ICD-9, die in wesentlichen Teilen den klassischen Ansätzen der deutschsprachigen Psychiatrie entsprach, weist das Kapitel V der ICD-10 wesentliche Veränderungen auf. Diese werden in der Einleitung zur englischen Ausgabe dargestellt.

Konzeptionell wird im vorliegenden Kapitel V versucht, zumindest teilweise einem «atheoretischen» Ansatz folgend, auf Begriffsbildungen wie etwa Neurose, Psychose und Endogenität zu verzichten und diese durch Einführung einer deskriptiven, an diagnostischen Kriterien orientierten Klassifikation zu ersetzen. So ersetzt der Begriff «Störung» den der psychischen Krankheit weitgehend; dem Prinzip der Komorbidität wird Rechnung getragen. Gegenüber der bisher gewohnten Diagnostik werden vor allem die depressiven Störungen nach Schweregrad und Verlauf neu eingeteilt und die unter dem Begriff «Neurosen» zusammengefassten Störungen neu unterteilt; der Demenzbegriff wird erheblich ausgeweitet.

Mit diesen und anderen Neuerungen muß sich gerade der deutschsprachige Benutzer erst vertraut machen. Dies erfordert eine längere Zeit der Einarbeitung und der Gewöhnung. So bieten Arbeitsgruppen der Diagnosenkommission der Deutschen Gesellschaft für Psychiatrie und Nervenheilkunde (DGPN) ICD-10-Trainingsseminare an, die die Rezeption der neuen Klassifikation erleichtern sollen.

Der vorliegende Band stellt im wesentlichen eine *Übersetzung* und keine Bearbeitung dar. Die Herausgeber und Übersetzer stimmen nicht in allen Einzelheiten mit dem neuen Klassifikationskonzept überein. Es bildet einen Kompromiß zwischen den Erfordernissen verschiedener Sprach- und Kulturräume, der zwar durchaus kontrovers diskutiert wurde, aber auch im deutschen Sprachraum voll zu übernehmen ist. *Einige Hinzufügungen der deutschen Herausgeber, so in den Abschnitten F31 und F50, sowie bei den dazugehörigen Begriffen, sind kursiv gedruckt und damit als Ergänzungen kenntlich gemacht.*

Bei der Übersetzung wurde versucht, einen Mittelweg zwischen einer möglichst eng am Text orientierten Übertragung und einer angemessenen sprachlichen Fassung zu finden. Neue Begriffe wie Zyklothymia und Dysthymia wurden als solche belassen, um Verwechslungen mit früheren, ähnlich klingenden bekannten Begriffen der deutschsprachigen Psychiatrie zu vermeiden. Einige sprachliche Wendungen, wie etwa «nicht-organisch» wurden für den deutschen Sprachraum übernommen, um dem Ziel einer internationalen Verwendung Rechnung zu tragen. Einzelne, in der deutschsprachigen Psychiatrie häufig verwendete diagnostische Termini, die im englischen Original nicht enthalten sind, wurden in der deutschen Übersetzung unter «dazugehörige Begriffe» ergänzt und kursiv gedruckt, wie z.B. *pseudoneurasthenisches Syndrom* unter F06.6.

Die vorliegende Übersetzung wurde im Auftrag der Deutschen Gesellschaft für Psychiatrie und Nervenheilkunde (DGPN) erstellt. Zahlreiche Kolleginnen und Kollegen, die zur Verbesserung der Übersetzung beitrugen und deren Veränderungsvorschläge eine kritische Diskussion bei der WHO in Genf ermöglichte, können hier aus Platzgründen nicht genannt werden. Ihnen gilt unser Dank.

Die jetzt erscheinende zweite Auflage der deutschen ICD-10 berücksichtigt die zahlreichen von der WHO seit Erscheinen der ersten Auflage veranlaßten Textänderungen, die von Frau Dr. Elisabeth Schulte-Markwort in den deutschen Text eingearbeitet wurden. Die zweite Auflage der ICD-10 entspricht somit dem 1992 erschienenen Text der WHO.

Da der umfangreiche Text sicherlich noch zahlreiche formale und inhaltliche Unrichtigkeiten enthält, sind wir weiterhin dankbar für Korrekturvorschläge und kritische Hinweise jeder Art, auch zur Weitergabe an die WHO-Arbeitsgruppe in Genf.

Dem Bundesministerium für Gesundheit möchten wir für die Unterstützung des Übersetzungsvorhabens danken. Mit dem Deutschen Institut für medizinische Dokumentation und Information (DIMDI), das die Gesamtausgabe der ICD-10 als Kurzfassung im Auftrag des Bundesministeriums für Gesundheit herausbringen wird, verbindet uns eine konstruktive Zusammenarbeit. So ist die Übersetzung der Kurzfassung und der klinischen Beschreibungen und diagnostischen Leitlinien terminologisch in enger Kooperation mit dem DIMDI abgestimmt worden. Unter Federführung des DIMDI erfolgte ferner eine Abstimmung mit den anderen deutschsprachigen Mitgliedsländern der WHO (Österreich und Schweiz).

Frau K. Askerc und Frau B. Hepp nahmen über den Zeitraum von mehreren Jahren die mühevollen Sekretariatsaufgaben auf sich, die immer neuen Versionen des Kapitels V zu bearbeiten.

Dem Buch wünschen wir einen weitreichenden Einfluß auf die Klassifikation psychischer Störungen. Die Benutzer sollten aber nicht vergessen, daß deskriptive Diagnostik nur einen, wenn auch wesentlichen Teil des nosologischen Verständnisses unserer Patienten umfaßt. Weitreichendere Aspekte der Psychopathologie, der Psychodynamik, wie auch der Psychophysiologie, vor allem aber die individuellen Besonderheiten des einzelnen Patienten dürfen wir dabei nicht aus dem Auge verlieren.

H. Dilling (Lübeck)
W. Mombour (München)
M.H. Schmidt (Mannheim)

Literatur

1 American Psychiatric Association (1993): DSM-IV Draft Criteria. Task Force on DSM-IV, APA, Washington DC.

2 Bundesministerium für Gesundheit (1993): Internationale Klassifikation der Krankheiten, Verletzungen und Todesursachen (ICD) in der 10. Revision.

3 Dilling H., Dittmann V., Freyberger H. J. (Copy-Eds.) (1990a): ICD-10 Field Trial in German-speaking Countries. Pharmacopsychiatry 23 (suppl. IV): 135-216.

4 Dilling H., Dittmann V. (1990b): Die psychiatrische Diagnostik nach der 10. Revision der Internationalen Klassifikation der Krankheiten (ICD-10). Nervenarzt 61: 259-270.

5 Dilling H., Mombour W., Schmidt M. H. (Hrsg.) (1991): Vorläufige deutsche Übersetzung der Forschungskriterien des Kapitels V (F) der ICD-10. Stand September 1990. Lübeck: Klinik für Psychiatrie der Medizinischen Universität (unveröffentlichtes Manuskript).

6 Dittmann V., Stieglitz R. D., Zaudig M (1990): Die ICD-10-Merkmalslistenstudie. In: Lungershausen E., Kaschka W. P., Witkowski R. J. (Hrsg.): Affektive Psychosen. Schattauer Verlag, Stuttgart, New York, 493-496.

7 Dittmann V., Dilling H., Freyberger H. J. (Hrsg.) (1992): Psychiatrische Diagnostik nach ICD-10 - klinische Erfahrungen bei der Anwendung. Ergebnisse der ICD-10-Merkmalslistenstudie. Huber Verlag, Bern.

8 Freyberger H. J., Dittmann V., Stieglitz R-D., Dilling H. (1990): ICD-10 in der Erprobung: Ergebnisse einer multizentrischen Feldstudie in den deutschsprachigen Ländern. Nervenarzt 61: 271-275.

9 Freyberger H. J., Stieglitz R. D., Dilling H. (1992): Ergebnisse multizentrischer Diagnosenstudien zur Einführung des Kapitels V (F) der ICD-10. Fundamenta Psychiatrica 6: 121-127.

10 Freyberger H. J., Schulte-Markwort E., Dilling H. (1993a): Referenztabellen der WHO zum Kapitel V (F) der 10. Revision der Internationalen Klassifikation der Krankheiten (ICD-10): ICD-9 vs. ICD-10. Fortschritte der Neurologie und Psychiatrie. 61: 109-127.

11 Freyberger H. J., Schulte-Markwort E., Dilling H. (1993b): Referenztabellen der WHO zum Kapitel V (F) der 10. Revision der Internationalen Klassifikation der Krankheiten (ICD-10): ICD-10 vs. ICD-9. Fortschritte der Neurologie und Psychiatrie. 61: 128-143.

12 Freyberger H. J., Dilling H. (Hrsg., 1993): Fallbuch Psychiatrie. Kasuistiken zum Kapitel V (F) der ICD-10. Huber Verlag, Bern.

13 Hiller W., Zaudig M., Mombour W. (1990): Münchner-Diagnosen-Checklisten für DSM-III-R und ICD-10 (MDCL), vorläufige Version. Logomed-Verlag, Fabian Höpker, München.

14 Hillig A., Olbrich R., Albus M., Philipp M. (1990): Eine multizentrische Interraterreliabilitätsstudie zur ICD-10. In: Lungershausen E., Kaschka W. P., Witkowski R. J. (Hrsg.): Affektive Psychosen. Schattauer Verlag, Stuttgart New York. 502-508.

15 Loranger A. W., Lehmann-Susmann V., Oldham J. M., Russakov L. M. (1987): The Personality Disorder Examination: A preliminary report. J Pers Disorders 1: 1-13.
16 Maier W., Philipp M. (1990): Die Mainzer Verlaufstudie zur Validierung von ICD-10. In: Lungershausen E., Kaschka W. P., Witkowski R. J. (Hrsg.): Affektive Psychosen. Schattauer Verlag, Stuttgart New York. 497-501.
17 Maurer K., van Gülick-Bailer M. (1990): Vorläufige deutsche Übersetzung der «Schedules for Clinical Assessment in Neuropsychiatry (SCAN)». Mannheim: Zentralinstitut für Seelische Gesundheit (unveröffentlichtes Manuskript).
18 Maurer K., Hillig A., Freyberger H. J., Velthaus S. (1991). Erfahrungen mit dem PSE-10 und den «Schedules for Clinical Assessment in Neuropsychiatry (SCAN)» im Rahmen einer multizentrischen Feldstudie. Schweiz Arch Neurol Psychiat 142: 225-235.
19 Mombour W. et al. (1993): Vorläufige deutsche Übersetzung des International Personality Disorder Examination (IPDE). Unveröffentlichtes Manuskript, Max-Planck-Institut für Psychiatrie, München.
20 Robins L. N., Wing J. K., Helzer J. E. (1985): WHO-ADAMHA Composite International Diagnostic Interview, revised 8/1/85. Geneva: World Health Organization.
21 Sartorius N., Kaelber C. T., Cooper J. E., Roper M. T., Rae D. S., Gulbinat W., Üstün T. B., Regier D. A. (1993): Progress toward achieving a common language in psychiatry. Results from the field trial of the Clinical Guidelines accompanying the WHO classification of Mental and Behavioural Disorders in ICD-10. Arch Gen Psychiatry 50: 115-124.
22 Schneider W., Freyberger H. J., Muhs A., Schüßler G. (Hrsg., 1993): Diagnostik und Klassifikation nach ICD-10, Kapitel V. Eine kritische Auseinandersetzung. Ergebnisse der ICD-10-Forschungskriterienstudie aus dem Bereich Psychosomatik/Psychotherapie. Vandenhoeck & Ruprecht, Göttingen, 1993.
23 Semler G., Wittchen H. U., Joschke K., Zaudig M., von Geiso T., Kaiser S., von Cranach M., Pfister H. (1987): Test-Retest Reliability of a Standardized Psychiatric Interview (DIS/CIDI). Eur Arch Psychiatr Neurol Sci 236: 214-222.
24 Stieglitz R. D., Dittmann V., Mombour W. (1992): Erfassungsmethoden und Instrumente zur ICD-10. Fundamenta Psychiatrica 6: 128-136.
25 Wing J. K., Babor T., Brugha T., Burke J., Cooper J. E., Giel R., Jablensky A., Regier D., Sartorius N. (1990): SCAN: Schedules for Clinical Assessment in Neuropsychiatry. Arch Gen Psychiatry 47: 589-593.
26 Wittchen U., Semler G. (Hrsg.) (1991): Composite International Diagnostic Interview. Interviewheft und Manual. Beltz Test, Weinheim.
27 World Health Organization (1990a): ICD-10, September 1990 Draft of Chapter V (F), Categories F00-F99, Mental and Behavioural Disorders (including disorders of psychological development), Diagnostic Criteria for Research. Geneva: WHO (WHO/NMH/MEP 89.1 Rev 2).

28 World Health Organization (1990b). Composite International Diagnostic Interview (CIDI). WHO, Geneva.
29 World Health Organization (1991): Lexicon of Mental Health Terms. Vol. I - ICD-9. WHO, Geneva.
30 World Health Organization (im Druck): Lexicon of Mental Health Terms. Vol. II - ICD-10. WHO, Geneva.
31 World Health Organization (1992a): The ICD-10 Classification of Mental and Behavioural Disorders: Clinical Descriptions and Diagnostic Guidelines. WHO, Geneva.
32 World Health Organization (1992b): Schedules for Clinical Assessments in Neuropsychiatry. Interview and Manual. WHO, Geneva.
33 World Health Organization (1992c): The ICD-10 Classification of Mental and Behavioural Disorders: Diagnostic Criteria for Research (DCR). 1992 Draft. WHO, Geneva.
34 World Health Organization (1993a): The ICD-10 Classification of Mental and Behavioural Disorders: Primary Health Care Classification. WHO, Geneva.
35 World Health Organization (1993b): The ICD-10 Classification of Mental and Behavioural Disorders: Multiaxial Presentation. WHO, Geneva.
36 World Health Organization (1993c): The ICD-10 Classification of Mental and Behavioural Disorders: Psychiatric Adaption. WHO, Geneva.
37 World Health Organization (1993d): International Personality Disorder Examination (IPDE). Draft for Field Trials. WHO, Geneva.
38 Zaudig M., Mittelhammer J., Hiller W., Dichtl G., Mombour W. (1990): SIDAM - Strukturiertes Interview für die Diagnose der Demenz vom Alzheimer-Typ, der Multiinfarkt-Demenz und Demenzen anderer Ätiologie nach DSM-III-R und ICD-10 (vorläufige Version). Manual und Interview. Logomed-Verlag, Fabian Höpker, München.

Vorwort der englischen Ausgabe

In den frühen sechziger Jahren begann sich die Weltgesundheitsorganisation (WHO) im Rahmen ihres Programmes für seelische Gesundheit aktiv für eine Verbesserung der Diagnostik und Klassifikation psychischer Störungen zu engagieren. Die WHO verschaffte sich während einer Reihe internationaler Treffen einen Überblick über das Wissen und die aktiven Repräsentanten verschiedener Disziplinen und unterschiedlicher psychiatrischer Schulen. Dies regte Forschungsunternehmen zu den ausschlaggebenden Faktoren der diagnostischen Übereinstimmung an, zu den Charakteristika von Klassifikationen und zu Verfahren für «joint ratings» videodokumentierter Interviews und anderen sinnvollen Forschungsmethoden in diesem Bereich. Aus diesen umfassenden Forschungs- und Beratungsprozessen ergaben sich für die Verbesserung der Klassifikation psychischer Störungen zahlreiche Vorschläge, die Eingang in die 8. ICD-Revision fanden. Für die 8. Revision der Internationalen Klassifikation der Krankheiten wurde auch ein Glossar entwickelt, in dem der Inhalt jeder Kategorie psychischer Störungen beschrieben wurde. Diese Aktivitäten führten zur Bildung eines Netzwerks einzelner Personen und Zentren, die die Arbeit an der Verbesserung psychiatrischer Klassifikationen fortsetzten (1, 2).

In den siebziger Jahre kam es weltweit noch zu einer weiteren Zunahme des Interesses an verbesserter psychiatrischer Klassifikation. Zunehmende internationale Kontakte, verschiedene internationale Kollaborationsstudien und die Einführung neuer Therapieverfahren förderten diese Entwicklung. Einige nationale psychiatrische Gesellschaften unterstützten zur Verbesserung der diagnostischen Reliabilität die Entwicklung spezieller Klassifikationskriterien. Vor allem die American Psychiatric Association entwickelte und verbreitete die III. Revision des Diagnostischen und Statistischen Manuals und nahm operationalisierte Kriterien in dieses Klassifikationssystem auf.

1978 begann die WHO zusammen mit der Alcohol, Drug Abuse and Mental Health-Administration (ADAMHA) in den USA ein langfristges Forschungsprojekt, mit dem eine weitere Verbesserung der Diagnostik und Klassifikation psychischer Störungen, Alkohol- und drogenbezogener Probleme ermöglicht werden sollte (3). In einer Reihe von Arbeitstreffen gewannen Wissenschaftler unterschiedlicher psychiatrischer Traditionen und Kulturen einen Überblick über den Wissensstand in bestimmten Bereichen und entwickelten Empfehlungen für die zukünftige Forschung. In Kopenhagen fand 1982 eine zentrale internationale Konferenz zur Diagnostik und Klassifikation statt, auf der die erarbeiteten Empfehlungen zusammengefaßt und ein Forschungsprogramm bzw. Leitlinien für die weitere Arbeit geplant wurden (4).

Zur Umsetzung der Kopenhagener Empfehlungen, wurden verschiedene Forschungsanstrengungen unternommen. Ein Ansatz, an dem Zentren aus 17 Ländern beteiligt waren, verfolgte das Ziel, ein Instrument (Composite International Diagnostic Interview) für die epidemiologische Untersuchung psychischer Störungen in der Allgemeinbevölkerung verschiedener Länder zu entwickeln (5). Ein anderer Forschungsansatz konzentrierte sich auf die Entwicklung eines Einschätzungsinstrumentes für Kliniker (Schedules for Clinical Assessment in Neuropsychiatry) (6). Eine weitere Studie diente der Entwicklung eines Instruments zur Einschätzung von Persönlichkeitsstörungen in verschiedenen Ländern (International Personality Disorder Examination) (7). Außerdem wurden verschiedene Lexika mit eindeutigen Definitionen der in der 9. und 10. Revision der Internationalen Klassifikation der Krankheiten verwendeten Begriffe vorbereitet (8).

Diese Projekte und die Arbeit an der Entwicklung der Leitlinien und Definitionen der psychischen und Verhaltensstörungen der 10. Revision der Internationalen Klassifikation der Krankheiten (ICD-10) (9) förderten sich gegenseitig. Die Umsetzung diagnostischer Kriterien in diagnostische Algorithmen für die Einschätzungsinstrumente war einerseits bei der Erkennung und Beseitigung von Inkonsistenzen, mehrdeutigen Abschnitten und Überschneidungen hilfreich. Die fortlaufende Korrektur der ICD-10 unterstützte andererseits die Bearbeitung der Einschätzungsinstrumente. Das endgültige Ergebnis waren klar definierte Kriterien für die ICD-10 und die Einschätzungsinstrumente, die eine Datenerhebung entsprechend den im Kapitel V (F) der ICD-10 enthaltenen Kriterien ermöglichen.

Die Kopenhager Konferenz empfahl auch, zur Verdeutlichung der Entwicklung der neuen Klassifikation, die Standpunkte der verschiedenen traditonellen psychiatrischen Schulen zu veröffentlichen. Diese Empfehlung hatte einige wichtige Veröffentlichungen zur Folge, u.a. entstand ein Band mit Beiträgen über die Ursprünge der gegenwärtigen psychiatrischen Klassifikation (10).

Die Veröffentlichung der klinischen Beschreibungen und diagnostischen Leitlinien des Kapitels V (F) der ICD-10 ist der Höhepunkt einer langjährigen internationalen Gemeinschaftsleistung. Es gab verschiedene Fassungen dieses Dokumentes, die jeweils nach ausgiebigen Konsultationen zahlreicher Expertengruppen, nationaler und internationaler psychiatrischer Fachgesellschaften und einzelner Berater bearbeitet wurden. Mit der Fassung von 1987 wurden die Felduntersuchungen in etwa 40 Ländern durchgeführt, die größte Forschungsanstrengung, die jemals zur Verbesserung der psychiatrischen Diagnostik unternommen wurde (11,12). Die Ergebnisse der Felduntersuchungen gingen in die letzte Korrektur der vorliegenden Leitlinien ein.

Dieses Buch ist die erste Veröffentlichung einer Reihe vom Kapitel V der ICD-10 abgeleiteter Bearbeitungen. Weitere Texte sind z.B. die Forschungskriterien für Wissenschaftler, eine Version für Personal im allgemeinen Gesundheitswesen, ein multiaxiales System und Referenztabellen zur Identifikation korrespondierender Bezeichnungen in der ICD-10, ICD-9 und führenden nationalen Klassifikationen.

Die Anwendung der klinischen Leitlinien wird im Kapitel «Allgemeine Einleitung zur ICD-10» beschrieben. Im zweiten Kapitel finden sich Anmerkungen zu den am häufigsten diskutierten klassifikatorischen Schwierigkeiten. Die Danksagung ist von besonderer Bedeutung. Sie enthält eine Übersicht über die vielen Experten und Institutionen in aller Welt, die aktiv an der Entwicklung der Klassifikation und der Leitlinien beteiligt waren. Alle großen psychiatrischen Traditionen und Schulen, die dieser Arbeit ihren einzigartigen internationalen Charakter verleihen, sind vertreten. Die Klassifikation und die Leitlinien wurden in vielen Sprachräumen entwickelt und getestet. Von dem mühevollen Prozeß der Übersetzungsangleichung erhoffen wir uns eine Verbesserung der Eindeutigkeit, Klarheit und logischen Struktur des Textes.

Eine Klassifikation ist eine Möglichkeit, die Welt zu einem bestimmten Zeitpunkt zu sehen. Es kann kein Zweifel daran bestehen, daß der wissenschaftliche Fortschritt und die Erfahrungen mit der Verwendung dieser Leitlinien Revisionen und Verbesserungen notwendig werden lassen. Ich hoffe, die zukünftigen Verbesserungen werden in demselben Geist freundschaftlicher und produktiver weltweiter wissenschaftlicher Zusammenarbeit entstehen, wie die Entwicklung des vorliegenden Textes.

Norman Sartorius

Literatur

1 Kramer M. et al. (1979): The ICD-9 classification of mental disorders: A review of its development and contents. Acta psychiatrica scandinavia 59: 241-262.
2 Sartorius N. (1976): Classification: An international perspective. Psychiatric annals 6: 8 August 1976.
3 Jablensky A. et al.(1983): Diagnosis and classification of mental disorders and alcohol- and drug-related problems: a research agenda for the 1980s. Psychological Medicine 13: 907-921.
4 Mental disorders, alcohol- and drug-related problems: International perspectives on their diagnosis and classification. Amsterdam, Excerpta Medica, 1985 (International Congress Series, No. 669).
5 Robins L. et al. (1989): The Composite International Diagnostic Interview.Archives of general psychiatry, 45: 1069-1077.
6 Wing J. K. et al. (1990): SCAN: Schedules for Clinical Assessment in Neuropsychiatry. Archives of general psychiatry 47: 589-593.

7 Loranger A. W. et al. (1991): The WHO/ADAMHA international pilot study of personality disorders: background and purpose. Journal of personality disorders 5(3): 296-306.

8 Lexicon of psychiatric and mental health terms. Volume 1, WHO, 1989.

9 International Classification of Diseases and Related Health Problems. Tenth Revision. Vol.2: Instruction Manual. Vol.3: Index. WHO, 1992.

10 Sartorius N. et al. (ed.)(1990): Sources and traditions in classification in psychiatry, Toronto, Hogrefe and Huber.

11 Sartorius N. et al. (ed.)(1988): Psychiatric classification in an international perspective, British journal of psychiatry, 152 (Suppl. 1).

12 Sartorius N. et al. (1993): Progress towards achieving a common language in psychiatry: Results from field trials of the clinical guidelines accompanying the WHO Classification of Mental and Behavioural Disorders in ICD-10. Archives of general psychiatry 50: 115-124.

Allgemeine Einleitung

Das Kapitel V der ICD-10 «Psychische und Verhaltensstörungen» steht je nach Verwendungszweck in verschiedenen Versionen zur Verfügung. Die hier vorliegenden «Klinischen Beschreibungen und diagnostischen Leitlinien» sind für den allgemeinen klinischen Gebrauch, für die Gesundheitsdienste und für Ausbildungszwecke bestimmt.

Für wissenschaftliche Untersuchungen liegen die «Forschungskriterien» (DCR) vor, die zusammen mit den klinisch-diagnostischen Leitlinien verwendet werden sollen. Ein kürzeres Glossar ist für die Gesamtausgabe der ICD-10 vorgesehen. Es ist für Kodierer und Schreibkräfte gedacht und dient als Bezugspunkt für den Vergleich mit anderen Klassifikationen. Es wird nicht für in der Versorgung psychisch Kranker Tätige zur Verwendung empfohlen. Kürzere und einfachere Versionen der Klassifikation für die medizinische Primärversorgung und ein multiaxiales System sind in Vorbereitung. Die vorliegenden klinischen Beschreibungen und diagnostischen Leitlinien waren die Basis für die verschiedenen anderen Versionen; Inkompatibilitätsprobleme zwischen den Versionen wurden sorgfältig vermieden.

Gliederung

Die allgemeine Einleitung und die einleitenden Erläuterungen vor jedem Abschnitt sind sorgfältig durchzulesen. Dies ist besonders wichtig für die Abschnitte F23 (akute vorübergehende psychotische Störungen) und F30-F39 (affektive Störungen). Wegen der erheblichen Schwierigkeiten bei der Beschreibung und Klassifikation dieser Störungen, wurde große Sorgfalt darauf verwandt, die Entstehung der Klassifikation dieser Störungen zu erläutern.

Neben einer Beschreibung der wesentlichen klinischen Charakteristika werden für jede Störung auch weitere wichtige, aber weniger spezifische Merkmale angegeben. Die «diagnostischen Leitlinien» geben dann die Anzahl und die Gewichtung der Symptome an, die zur Stellung einer sicheren Diagnose erforderlich sind. Sie wurden so formuliert, daß eine gewisse Flexibilität bei der diagnostischen Entscheidung verbleibt. Dieses ist angesichts verschiedenartiger und unübersichtlicher klinischer Situtationen erforderlich, in denen oft vorläufige Diagnosen gestellt werden müssen, bevor das klinische Bild vollständig klar ist, oder Informationen in ausreichendem Maße vorliegen. Um Wiederholungen zu vermeiden, werden klinische Beschreibungen und allgemeine diagnostische Leitlinien für Gruppen von Störungen angegeben. Diese gelten dann zusätzlich zu denen der einzelnen spezifischeren Störungen.

Wenn die in den diagnostischen Leitlinien beschriebenen Voraussetzungen vollständig erfüllt sind, kann die Diagnose als «sicher» betrachtet werden. Sofern die Voraussetzungen nur teilweise erfüllt sind, ist es in den meisten Fällen dennoch sinnvoll, eine Diagnose zu stellen. Es bleibt der Entscheidung des Diagnostikers und anderer Benutzer der diagnostischen Beschreibungen vorbehalten, einen geringeren Grad an Sicherheit zu kennzeichnen, wenn die Voraussetzungen der diagnostischen Leitlinien nicht vollständig erfüllt sind. Für den Fall, daß die noch fehlenden Informationen wahrscheinlich ergänzt werden können, kann der Begriff «vorläufig», für den Fall, daß weitere Informationen nicht eingeholt werden können, der Begriff «Verdacht auf» verwendet werden. Die Angaben zur Dauer der Symptome sind als allgemeine Leitlinien und nicht als genau einzuhaltende Kriterien anzusehen. Der Kliniker soll sich sein eigenes Urteil über die Angemessenheit einer Diagnose bilden, auch wenn die Dauer eines einzelnen Symptoms etwas kürzer oder länger ist, als angegeben.

Die diagnostischen Leitlinien liefern zudem sinnvolle Anregungen für den klinischen Unterricht, da sie als Gedächtnisstütze für Bereiche der klinischen Praxis dienen, die in ausführlicherer Form in den meisten Lehrbüchern der Psychiatrie dargestellt werden. Die Leitlinien können auch für bestimmte Forschungsprojekte ausreichen, in denen die größere Präzision und damit auch Einengung der diagnostischen Forschungskriterien nicht erforderlich ist.

Mit den Beschreibungen und Leitlinien sind keine theoretischen Implikationen verbunden. Sie geben auch keine umfassende Darstellung des gegenwärtigen Kenntnisstandes über die Störungen wieder. Die Leitlinien stellen vielmehr eine Zusammenstellung von Symptomen und Kommentaren dar, die in Übereinstimmung mit einer großen Anzahl von Experten und Klinikern aus verschiedenen Ländern zusammengestellt wurden. Sie sind eine sinnvolle Grundlage, um «typische» Störungen zu definieren.

Prinzipielle Unterschiede zwischen dem Kapitel V (F) der ICD-10 und dem Kapitel V der ICD-9

Allgemeine Prinzipien der ICD-10

Die ICD-10 unterscheidet sich von der ICD-9 auch durch ihren Umfang. In der ICD-9 wurden durchnummerierte Kodierungen von 001-999 verwendet.

Um Änderungen der Klassifikation in der Zukunft zu erleichtern, wurde in der ICD-10 ein alphanumerisches Kodierungsschema gewählt. Die Kodierungen setzen sich auf der Ebene der dreistelligen Kategorien aus einem einzelnen Buchstaben und zwei Zahlen zusammen (A00-Z99). Dadurch wird die Anzahl der zur Verfügung stehenden Kategorien erheblich vergrößert. Weitere Unterteilungen sind durch die dezimalnumerischen Untergruppen auf der Ebene der vierstelligen Kategorien möglich.

Das Kapitel über psychische Störungen der ICD-9 enthielt nur 30 dreistellige Hauptkategorien (290-319), das Kapitel V der ICD-10 dagegen weist 100 auf. Ein Teil dieser Kategorien wurde jetzt nicht ausgenutzt, so daß in Zukunft Veränderungen möglich sind, ohne das gesamte System revidieren zu müssen.

Die ICD-10 ist als Zentral- oder Kernklassifikation für eine ganze Gruppe von krankheits- und gesundheitsbezogenen Klassifikationen konzipiert. Einige besonders detaillierte Fassungen dieser Gruppe von Klassifikationen verwenden fünf- oder sogar sechsstellige Kategorien. In anderen werden Kategorien zusammengefaßt, zum Beispiel für die Verwendung in der Primärversorgung oder in der Allgemeinpraxis. Außerdem gibt es ein multiaxiales System für das Kapitel V(F) der ICD-10 und eine Version für die kinder- und jugendpsychiatrische Praxis und Forschung. Weitere Klassifikationen enthalten wesentliche medizinische und gesundheitsbezogene Informationen, die in der Hauptklassifikation nicht vorkommen, wie z.B. Beeinträchtigungen, Behinderungen und Handikaps, medizinische Vorgehensweisen und Ursachen für Konsultationen medizinischer Dienste.

Neurose und Psychose

In der ICD-10 wurde die in der ICD-9 noch vorhandene, dort aber absichtlich nicht definierte, traditionelle Unterscheidung zwischen Neurose und Psychose nicht beibehalten. Der Begriff «neurotisch» wird jedoch in Einzelfällen weiter verwendet und erscheint z.B. in einer Überschrift (F40-F48 «neurotische-, Belastungs- und somatoforme Störungen»). Mit Ausnahme der neurotischen Depression werden die meisten Störungen, die von Anhängern dieses Konzeptes als Neurosen angesehen werden, in diesem und den folgenden Kapiteln aufgeführt. Statt der Dichotomie neurotisch-psychotisch zu folgen, wurden im Sinne der Benutzerfreundlichkeit die Störungen entsprechend der Hauptthematik oder der deskriptiven Ähnlichkeit in Gruppen zusammengefaßt. Z.B. findet sich die Zyklothymia (F34.0) im Abschnitt F30-F39 (affektive Störungen) statt unter F60-F69 (Persönlichkeits- und Verhaltensstörungen). In ähnlicher Weise sind alle Störungen jeden Schweregrades, die durch den Gebrauch psychotroper Substanzen bedingt sind, unter F10-F19 zusammengefaßt.

Der Ausdruck «psychotisch» wurde speziell im Abschnitt F23 («akute vorübergehende psychotische Störungen») im deskriptiven Sinne verwendet; er enthält keine Annahmen zur Psychodynamik. Dieser Terminus soll vielmehr das Vorkommen von Halluzinationen, wahnhaften Störungen oder bestimmten Formen schweren abnormen Verhaltens anzeigen. Hierzu gehören schwere Erregungszustände und Überaktivität, ausgeprägte psychomotorische Hemmung und katatone Störungen.

Andere Unterschiede zwischen der ICD-9 und der ICD-10

Alle Störungen, die einer eindeutigen organischen Ursache zuzuordnen sind,

sind gemeinsam im Abschnitt F00-F09 klassifiziert. Dies ist gegenüber der ICD-9 ein deutlicher Vorteil.

Die Neuordnung der psychischen und Verhaltensstörungen durch psychotrope Substanzen im Abschnitt F10-F19 ist viel sinnvoller als im früheren System. Die dritte Stelle zeigt die verwendete Substanz an. Die vierte und fünfte Stelle gibt die psychopathologischen Syndrome, von der akuten Intoxikation bis hin zum Restzustand an. Dies erlaubt die Klassifizierung aller substanzbezogenen Störungen mit nur dreistelligen Kategorien.

Die Gruppe der Schizophrenien, schizotypen Zustände und wahnhaften Störungen (F20-F29) wurde deutlich erweitert. Es wurden neue Kategorien wie die undifferenzierte Schizophrenie, die postschizophrene Depression und die schizotype Störung eingeführt. Die Klassifikation der akuten vorübergehenden Psychosen, in vielen Ländern der Dritten Welt häufige Störungen, ist viel differenzierter als in der ICD-9.

Besonders die Klassifikation der affektiven Störungen wurde durch das Prinzip, Störungen mit einem gemeinsamen Grundthema zusammenzufassen, beeinflußt. Die Begriffe «neurotische» oder «endogene» Depression werden nicht mehr verwendet. Ihre Äquivalente entsprechen jedoch den verschiedenen Formen und Schweregraden der depressiven Störungen (einschließlich der Dysthymia F34.1).

Die Verhaltensauffälligkeiten und psychischen Störungen mit körperlichen Störungen und Hormonänderungen wie Eßstörungen, nichtorganischen Schlafstörungen und sexuellen Funktionsstörungen wurden im Abschnitt F50-F59 zusammengefaßt und wegen des wachsenden Bedarfs an Klassifizierungsmöglichkeiten im psychiatrischen Liasondienst genauer beschrieben als in der ICD-9.

Der Abschnitt F60-F69 enthält neben den traditionellen Persönlichkeitsstörungen einige neue Kategorien, wie zum Beispiel pathologisches Spielen, Stehlen und Brandstiftung. Störungen der sexuellen Präferenz werden eindeutig von Störungen der Geschlechtsidentität unterschieden. Homosexualität gibt es als eigene Kategorie nicht mehr.

Die Änderungen bei den für das Kindes- und Jugendalter spezifischen Störungen und bei der Intelligenzminderung werden auf Seite 34 kommentiert.

Probleme in der Terminologie

Störung

Der Begriff «Störung» (disorder) wird in der gesamten Klassifikation verwendet, um den problematischen Gebrauch von Begriffen wie «Krankheit» oder «Erkrankung» weitgehend zu vermeiden.

«Störung» ist kein exakter Begriff. Seine Verwendung in dieser Klassifikation soll einen klinisch erkennbaren Komplex von Symptomen oder Verhaltensauffälligkeiten anzeigen, die immer auf der individuellen und oft auch auf der Gruppen- oder sozialen Ebene mit Belastung und mit Beeinträchtigung von Funktionen verbunden sind. Soziale Abweichungen oder soziale Konflikte allein, ohne persönliche Beeinträchtigungen sollten nicht als psychische Störung im hier definierten Sinne angesehen werden.

Psychogen und psychosomatisch

Der Begriff «psychogen» wird als Bezeichnung diagnostischer Kategorien wegen seiner unterschiedlichen Bedeutung in verschiedenen Sprachen und psychiatrischen Schulen nicht verwendet. Er erscheint jedoch noch gelegentlich im Text und soll den Diagnostiker an offensichtliche Lebensereignisse oder Schwierigkeiten erinnern, die eine Rolle bei der Entstehung dieser Störung spielen.

Der Begriff «psychosomatisch» wird aus ähnlichen Gründen nicht gebraucht. Außerdem könnte die Verwendung dieses Terminus implizieren, daß psychologische Faktoren beim Auftreten, im Verlauf und für die Prognose anderer Krankheiten, die nicht psychosomatisch genannt werden, keine Rolle spielten. Störungen, die in anderen Klassifikationssystemen als psychosomatisch bezeichnet werden, finden sich hier in den Abschnitten F45 (somatoforme Störungen), F50 (Eßstörungen), F52 (sexuelle Funktionsstörungen) und F54 (psychische und Verhaltensstörungen bei andernorts klassifizierten Störungen und Krankheit). Es ist besonders zu beachten, daß die Kategorie F54 der Kategorie 316 in der ICD-9 entspricht. Sie soll verwendet werden, um die Verbindung einer an anderer Stelle der ICD-10 verschlüsselten körperlichen Störung mit einer psychischen Verursachung zu klassifizieren. Ein bekanntes Beispiel wäre die Verschlüsselung von psychogenem Asthma oder Ekzem 1. mit der Kategorie F54 des Kapitels V (F) und 2. der entsprechenden Kodierung der körperlichen Störung aus den anderen Kapiteln der ICD-10.

Beeinträchtigung, Behinderung, Handikap und ähnliche Begriffe

Die Begriffe «Beeinträchtigung», «Behinderung» und «Handikap» werden entsprechend den Empfehlungen des entsprechenden WHO-Systems verwendet.[1] Gelegentlich, wenn es die klinische Tradition rechtfertigt, werden sie in einem allgemeineren Sinne gebraucht. Siehe auch Demenz und die Beziehung zu Beeinträchtigung, Behinderung und Benachteiligung auf Seite 25.

1 International classification of impairments, disabilities and handicaps. Geneva, World Health Organization, 1980.

Spezielle Benutzerhinweise

Kinder und Jugendliche

Die Abschnitte F80-F89 (Entwicklungsstörungen) und F90-F98 (Verhaltens- und emotionale Störungen mit Beginn in der Kindheit und Jugend) enthalten nur für die Kindheit und Jugend spezifische Störungen. Viele Störungen aus anderen Abschnitten können bei Personen jeden Alters auftreten und sind, wenn nötig auch für Kinder und Jugendliche zu verwenden. Beispiele sind Eßstörungen (F50), Schlafstörungen (F51) und Geschlechtsidentitätsstörungen (F64). Einige phobische Störungen im Kindesalter werfen spezielle klassifikatorische Probleme auf, wie unter F93.1 (alterstypische phobische Störungen des Kindesalters) beschrieben.

Verschlüsselung von mehr als einer Diagnose

Dem Kliniker wird empfohlen, der generellen Regel zu folgen, so viele Diagnosen zu verschlüsseln, wie für die Beschreibung des klinischen Bildes notwendig. Wird mehr als eine Diagnose gestellt, wird zwischen einer Hauptdiagnose und Neben- bzw. Zusatzdiagnosen unterschieden. Priorität soll die Diagnose erhalten, der die größte aktuelle Bedeutung zukommt. Im klinischen Bereich ist dies häufig die Störung, die zum Kontakt mit der betreffenden Institution geführt hat und damit oft zur stationären, teilstationären oder ambulanten Behandlung. Unter anderen Umständen kann unter Berücksichtigung der gesamten Vorgeschichte des Patienten die wichtigste Diagnose eine Lebenszeitdiagnose sein. Diese kann sich von der Diagnose, die zur jetzigen Konsultation führte, unterscheiden, etwa bei einem Patienten mit einer chronischen Schizophrenie, der jetzt wegen einer akuten Angstsymptomatik betreut wird. Falls Zweifel bestehen, in welcher Reihenfolge die einzelnen Diagnosen gestellt werden sollen oder falls der Diagnostiker unsicher ist, wie die Information benutzt wird, wird empfohlen, die Diagnosen in der numerischen Reihenfolge zu stellen, in der sie in der Klassifikation erscheinen.

Verschlüsselung von Diagnosen aus anderen Kapiteln der ICD-10

Zusätzlich zum Kapitel V (F) sollten unbedingt auch die anderen Kapitel des ICD-10-Systems verwendet werden. Im Anhang sind die für den psychiatrischen Versorgungsbereich wichtigsten Kapitel aufgelistet.

Anmerkungen zu ausgewählten Kategorien

Bei den Vorbereitungen des ICD-10 Kapitels für psychische Störungen wurden einige Kategorien mit besonderem Interesse diskutiert, bevor ein Konsens zwischen den Beteiligten gefunden werden konnte. Einige dieser Diskussionspunkte werden hier kurz vorgestellt.

Demenz (F00-F03) und ihre Verbindung mit Beeinträchtigung, Behinderung und Handikap

Grundlegendes Merkmal für die Diagnose einer Demenz ist die Abnahme der kognitiven Leistungsfähigkeit. Die daraus entstehenden Konsequenzen für die Bewältigung sozialer Aufgaben in der Familie oder am Arbeitsplatz werden jedoch nicht als diagnostische Kriterien angesehen. Dieses ist wegen der großen Unterschiede in den zur Verfügung stehenden und angemessenen Arbeitsmöglichkeiten sowie der unterschiedlichen sozialen Rollen in den verschiedenen Kulturen, Religionen und Nationalitäten ein allgemeines Prinzip bei allen Störungen im Kapitel V (F) der ICD-10. Das Ausmaß der Behinderung der Arbeits-, Familien- oder Freizeitaktivitäten des einzelnen ist aber dennoch oft ein hilfreicher Indikator für den Schweregrad einer aufgrund anderer Informationen diagnostizierten Störung.

An dieser Stelle soll auf die Beziehung zwischen Symptomen, diagnostischen Kriterien und dem System der Weltgesundheitsorganisation zur Beschreibung von Beeinträchtigungen, Behinderungen und Handikaps verwiesen werden[1]. Nach dieser Klassifikation wird eine **Beeinträchtigung** (Verlust oder Abweichung von Struktur oder Funktion) psychisch manifest durch Wechselwirkungen zwischen mentalen Funktionen, wie Gedächtnis und Aufmerksamkeit, und emotionalen Funktionen. Viele Formen psychischer Beeinträchtigung wurden schon immer als psychiatrische Symptome angesehen. Dies gilt in geringerem Maße auch für die **Behinderung** (im WHO-System als verminderte Bewältigungsfähigkeit von Alltagsaktivitäten definiert). Behinderungen auf der persönlichen Ebene beziehen sich auf normale, in der Regel für die Gesundheit und das Überleben notwendige Tätigkeiten des täglichen Lebens, wie Waschen, Ankleiden, Essen und Ausscheidung. Störungen in diesen Bereichen sind meist direkte Folge psychischer Beeinträchtigungen und werden wenig oder gar nicht kulturell beeinflußt. Daher zählen individuelle Behinderungen berechtigterweise zu den diagnostischen Leitlinien und Kriterien (insbesondere der Demenz).

1 International classification of impairments, disabilities and handicaps. Geneva, World Health Organization, 1980.

Dagegen repräsentiert ein **Handikap** (Unmöglichkeit oder Einschränkung eines Individuums die ihm gemäße soziale Rolle zu übernehmen) die Folge von Beeinträchtigungen und Behinderungen in einem sehr viel weiteren sozialen, kulturell deutlich beeinflußten Sinne. Handikaps sollten deshalb nicht als wesentliche Kriterien für eine Diagnose angesehen werden.

Zeitkriterien für die Schizophrenie (F20)

a. Prodromalstadien

Besonders bei jungen Menschen tritt vor den typischen schizophrenen Symptomen, eine Wochen oder Monate dauernde Prodromalphase mit unspezifischen Symptomen auf. Dabei kommen Interessenverlust, sozialer Rückzug, Fernbleiben von der Arbeit, Reizbarkeit und Überempfindlichkeit vor. Diese Symptome sind zwar weder pathognomonisch für eine bestimmte Störung, noch sind sie für die betroffene Person im gesunden Zustand typisch. Oft sind sie genauso belastend für die Familie und beeinträchtigend für den Patienten wie die später auftretenden eindeutigen Krankheitssymptome, wie Wahngedanken und Halluzinationen. Retrospektiv betrachtet, machen diese Prodromalstadien einen wesentlichen Teil der gesamten Krankheitsentwicklung aus. Es gibt nur wenig Information darüber, ob bei anderen psychiatrischen Störungen ähnliche Prodromi vorkommen, oder ob ähnliche Zustandsbilder auch zeitweise bei Personen auftreten und wieder zurückgehen, die niemals eine diagnostizierbare psychiatrische Störung entwickeln.

Falls ein Prodrom als typisch und spezifisch für eine Schizophrenie angesehen und reliabel beschrieben werden kann und es sich von einem Vorstadium anderer psychiatrischer Störungen oder von einem nicht-krankhaften Zustand eindeutig unterscheidet, kann es gerechtfertigt sein, so ein Prodrom zu den optionalen Kriterien für eine Schizophrenie zu zählen. Die zum jetzigen Zeitpunkt vorliegenden Informationen rechtfertigen es allerdings nicht, ein Prodromalstadium als eindeutiges Kriterium für die Diagnose anzusehen. Außerdem ist die Unterscheidung solcher Prodromalsyndrome von schizoiden und paranoiden Persönlichkeitsstörungen noch ungeklärt.

b. Unterscheidung der akuten vorübergehenden psychotischen Störungen (F23) von einer Schizophrenie (F20)

Die Diagnose einer Schizophrenie beruht auf dem Vorliegen typischer Wahngedanken, Halluzinationen oder anderer Symptome mit einer Mindestdauer von einem Monat (siehe F20).

In mehreren Ländern wird aufgrund langer klinischer Tradition jedoch die Überzeugung vertreten, daß eine Dementia praecox nach Kraepelin oder die Schizophrenien nach Bleuler sich von einer akuten Psychose mit abruptem Beginn, einem kurzen Verlauf von einigen Wochen oder nur wenigen Tagen und einem günstigen Ausgang unterscheiden. Diese Auffassung beruht auf deskriptiven jedoch nicht auf epidemiologischen Studien. Bezeichnungen wie Bouffée delirante, psychogene Psychose, schizophreniforme Psychose, zykloide Psychose und kurze reaktive Psychose deuten die vielfältigen und unterschiedlichen Meinungen und Schulen an. Sie unterscheiden sich in der Auffassung, ob vorübergehende, aber typische schizophrene Symptome bei diesen Störungen auftreten dürfen und über die Bedeutung der akuten psychischen Belastungen. Zumindest die Bouffée delirante war eigentlich als nicht im Zusammenhang mit einer psychischen Belastung stehend definiert worden.

Bei dem mangelhaften heutigen Kenntnisstand zur Schizophrenie und den akuten psychotischen Störungen war es notwendig, für Auftreten, Identifikation und Rückgang der Symptome einen ausreichenden Zeitraum festzulegen, bevor die Diagnose einer Schizophrenie gestellt werden darf. Bei den akuten Psychosen treten die psychotischen Symptome in der Regel innerhalb weniger Tage oder innerhalb von ein bis zwei Wochen auf. Meist remittieren sie mit oder ohne Medikation innerhalb von zwei bis drei Wochen. So liegt es nahe, mindestens einen Monat bestehende eindeutige und typische schizophrene Symptome für die Diagnose einer Schizophrenie zu fordern. Wenn keine typischen schizophrenen Symptome im gegenwärtigen akut psychotischen klinischen Bild vorliegen und daher die Diagnose einer Schizophrenie nicht gestellt wird, gibt es auch keinen speziellen Grund, nach einem Monat die Diagnose bei Patienten mit persistierenden Symptomen zu ändern. Dieses sollte erst erfolgen, wenn mit einer Mindestdauer von drei Monaten das Zeitkriterium für die wahnhafte Störung erfüllt ist.

Das Zeitkriterium von einem Monat empfiehlt sich auch unter Berücksichtigung von akuten symptomatischen Psychosen, z.B. einer Amphetaminpsychose. Nach dem Entzug der toxischen Substanz gehen die Symptome im allgemeinen innerhalb von 8 bis 10 Tagen zurück. Bis die Symptome manifest und so störend werden, daß ein Psychiater aufgesucht wird, vergehen oft 7 bis 10 Tage, so daß die Gesamtdauer der Störung meist 20 oder mehr Tage beträgt. Hinsichtlich dieser beiden Differentialdiagnosen scheinen 30 Tage bzw. ein Monat deshalb ein angemessenes Zeitkriterium für die Gesamtdauer der Symptome zu sein, bevor eine Störung als Schizophrenie bezeichnet wird, vorausgesetzt, daß die Symptome solange persistieren.

Mit der Wahl des Zeitkriteriums von einem Monat für die Diagnose einer Schizophrenie wird auch der Auffassung begegnet, daß eine Schizophrenie, ungeachtet ihrer Definition, eine lang anhaltende Störung sein muß.

In mehreren nationalen Klassifikationen wird ein Zeitkriterium von 6 Monaten angegeben. Bei dem heutigen Kenntnisstand scheint es jedoch kein Vorteil zu sein, die Diagnose Schizophrenie auf diese Weise zu begrenzen.

In zwei großen internationalen Studien zur Schizophrenie und den verwandten Störungen[1] konnte gezeigt werden, daß ein großer Teil der Patienten eindeutige und typisch schizophrene Symptome länger als einen, aber kürzer als sechs Monate aufwies, sowie eine gute, oder sogar vollständige Remission. Deshalb wird in der ICD-10 Chronizität als notwendiges Kriterium der Schizophrenie nicht angegeben. Stattdessen wird sie als ein deskriptives Syndrom mit einer Vielzahl von meist noch unbekannten Ursachen, verschiedenen Endstadien, abhängig von dem Zusammenspiel genetischer, somatischer, sozialer und kultureller Einflüsse angesehen.

Das Zeitkriterium für die anhaltende wahnhafte Störung (F22) wurde ebenfalls intensiv diskutiert. Die Wahl von 3 Monaten als Zeitkriterium war letztlich am wenigsten unbefriedigend. Bei der Wahl eines Zeitraumes von 6 oder mehr Monaten wäre nämlich die Schaffung einer Zwischenkategorie zwischen den akuten vorübergehenden psychotischen Störungen (F23) und der anhaltenden wahnhaften Störung (F22) erforderlich gewesen. Für die Diskussion über die Beziehung zwischen diesen Störungen wären mehr Informationen wünschenswert. Die gewählte Lösung, die vielleicht die Forschung stimulieren wird, gibt den akuten vorübergehenden psychotischen Zuständen den Vorzug.

Auf die akuten vorübergehenden psychischen Störungen (F23) wurde das Prinzip angewendet, eine Störungsgruppe so zu beschreiben und zu klassifizieren, daß Möglichkeiten eröffnet werden, statt feste Annahmen zu implizieren. Die besonderen Merkmale werden auch in der Einleitung zu dem entsprechenden Abschnitt diskutiert.

Der Terminus «schizophreniform» wurde in der englichen Originalfassung nicht verwendet, stattdessen «schizophrenia-like». In der deutschen Übersetzung wird die Bezeichnung «schizophreniform» als griffiger, gut verwendbarer Begriff angesehen.

Schizophrenia simplex (F20.6)

Diese diagnostische Kategorie wurde wegen der Verwendung in einigen Ländern beibehalten. Ihre eigentliche Bedeutung, die Beziehung zur schizoiden Persönlichkeitsstörung und zur schizotypen Störung sind unsicher und weitere Informationen zur Lösung des Problems sind nötig. Die zur Differenzierung vorgeschlagenen Kriterien weisen auf das Problem hin, innerhalb dieser

1 WHO (1973): The international Pilot Study of Schizophrenia. World Health Organization (Offset Publication, No. 2). Sartorius, N. et al. (1986): Early manifestations and first contact incidence of schizophrenia in different cultures. A preliminary report on the initial evaluation phase of the WHO Collaborative Study on Determinants of Outcome of Severe Mental Disorders. Psychological Medicine, 16: 909-928.

Störungsgruppe Grenzen und Unterschiede in praktikablen Begriffen zu definieren.

Schizoaffektive Störungen (F25)

Die zur Zeit vorliegenden Forschungsergebnisse erlauben nach wie vor keine endgültige Entscheidung darüber, ob die schizoaffektive Störung (F25), wie sie in der ICD-10 definiert wird, dem Abschnitt F20-F29 (Schizophrenie, schizotype und wahnhafte Störungen) oder dem Abschnitt F30-F39 (affektive Störungen) zuzuordnen ist. Hier erfolgte die Einordnung im Abschnitt F20-F29, basierend auf den Rückmeldungen aus den Feldstudien im Jahre 1987 und auf den Kommentaren der weltweit befragten Mitgliedsgesellschaften der World Psychiatric Association (WPA). Es entspricht außerdem einer starken und weitverbreiteten klinischen Tradition, die schizoaffektiven Störungen mit den schizophrenen und wahnhaften Störungen zu assoziieren. Schließlich reichen beim Vorliegen bestimmter affektiver Symptome einfache zusätzliche parathyme Wahngedanken nicht für eine Änderung der Diagnose in eine schizoaffektive Störung aus, sondern es muß in der gleichen Episode zusammen mit den affektiven Symptomen mindestens ein schizophrenietypisches Symptom auftreten.

Affektive Störungen (F30-F39)

Solange die Psychiater bei der Klassifikation der klinischen Syndrome depressiver Störungen auf die Beschreibung der Affekte und des Verhaltens angewiesen sind und keine Methoden vorliegen, sie zumindest teilweise auf der Grundlage physiologischer und biochemischer Messungen zu unterscheiden, werden sie unterschiedlicher Auffassung sein. So lange diese Einschränkung besteht, gibt es nur die Möglichkeit, zwischen einer einfachen Klassifikation mit nur wenigen Schweregraden oder einer mit vielen Einzelheiten und Untergruppen zu wählen.

Die Version der ICD-10 für die Feldstudie von 1987 zeichnete sich durch ihre Einfachheit aus. So gab es leichte und schwere depressive Episoden, es wurde Hypomanie nicht von Manie unterschieden und es gab keine Möglichkeit, häufige klinische Syndrome, wie «das somatische» Syndrom, Halluzinationen oder Wahngedanken näher zu kennzeichnen. Die Ergebnisse der Feldstudie sowie Kommentare aus verschiedenen anderen Quellen forderten aber eine bessere Differenzierungsmöglichkeit. Andererseits zeigten die vorläufigen Ergebnisse der Felduntersuchungen in vielen Zentren eine niedrige Interraterreliabilität für die Kategorie «leichte depressive Episode».

Die Auffassung der Kliniker, wie viele Untergruppen der Depression erforderlich sind, wird stark davon beeinflußt, mit welchen Patienten sie selbst hauptsächlich arbeiten. Diejenigen, die in der primären Gesundheitsversorgung, im ambulanten Bereich oder in Liasondiensten arbeiten, brauchen die Möglichkeit, Patienten mit leichten, aber klinisch relevanten, depressiven Zuständen zu beschreiben. Andere, die hauptsächlich mit stationären Patienten arbeiten, benötigen die Kategorien mit den ausgeprägteren Schweregraden.

Deswegen wurde erneut mit Experten für affektive Störungen beraten. In der vorliegenden Version wurden mehrere Möglichkeiten geschaffen, verschiedene Aspekte zu differenzieren, die zwar wissenschaftlich noch nicht anerkannt sind, aber von vielen Psychiatern aus vielen Ländern der Welt für klinisch hilfreich gehalten werden. Die Einbeziehung dieser Aspekte regt hoffentlich die Diskussion und Forschung zu diesem Thema an.

Auch bei der Definition des Begriffes «parathym» (stimmungsinkongruent) gibt es noch ungelöste Probleme. Wegen ihrer ausreichenden Belegbarkeit und wegen ihres klinischen Bedarfs wurde die Unterscheidung von synthymen und parathymen wahnhaften Symptomen, zumindest als Möglichkeit beibehalten.

Rezidivierende kurze depressive Störung (F38.10)

Seit der Einführung der ICD-9 gibt es ausreichende Hinweise auf die Notwendigkeit einer speziellen Kategorie für kurze depressive Episoden, die zwar die Schweregradkriterien, nicht aber die Zeitkriterien erfüllen. Diese rezidivierenden Zustandsbilder sind in ihrer nosologischen Bedeutung unklar, Untersuchungen zu Häufigkeit, Verteilung und Langzeitverlauf wären wichtig. Die vorgesehene Kategorie soll epidemiologische und andere Studien zum besseren Verständnis anregen.

Agoraphobie und Panikstörung (F40.0, F41.0)

Vor kurzem gab es eine heftige Diskussion darüber, ob eine Agoraphobie oder eine Panikstörung als vorrangig anzusehen ist. Aus internationaler und transkultureller Sicht scheinen die vorliegenden Hinweise eine Änderung der allgemein akzeptierten Auffassung nicht zu rechtfertigen. Das heißt, die Phobien sind die primären Störungen und die Panikattacken zeigen den Schweregrad der Phobie an.

Gemischte Kategorien von Angst und Depression

Die Kategorien F41.2 (Angst und depressive Störung, gemischt), F41.3 (sonstige gemischte Störungen), die verschiedenen Untergruppen von F43.2 (Anpassungsstörungen) und F44.7 (gemischte dissoziative Störung, Konversionsstörung) finden vor allem Verwendung bei Psychiatern und anderen in der primären Gesundheitsversorgung der Entwicklungsländer Tätigen. Diese Kategorien erleichtern die Beschreibung von Störungen mit eindeutig gemischten Symptomen. Auf diese treffen einfachere und tradionellere psychiatrische Diagnosen nicht zu, sie gehen aber dennoch mit schweren Leidenszuständen und Störungen der Leistungsfähigkeit einher. Sie führen außerdem zu häufigen Kontakten mit der primären Gesundheitsversorgung, medizinischen und psychiatrischen Diensten. Es ist schwierig, diese Kategorien reliabel zu verwenden. Es ist daher notwendig, sie empirisch zu überprüfen und, wenn nötig, ihre Definition zu verbessern.

Dissoziative und somatoforme Störungen und ihre Beziehung zur Hysterie

Wegen der vielfach abgestuften Bedeutungen des Begriffes «Hysterie», wurde er nicht als Bezeichnung einer Störung im Kapitel V (F) der ICD-10 verwendet. Unter dem Begriff «dissoziativ» wurden die Störungen zusammengefaßt, die früher hysterisch vom dissoziativen oder Konversionstyp genannt wurden. Patienten mit dissoziativen und Konversionsstörungen haben häufig eine Reihe gemeinsamer anderer Symptome. Oft treten beide Störungsformen gleichzeitig auf. Außerdem sind bei beiden Syndromen wahrscheinlich die gleichen oder sehr ähnliche psychologische Mechanismen wirksam.

Für die Zusammenfassung verschiedener Störungen mit einer vornehmlich körperlichen oder somatischen Präsentation von Symptomen unter dem Begriff «somatoform» gibt es eine weite internationale Akzeptanz. Aus den bereits erwähnten Gründen, war dieses neue Konzept aber kein ausreichender Grund, den dissoziativen Sensibilitäts- und Bewegungsverlust von der dissoziativen Amnesie und Fugue zu trennen.

Sollte die multiple Persönlichkeitsstörung (F44.81) nicht nur kulturspezifisch oder iatrogen existieren, so ist sie wohl am besten in die Gruppe der dissoziativen Störungen einzuordnen.

Neurasthenie (F48.0)

Obwohl die Kategorie Neurasthenie in vielen klassifikatorischen Systemen nicht mehr berücksichtigt wird, gibt es sie in der ICD-10 noch, denn in vielen Ländern wird diese Diagnose noch regelmäßig und häufig verwendet. Nach Untersuchungen in unterschiedlicher Umgebung sollte eine Anzahl von Patienten mit der Diagnose Neurasthenie besser unter anderen Kategorien klassifiziert werden, z.B. als Angst- oder depressive Störungen. In anderen Fällen trifft die Beschreibung des klinischen Syndroms auf keine andere Kategorie zu, sondern erfüllt alle für die Neurasthenie spezifizischen Kriterien. Bis weitere Untersuchungen hoffentlich mehr Klarheit geschaffen haben, erscheint es sinnvoll, dieses Zustandsbild getrennt aufzuführen.

Kulturspezifische Störungen

Der Bedarf für eine Klassifikationsmöglichkeit von Störungen wie Latah, Amok, Koro und verschiedenen anderen kulturspezifischen Störungen wurde in den letzten Jahren weniger häufig betont. Es gibt keine zuverlässigen deskriptiven Studien mit einem epidemiologischen Ansatz, die die Unterscheidung dieser Störungen von anderen in dieser Klassifikation rechtfertigen, sodaß sie nicht separat verschlüsselt werden können. Beschreibungen in der Literatur legen nahe, daß sie als lokale Variationen von Angst-, depressiven und somatoformen Störungen oder Anpassungsstörungen aufgefaßt werden können. Wenn erforderlich, soll deshalb die am ehesten passende Kategorie verwendet werden, zusammen mit einer zusätzlichen Anmerkung, welche der genannten kulturspezifischen Störungen gemeint ist. Außerdem kann ein aufmerksamkeitsuchendes Verhalten oder die Übernahme einer Krankenrolle vorliegen und kodiert werden, ähnlich der artifiziellen Störung (absichtliches Erzeugen oder Vortäuschen von körperlichen oder psychischen Symptomen oder Behinderungen, F68.1).

Psychische und Verhaltensstörungen im Wochenbett (F53)

Die Einbeziehung dieser Kategorie mit der Anmerkung, daß sie nur verwendet werden soll, wenn es unvermeidbar ist, erscheint ungewöhnlich und paradox. Die Einbeziehung geschieht angesichts der praktischen Schwierigkeiten in vielen Entwicklungsländern, welche die genaue Beschreibung von Krankheiten im Wochenbett nahezu unmöglich machen. Die Informationen reichen in der Regel nicht aus, eine Diagnose aus dem Abschnitt der affektiven Störungen oder seltener einer Schizophrenie zu stellen. In der Regel ist es aber möglich, zwischen einer leichten (F53.0) oder einer schweren (F53.1) Störung im Wochenbett zu unterscheiden. Diese Unterteilung ist für die Einschätzung des Versorgungsbedarfs und der entsprechenden Leistungen hilfreich.

Die Schaffung dieser Kategorie sollte nicht als Beweis angesehen werden, daß ein größerer Teil der postpartalen psychischen Störungen bei ausreichenden Informationen nicht unter anderen Kategorien eingeordnet werden könnte. Die meisten Experten auf diesem Gebiet bestreiten die Existenz von Puerperalpsychosen, die sich eindeutig von affektiven oder schizophrenen Störungen unterscheiden, bzw. halten diese für so selten, daß eine spezifische Kategorie nicht gerechtfertigt ist. Die wenigen Psychiater, die von einer spezifischen Postpartumpsychose ausgehen, können diese Kategorie verwenden, sollten sich aber über den eigentlichen Zweck dieser Kategorie im klaren sein.

Persönlichkeitsstörungen (F60)

Die Persönlichkeitsstörungen werfen in allen vorliegenden psychiatrischen Klassifikationen viele schwierige Probleme auf, deren Lösung nur aus umfangreichen, zeitaufwendigen Untersuchungen erwartet werden kann. Bei dem Versuch, genaue Leitlinien und diagnostische Kriterien für diese Störungen festzulegen, wird der Unterschied zwischen Beobachtung und Interpretation besonders deutlich. Wieviele Kriterien erfüllt sein müssen, bevor die Diagnose als sicher angesehen werden kann, ist bei dem heutigen Kenntnisstand ein noch ungelöstes Problem. Die Definition der Leitlinien und Kriterien für diesen Abschnitt kann erweisen, daß ein völlig neuer Versuch in der Beschreibung der Persönlichkeitsstörungen erforderlich ist.

Nach anfänglichem Zögern wurde eine kurze Beschreibung der Borderline-Persönlichkeitsstörung (F60.31) als eine Untergruppe der emotional instabilen Persönlichkeitsstörung (F60.3) schließlich doch einbezogen, auch hier in der Hoffnung, die Forschung zu stimulieren.

Sonstige Persönlichkeits- und Verhaltensstörungen (F68)

Hier gibt es gegenüber der ICD-9 zwei neue Kategorien, nämlich Entwicklung körperlicher Symptome aus psychischen Gründen (F68.0) und absichtliches Erzeugen oder Vortäuschen von körperlichen oder psychischen Symptomen oder Behinderungen, die artifizielle Störung (F68.1). Diese sind im engeren Sinne Störungen der Krankenrolle oder des Krankheitsverhaltens. Für die Psychiater hat es Vorteile, diese Störungen neben anderen Störungen des Verhaltens zur Verfügung zu haben. Zusammen mit der Simulation (Z76.5), die immer schon außerhalb des Kapitels V der ICD klassifiziert wurde, bilden sie ein oft zu erwägendes Trio von Differentialdiagnosen. Der entscheidende Unterschied zwischen den ersten beiden Störungen und der Simulation besteht darin, daß bei der Simulation das Motiv offenkundig ist und in der Regel mit Situationen persönlicher Gefahr, drohender strafrechtlicher Verfolgung oder großen Geldsummen zusammenhängt.

Intelligenzminderung (F7)

Von Anfang an bestand die Absicht im Kapitel V (F) der ICD-10, den Abschnitt für Intelligenzminderung so kurz und einfach wie möglich zu halten, da man diesem Bereich nur mit einem umfassenden multiaxialen System gerecht werden kann. Dieses muß unabhängig entwickelt werden; die Vorarbeiten dazu wurden bereits begonnen.

Störungen mit Beginn in der Kindheit

Entwicklungsstörungen (F80-F89)

Störungen in der Kindheit wie kindlicher Autismus und desintegrative Psychose, die in der ICD-9 als Psychosen klassifiziert wurden, sind jetzt zutreffender in F84 als tiefgreifende Entwicklungsstörungen aufgeführt. Trotz immer noch bestehender Unsicherheit über ihre nosologische Zuordnung, liegen heute ausreichende Informationen vor, welche die Einordnung des Rett-Syndroms und des Asperger-Syndroms in diese Gruppe rechtfertigen. Die überaktive Störung (F84.4) mit Intelligenzminderung und Bewegungsstereotypien wurde trotz der gemischten Symptomatologie unter der Annahme eines praktischen Nutzens mit aufgenommen.

Verhaltens- und emotionale Störungen mit Beginn in der Kindheit und Jugend (F90-F98)

Seit Jahren gibt es internationale Differenzen über die Verbreitung und das Konzept hyperkinetischer Störungen. Es wurde darüber im Detail bei den Treffen zwischen WHO-Beratern und anderen Experten unter der Schirmherrschaft des WHO-ADAMHA-Joint-Projekts diskutiert. Die ICD-10-Definition der hyperkinetischen Störungen ist jetzt weiter gefaßt als in der ICD-9. Die ICD-10-Definition unterscheidet sich auch durch die relative Betonung konstitutiver Symptome für die übergreifende hyperkinetische Störung. Als Grundlage für die Definition wurden neuere empirische Forschungsergebnisse verwendet. Daher stellt die ICD-10-Definition sicherlich einen deutlichen Fortschritt dar.

Die hyperkinetische Störung des Sozialverhaltens (F90.1) ist eine der wenigen noch in dem Kapitel V (F) der ICD-10 enthaltenen Beispiele einer kombinierten Kategorie. Die Verwendung dieser Diagnose zeigt an, daß die Kriterien für die hyperkinetische Störung (F90) und die Störung des Sozialverhaltens (F91) erfüllt sind. Wegen der klinischen Bedeutung, der häufigen Koexistenz und der Mischung dieser Syndrome wurde diese Ausnahme von der allgemeinen ICD-10-Regel für gerechtfertigt gehalten. Für Forschungszwecke wurde in den Forschungskriterien (DCR) empfohlen, bei dieser Störung im Einzelfall die drei Dimensionen Hyperaktivität, emotionale Störung und Störung des Sozialverhaltens einzeln zu beschreiben, zusätzlich zu der Verwendung einer kombinierten Kategorie als übergreifende Diagnose.

Die Störung mit oppositionellem, aufsässigen Verhalten (F91.3) gab es in der ICD-9 nicht. Wegen des prognostischen Wertes für spätere Probleme im Sozialverhalten wurde sie jetzt aufgenommen, allerdings mit dem Hinweis, diese Kategorie vor allem bei jüngeren Kindern zu verwenden.

Die ICD-9-Kategorie der spezifischen emotionalen Störungen des Kindes- und

Jugendalters (313) wurde in zwei verschiedene Kategorien geteilt, nämlich emotionale Störungen (F93) und Störungen sozialer Funktionen mit Beginn in der Kindheit und Jugend (F94). Diese Änderung beruht auf der Notwendigkeit einer Differenzierung zwischen verschiedenen Formen krankhafter Angst und verwandten Emotionen bei Kindern und Erwachsenen. Einerseits gehen die emotionalen Störungen des Kindesalters nur selten in ähnliche Störungen im Erwachsenenalter über und andererseits beginnen die neurotischen Störungen häufig erst im Erwachsenenalter. Das Schlüsselkriterium für die emotionalen Störungen des Kindesalters ist die Entwicklungsbezogenheit der gezeigten Emotionen zusammen mit einer ungewöhnlichen Ausprägung und Dauer der Störung. Mit anderen Worten, diese emotionalen Störungen des Kindesalters sind übermäßige Ausprägungen emotionaler Zustände und Reaktionen, die in einer leichteren Form in dem entsprechenden Alter als normal angesehen werden. Bei einem ungewöhnlichen emotionalen Inhalt oder in einem ungewöhnlichem Alter, sollten Kategorien aus anderen Abschnitten der Klassifikation verwendet werden.

Die neue Kategorie Störungen sozialer Funktionen mit Beginn in der Kindheit und Jugend (F94) widerspricht trotz ihrer Bezeichnung nicht der allgemeinen Regel der ICD-10, daß eine Störung der sozialen Rolle kein diagnostisches Kriterium ist. Die in F94 aufgeführten zahlenmäßig begrenzten Störungen der sozialen Funktionsfähigkeit umfassen die Eltern-Kind-Beziehungen und die Beziehungen in der Familie. Diese Beziehungen unterscheiden sich sowohl in Merkmalen als auch in der kulturellen Variationsmöglichkeit von denen, die im Arbeitsalltag oder in der Versorgung der Familie entstehen und als diagnostische Kriterien ausgeschlossen sind.

Einige der von Kinderpsychiatern häufig verwendeten Kategorien, wie Eßstörungen (F50), nicht-organische Schlafstörungen (F51) und Störungen der Geschlechtsidentität (F64) finden sich in den allgemeinen Abschnitten der Klassifikation, da sie auch im Erwachsenenalter beginnen und auftreten. Die für das Kindesalter spezifischen klinischen Merkmale rechtfertigen zusätzliche Kategorien für die Fütterstörung im frühen Kindesalter (F98.2) und Pica im frühen Kindesalter (F98.3).

Benutzer der Abschnitte F80-F89 und F90-F98 sollten auch das neurologische Kapitel der ICD-10 Kapitel VI (G) berücksichtigen. Es enthält Syndrome mit vornehmlich körperlichen Manifestationen und eindeutiger organischer Ätiologie, von denen z.B. das Kleine-Levin-Syndrom (G47.8) von besonderem Interesse für die Kinder- und Jugendpsychiater ist.

Nicht näher bezeichnete psychische Störung (F99)

Eine Kategorie für nicht näher bezeichnete psychische Störungen ist notwendig. Die Unterteilung des gesamten Klassifikationsraumes des Kapitels V (F) in zehn Abschnitte, die jeweils einen spezifischen Bereich abdecken, wirft aber ein Einordnungsproblem auf. Es wurde daher die letzte Kategorie in der numerischen Ordnung der Klassifikation, nämlich F99, dafür verwendet.

Streichung von Kategorien, die für frühere Versionen der ICD-10 vorgeschlagen worden waren

Die Entwicklung des Kapitels V der ICD-10 begleitenden Konsultationen und Literaturrecherchen führten zu zahlreichen Veränderungsvorschlägen. Die Entscheidung über Annahme oder Ablehnung von Vorschlägen hing von vielen Faktoren ab. Dazu gehörten die Ergebnisse der verschiedenen internationalen Feldstudien, der Beratungen mit den WHO-Beratungszentren, den verschiedenen Organisationen und Mitgliedern der WHO-Expertenkommissionen und Erkenntnisse aus den Übersetzungen der Klassifikationen, sowie die Gesamtkonzeption der ICD.

Es war normalerweise leicht, offensichtlich unsinnnige und nicht ausreichend gesicherte Vorschläge zurückzuweisen und andere gut begründete aufzunehmen. Einige Vorschläge konnten trotz guter Begründung im Einzelfall wegen der Auswirkungen selbst kleiner Änderungen in einem Teil der Klassifikation auf andere Teile nicht akzeptiert werden. Andere Vorschläge hatten eindeutige Vorteile, bedurften aber vor einer internationalen Einführung einer besseren wissenschaftlichen Absicherung. Einige dieser Vorschläge wurden zunächst in frühere Versionen der Klassifikation aufgenommen, in der endgültigen Fassung jedoch wieder gestrichen, wie z.B. die «akzentuierten Persönlichkeitszüge» oder der «gefährliche Gebrauch von psychotropen Substanzen». Die Forschung zum Inhalt und Nutzen dieser innovativen Kategorien wird hoffentlich weitergeführt.

Übersicht

F0 Organische, einschließlich symptomatischer psychischer Störungen

F00 Demenz bei Alzheimer-Krankheit

F00.0 Demenz bei Alzheimer-Krankheit mit frühem Beginn
F00.1 Demenz bei Alzheimer-Krankheit mit spätem Beginn
F00.2 Demenz bei Alzheimer-Krankheit, atypische oder gemischte Form
F00.9 nicht näher bezeichnete Demenz bei Alzheimer-Krankheit

F01 vaskuläre Demenz

F01.0 vaskuläre Demenz mit akutem Beginn
F01.1 Multiinfarktdemenz
F01.2 subkortikale vaskuläre Demenz
F01.3 gemischte (kortikale und subkortikale) vaskuläre Demenz
F01.8 sonstige vaskuläre Demenz
F01.9 nicht näher bezeichnete vaskuläre Demenz

F02 Demenz bei sonstigen andernorts klassifizierten Krankheiten

F02.0 Demenz bei Pick-Krankheit
F02.1 Demenz bei Creutzfeldt-Jakob-Krankheit
F02.2 Demenz bei Huntington-Krankheit
F02.3 Demenz bei Parkinson-Krankheit
F02.4 Demenz bei Krankheit durch das Humane-Imundefizienz-Virus (HIV)
F02.8 Demenz bei sonstigen andernorts klassifizierten Krankheiten

F03 nicht näher bezeichnete Demenz

Mit einer fünften Stelle kann die Demenz (F00-F03) wie folgt näher beschrieben werden:

.x0 ohne zusätzliche Symptome
.x1 mit anderen Symptomen, vorwiegend wahnhaft
.x2 mit anderen Symptomen, vorwiegend halluzinatorisch
.x3 mit anderen Symptomen, vorwiegend depressiv
.x4 mit anderen gemischten Symptomen

F04 organisches amnestisches Syndrom, nicht durch Alkohol oder sonstige psychotrope Substanzen bedingt

F05 Delir, nicht durch Alkohol oder sonstige psychotrope Substanzen bedingt

F05.0 Delir ohne Demenz
F05.1 Delir bei Demenz
F05.8 sonstiges Delir
F05.9 nicht näher bezeichnetes Delir

F06 sonstige psychische Störungen aufgrund einer Schädigung oder Funktionsstörung des Gehirns oder einer körperlichen Krankheit

F06.0 organische Halluzinose
F06.1 organische katatone Störung
F06.2 organische wahnhafte (schizophreniforme) Störungen
F06.3 organische affektive Störungen
.30 organische manische Störung
.31 organische bipolare Störung
.32 organische depressive Störung
.33 organische gemischte affektive Störung
F06.4 organische Angststörung
F06.5 organische dissoziative Störung
F06.6 organische emotional labile (asthenische) Störung
F06.7 leichte kognitive Störung
.70 nicht aufgrund einer körperlichen Störung
.71 aufgrund einer körperlichen Störung
F06.8 sonstige näher bezeichnete psychische Störung
F06.9 nicht näher bezeichnete psychische Störung

F07 Persönlichkeits- und Verhaltensstörungen aufgrund einer Krankheit, Schädigung oder Funktionsstörung des Gehirns

F07.0 organische Persönlichkeitsstörung
F07.1 postenzephalitisches Syndrom
F07.2 organisches Psychosyndrom nach Schädelhirntrauma
F07.8 sonstige organische Persönlichkeits- und Verhaltensstörung
F07.9 nicht näher bezeichnete organische Persönlichkeits- und Verhaltensstörung

F09 nicht näher bezeichnete organische oder symptomatische psychische Störung

F1 Psychische und Verhaltensstörungen durch psychotrope Substanzen

F10 **Störungen durch Alkohol**

F11 **Störungen durch Opioide**

F12 **Störungen durch Cannabinoide**

F13 **Störungen durch Sedativa oder Hypnotika**

F14 **Störungen durch Kokain**

F15 **Störungen durch sonstige Stimulantien einschließlich Koffein**

F16 **Störungen durch Halluzinogene**

F17 **Störungen durch Tabak**

F18 **Störungen durch flüchtige Lösungsmittel**

F19 **Störungen durch multiplen Substanzgebrauch und Konsum sonstiger psychotroper Substanzen**

Mit der vierten und fünften Stelle können die klinischen Zustandsbilder näher bezeichnet werden:

F1x.0 akute Intoxikation
.00 ohne Komplikationen
.01 mit Verletzungen oder anderer körperlicher Schädigung
.02 mit anderen medizinischen Komplikationen
.03 mit Delir
.04 mit Wahrnehmungsstörungen
.05 mit Koma
.06 mit Krampfanfällen
.07 pathologischer Rausch

F1x.1 schädlicher Gebrauch

F1x.2 Abhängigkeitssyndrom
.20 gegenwärtig abstinent
.21 gegenwärtig abstinent, aber in beschützender Umgebung
.22 gegenwärtig Teilnahme an einem ärztlich überwachten Ersatzdrogenprogramm
.23 gegenwärtig abstinent, aber in Behandlung mit aversiven oder hemmenden Medikamenten

.24	gegenwärtiger Substanzgebrauch (aktive Abhängigkeit)
.25	ständiger Substanzgebrauch
.26	episodischer Substanzgebrauch (z.B. Dipsomanie)
F1x.3	Entzugssyndrom
.30	unkompliziert
.31	mit Krampfanfällen
F1x.4	Entzugsyndrom mit Delir
.40	ohne Krampfanfälle
.41	mit Krampfanfällen
F1x.5	psychotische Störung
.50	schizophreniform
.51	vorwiegend wahnhaft
.52	vorwiegend halluzinatorisch (einschließlich Alkoholhalluzinose)
.53	vorwiegend polymorph
.54	vorwiegend depressive Symptome
.55	vorwiegend manische Symptome
.56	gemischt
F1x.6	amnestisches Syndrom
F1x.7	Restzustand und verzögert auftretende psychotische Störung
.70	Nachhallzustände (Flashbacks)
.71	Persönlichkeits- oder Verhaltensstörung
.72	affektiver Restzustand
.73	Demenz
.74	andere anhaltende kognitive Beeinträchtigungen
.75	verzögert auftretende psychotische Störung
F1x.8	sonstige psychische oder Verhaltensstörungen
F1x.9	nicht näher bezeichnete psychische oder Verhaltensstörung

F2 Schizophrenie, schizotype und wahnhafte Störungen

F20 Schizophrenie

F20.0 paranoide Schizophrenie
F20.1 hebephrene Schizophrenie
F20.2 katatone Schizophrenie
F20.3 undifferenzierte Schizophrenie
F20.4 postschizophrene Depression
F20.5 schizophrenes Residuum
F20.6 Schizophrenia simplex
F20.8 sonstige Schizophrenie
F20.9 nicht näher bezeichnete Schizophrenie

Mit der fünften Stelle kann der Verlauf kodiert werden:

F20.x0 kontinuierlich
F20.x1 episodisch, mit zunehmendem Residuum
F20.x2 episodisch, mit stabilem Residuum
F20.x3 episodisch remittierend
F20.x4 unvollständige Remission
F20.x5 vollständige Remission
F20.x8 sonstig
F20.x9 Verlauf unklar, Beobachtungszeitraum weniger als ein Jahr

F21 schizotype Störung

F22 anhaltende wahnhafte Störungen

F22.0 wahnhafte Störung
F22.8 sonstige anhaltende wahnhafte Störungen
F22.9 nicht näher bezeichnete anhaltende wahnhafte Störung

F23 akute vorübergehende psychotische Störungen

F23.0 akute polymorphe psychotische Störung ohne Symptome einer Schizophrenie
F23.1 akute polymorphe psychotische Störung mit Symptomen einer Schizophrenie
F23.2 akute schizophreniforme psychotische Störung
F23.3 sonstige akute vorwiegend wahnhafte psychotische Störung
F23.8 sonstige akute vorübergehende psychotische Störungen
F23.9 nicht näher bezeichnete akute vorübergehende psychotische Störung

Mit der fünften Stelle kann das Vorliegen oder Fehlen von akuter Belastung kodiert werden:

F23.x0 ohne akute Belastung
F23.x1 mit akuter Belastung

F24 induzierte wahnhafte Störung

F25 schizoaffektive Störungen

F25.0 schizomanische Störung
F25.1 schizodepressive Störung
F25.2 gemischte schizoaffektive Störung
F25.8 sonstige schizoaffektive Störungen
F25.9 nicht näher bezeichnete schizoaffektive Störung

F28 sonstige nichtorganische psychotische Störungen

F29 nicht näher bezeichnete nichtorganische Psychose

F3 Affektive Störungen

F30 manische Episode

F30.0 Hypomanie
F30.1 Manie ohne psychotische Symptome
F30.2 Manie mit psychotischen Symptomen
.20 synthyme psychotische Symptome
.21 parathyme psychotische Symptome
F30.8 sonstige manische Episoden
F30.9 nicht näher bezeichnete manische Episode

F31 bipolare affektive Störung

F31.0 bipolare affektive Störung, gegenwärtig hypomanische Episode
F31.1 bipolare affektive Störung, gegenwärtig manische Episode, ohne psychotische Symptome
F31.2 bipolare affektive Störung, gegenwärtig manische Episode, mit psychotischen Symptomen
.20 synthyme psychotische Symptome
.21 parathyme psychotische Symptome
F31.3 bipolare affektive Störung, gegenwärtig mittelgradige oder leichte depressive Episode
.30 ohne somatisches Syndrom
.31 mit somatischem Syndrom
F31.4 bipolare affektive Störung, gegenwärtig schwere depressive Episode, ohne psychotische Symptome
F31.5 bipolare affektive Störung, gegenwärtig schwere depressive Episode mit psychotischen Symtomen
.50 synthyme psychotische Symptome
.51 parathyme psychotische Symptome
F31.6 bipolare affektive Störung, gegenwärtig gemischte Episode
F31.7 bipolare affektive Störung, gegenwärtig remittiert
F31.8 sonstige bipolare affektive Störungen
F31.9 nicht näher bezeichnete bipolare affektive Störung

F32 depressive Episode

F32.0 leichte depressive Episode
.00 ohne somatisches Syndrom
.01 mit somatischem Syndrom
F32.1 mittelgradige depressive Episode
.10 ohne somatisches Syndrom
.11 mit somatischem Syndrom
F32.2 schwere depressive Episode ohne psychotische Symptome
F32.3 schwere depressive Episode mit psychotischen Symptomen
.30 synthyme psychotische Symptome
.31 parathyme psychotische Symptome

	F32.8	sonstige depressive Episoden
	F32.9	nicht näher bezeichnete depressive Episode
F33	**rezidivierende depressive Störungen**	
	F33.0	rezidivierende depressive Störung, gegenwärtig leichte Episode
	.00	ohne somatisches Syndrom
	.01	mit somatischem Syndrom
	F33.1	rezidivierende depressive Störung, gegenwärtig mittelgradige Episode
	.10	ohne somatisches Syndrom
	.11	mit somatischem Syndrom
	F33.2	rezidivierende depressive Störung, gegenwärtig schwere Episode ohne psychotische Symptome
	F33.3	rezidivierende depressive Störung, gegenwärtig schwere Episode mit psychotischen Symptomen
	.30	synthyme psychotische Symptome
	.31	parathyme psychotische Symptome
	F33.4	rezidivierende depressive Störung, gegenwärtig remittiert
	F33.8	sonstige rezidivierende depressive Störungen
	F33.9	nicht näher bezeichnete depressive Störung
F34	**anhaltende affektive Störungen**	
	F34.0	Zyklothymia
	F34.1	Dysthymia
	F34.8	sonstige anhaltende affektive Störungen
	F34.9	nicht näher bezeichnete anhaltende affektive Störung
F38	**sonstige affektive Störungen**	
	F38.0	sonstige einzelne affektive Störungen
	.00	gemischte affektive Episode
	F38.1	sonstige rezidivierende affektive Störungen
	.10	rezidivierende kurze depressive Störung
	F38.8	sonstige näher bezeichnete affektive Störungen
F39	**nicht näher bezeichnete affektive Störungen**	

F4 Neurotische-, Belastungs- und somatoforme Störungen

F40 phobische Störung

F40.0 Agoraphobie
.00 ohne Panikstörung
.01 mit Panikstörung
F40.1 soziale Phobien
F40.2 spezifische (isolierte) Phobien
F40.8 sonstige phobische Störungen
F40.9 nicht näher bezeichnete phobische Störung

F41 sonstige Angststörungen

F41.0 Panikstörung (episodisch paroxysmale Angst)
F41.1 generalisierte Angststörung
F41.2 Angst und depressive Störung, gemischt
F41.3 sonstige gemischte Angststörungen
F41.8 sonstige näher bezeichnete Angststörungen
F41.9 nicht näher bezeichnete Angststörung

F42 Zwangsstörung

F42.0 vorwiegend Zwangsgedanken oder Grübelzwang
F42.1 vorwiegend Zwangshandlungen (Zwangsrituale)
F42.2 Zwangsgedanken und -handlungen, gemischt
F42.8 sonstige Zwangsstörungen
F42.9 nicht näher bezeichnete Zwangsstörung

F43 Reaktionen auf schwere Belastungen und Anpassungsstörungen

F43.0 akute Belastungsreaktion
F43.1 posttraumatische Belastungsstörung
F43.2 Anpassungsstörungen
.20 kurze depressive Reaktion
.21 verlängerte depressive Reaktion
.22 Angst und depressive Reaktion, gemischt
.23 mit vorwiegender Störung anderer Gefühle
.24 mit vorwiegender Störung des Sozialverhaltens
.25 mit gemischter Störung von Gefühlen und Sozialverhalten
.28 mit sonstigen näher bezeichneten vorwiegenden Symptomen
F43.8 sonstige Reaktionen auf schwere Belastung
F43.9 nicht näher bezeichnete Reaktion auf schwere Belastung

F4 dissoziative Störungen (Konversionsstörungen)

F44.0 dissoziative Amnesie
F44.1 dissoziative Fugue

F44.2	dissoziativer Stupor
F44.3	Trance und Besessenheitszustände
F44.4	dissoziative Bewegungsstörungen
F44.5	dissoziative Krampfanfälle
F44.6	dissoziative Sensibilitäts- und Empfindungsstörungen
F44.7	dissoziative Störungen (Konversionsstörungen), gemischt
F44.8	sonstige dissoziative Störungen (Konversionsstörungen)
.80	Ganser-Syndrom
.81	Multiple Persönlichkeitsstörung
.82	vorübergehende dissoziative Störungen (Konversionsstörungen) des Kindes- und Jugendalters
.88	näher bezeichnete sonstige dissoziative Störungen
F44.9	nicht näher bezeichnete dissoziative Störungen

F45 somatoforme Störungen

F45.0	Somatisierungsstörung
F45.1	undifferenzierte Somatisierungsstörung
F45.2	hypochondrische Störung
F45.3	somatoforme autonome Funktionsstörung
.30	Herz und kardiovaskuläres System
.31	oberer Gastrointestinaltrakt
.32	unterer Gastrointestinaltrakt
.33	respiratorisches System
.34	urogenitales System
.38	sonstige Organe oder Organsysteme
F45.4	anhaltende somatoforme Schmerzstörung
F45.8	sonstige somatoforme Störungen
F45.9	nicht näher bezeichnete somatoforme Störung

F48 sonstige neurotische Störungen

F48.0	Neurasthenie
F48.1	Depersonalisations-, Derealisationssyndrom
F48.8	sonstige näher bezeichnete neurotische Störungen
F48.9	nicht näher bezeichnete neurotische Störung

F5 Verhaltensauffälligkeiten mit körperlichen Störungen und Faktoren

F50 Eßstörungen

F50.0 Anorexia nervosa
F50.1 atypische Anorexia nervosa
F50.2 Bulimia nervosa
F50.3 atypische Bulimia nervosa
F50.4 Eßattacken bei sonstigen psychischen Störungen
F50.5 Erbrechen bei psychischen Störungen
F50.8 sonstige Eßstörungen
F50.9 nicht näher bezeichnete Eßstörung

F51 nichtorganische Schlafstörungen

F51.0 nichtorganische Insomnie
F51.1 nichtorganische Hypersomnie
F51.2 nichtorganische Störung des Schlaf-Wach-Rhythmus
F51.3 Schlafwandeln (Somnambulismus)
F51.4 Pavor nocturnus
F51.5 Alpträume
F51.8 sonstige nichtorganische Schlafstörungen
F51.9 nicht näher bezeichnete nichtorganische Schlafstörung

F52 nichtorganische sexuelle Funktionsstörungen

F52.0 Mangel oder Verlust von sexuellem Verlangen
F52.1 sexuelle Aversion und mangelnde sexuelle Befriedigung
.10 sexuelle Aversion
.11 mangelnde sexuelle Befriedigung
F52.2 Versagen genitaler Reaktionen
F52.3 Orgasmusstörung
F52.4 Ejaculatio praecox
F52.5 nichtorganischer Vaginismus
F52.6 nichtorganische Dyspareunie
F52.7 gesteigertes sexuelles Verlangen
F52.8 sonstige nichtorganische sexuelle Funktionsstörung
F52.9 nicht näher bezeichnete nichtorganische sexuelle Funktionsstörung

F53 psychische und Verhaltensstörungen im Wochenbett, nicht andernorts klassifizierbar

F53.0 leichte psychische und Verhaltensstörungen
F53.1 schwere psychische und Verhaltensstörungen
F53.8 sonstige psychische und Verhaltensstörungen
F53.9 nicht näher bezeichnete psychische Störung im Wochenbett

F54 **psychische Faktoren und Verhaltenseinflüsse bei andernorts klassifizierten Krankheiten**

F55 **Mißbrauch von nicht abhängigkeitserzeugenden Substanzen**

F55.0 Antidepressiva
F55.1 Laxantien
F55.2 Analgetika
F55.3 Antazida
F55.4 Vitamine
F55.5 Steroide oder Hormone
F55.6 näher bezeichnete Naturheilmittel
F55.8 sonstige nicht abhängigkeitserzeugende Substanzen
F55.9 nicht näher bezeichnete

F59 **nicht näher bezeichnete Verhaltensauffälligkeiten mit körperlichen Störungen und Faktoren**

F6 Persönlichkeits- und Verhaltensstörungen

F60 Persönlichkeitsstörungen

F60.0 paranoide Persönlichkeitsstörung
F60.1 schizoide Persönlichkeitsstörung
F60.2 dissoziale Persönlichkeitsstörung
F60.3 emotional instabile Persönlichkeitsstörung
.30 impulsiver Typ
.31 Borderline Typ
F60.4 histrionische Persönlichkeitsstörung
F60.5 anankastische Persönlichkeitsstörung
F60.6 ängstliche (vermeidende) Persönlichkeitsstörung
F60.7 abhängige Persönlichkeitsstörung
F60.8 sonstige näher bezeichnete Persönlichkeitsstörungen
F60.9 nicht näher bezeichnete Persönlichkeitsstörung

F61 kombinierte und sonstige Persönlichkeitsstörungen

F61.0 kombinierte Persönlichkeitsstörungen
F61.1 störende Persönlichkeitsänderungen

F62 andauernde Persönlichkeitsänderungen, nicht Folge einer Schädigung oder Krankheit des Gehirns

F62.0 andauernde Persönlichkeitsänderung nach Extrembelastung
F62.1 andauernde Persönlichkeitsänderung nach psychischer Krankheit
F62.8 sonstige andauernde Persönlichkeitsänderungen
F62.9 nicht näher bezeichnete andauernde Persönlichkeitsänderung

F63 abnorme Gewohnheiten und Störungen der Impulskontrolle

F63.0 pathologisches Glücksspiel
F63.1 pathologische Brandstiftung (Pyromanie)
F63.2 pathologisches Stehlen (Kleptomanie)
F63.3 Trichotillomanie
F63.8 sonstige abnorme Gewohnheiten und Störungen der Impulskontrolle
F63.9 nicht näher bezeichnete abnorme Gewohnheit oder Störung der Impulskontrolle

F64 Störungen der Geschlechtsidentität

F64.0 Transsexualismus
F64.1 Transvestitismus unter Beibehaltung beider Geschlechtsrollen
F64.2 Störung der Geschlechtsidentität des Kindesalters
F64.8 sonstige Störungen der Geschlechtsidentität
F64.9 nicht näher bezeichnete Störung der Geschlechtsidentität

F65 Störungen der Sexualpräferenz

F65.0 Fetischismus
F65.1 fetischistischer Transvestitismus
F65.2 Exhibitionismus
F65.3 Voyeurismus
F65.4 Pädophilie
F65.5 Sadomasochismus
F65.6 multiple Störungen der Sexualpräferenz
F65.8 sonstige Störungen der Sexualpräferenz
F65.9 nicht näher bezeichnete Störung der Sexualpräferenz

F66 psychische und Verhaltensprobleme in Verbindung mit der sexuellen Entwicklung und Orientierung

F66.0 sexuelle Reifungskrise
F66.1 ichdystone Sexualorientierung
F66.2 sexuelle Beziehungsstörung
F66.8 sonstige psychosexuelle Entwicklungsstörungen
F66.9 nicht näher bezeichnete psychosexuelle Entwicklungsstörung

Mit der fünften Stelle kann folgendes näher gekennzeichnet werden:

.x0 Heterosexualität
.x1 Homosexualität
.x2 Bisexualität
.x3 sonstiges, einschließlich Vorpubertät

F68 sonstige Persönlichkeits- und Verhaltensstörungen

F68.0 Entwicklung körperlicher Symptome aus psychischen Gründen
F68.1 artifizielle Störung (absichtliches Erzeugen oder Vortäuschen von körperlichen oder psychischen Symptomen oder Behinderungen)
F68.8 sonstige näher bezeichnete Persönlichkeits- und Verhaltensstörungen

F69 nicht näher bezeichnete Persönlichkeits- und Verhaltensstörung

F7 Intelligenzminderung

F70 **leichte Intelligenzminderung**

F71 **mittelgradige Intelligenzminderung**

F72 **schwere Intelligenzminderung**

F73 **schwerste Intelligenzminderung**

F78 **sonstige Intelligenzminderung**

F79 **nicht näher bezeichnete Intelligenzminderung**

Mit der vierten Stelle kann das Ausmaß der begleitenden Verhaltensstörung näher gekennzeichnet werden:

F7x.0	keine oder nur minimale Verhaltensauffälligkeit
F7x.1	deutliche Verhaltensauffälligkeit, die Beobachtung oder Behandlung erfordert
F7x.8	sonstige Verhaltensauffälligkeiten
F7x.9	Verhaltensauffälligkeiten nicht erwähnt

F8 Entwicklungsstörungen

F80 umschriebene Entwicklungsstörungen des Sprechens und der Sprache

F80.0 Artikulationsstörung
F80.1 expressive Sprachstörung
F80.2 rezeptive Sprachstörung
F80.3 erworbene Aphasie mit Epilepsie (Landau-Kleffner-Syndrom)
F80.8 sonstige Entwicklungsstörungen
F80.9 nicht näher bezeichnete Entwicklungsstörung

F81 umschriebene Entwicklungsstörungen schulischer Fertigkeiten

F81.0 Lese- und Rechtschreibstörung
F81.1 isolierte Rechtschreibstörung
F81.2 Rechenstörung
F81.3 kombinierte Störung schulischer Fertigkeiten
F81.8 sonstige Entwicklungsstörungen schulischer Fertigkeiten
F81.9 nicht näher bezeichnete Entwicklungsstörung schulischer Fertigkeiten

F82 umschriebene Entwicklungsstörung der motorischen Funktionen

F83 kombinierte umschriebene Entwicklungsstörungen

F84 tiefgreifende Entwicklungsstörungen

F84.0 frühkindlicher Autismus
F84.1 atypischer Autismus
F84.2 Rett-Syndrom
F84.3 sonstige desintegrative Störung des Kindesalters
F84.4 überaktive Störung mit Intelligenzminderung und Bewegungsstereotypien
F84.5 Asperger-Syndrom
F84.8 sonstige tiefgreifende Entwicklungsstörungen
F84.9 nicht näher bezeichnete tiefgreifende Entwicklungsstörung

F88 sonstige Entwicklungsstörungen

F89 nicht näher bezeichnete Entwicklungsstörung

F9 Verhaltens- und emotionale Störungen mit Beginn in der Kindheit und Jugend

F90 hyperkinetische Störungen

F90.0 einfache Aktivitäts- und Aufmerksamkeitsstörung
F90.1 hyperkinetische Störung des Sozialverhaltens
F90.8 sonstige hyperkinetische Störungen
F90.9 nicht näher bezeichnete hyperkinetische Störung

F91 Störung des Sozialverhaltens

F91.0 auf den familiären Rahmen beschränkte Störung des Sozialverhaltens
F91.1 Störung des Sozialverhaltens bei fehlenden sozialen Bindungen
F91.2 Störung des Sozialverhaltens bei vorhandenen sozialen Bindungen
F91.3 Störung des Sozialverhaltens mit oppositionellem, aufsässigen Verhalten
F91.8 sonstige Störungen des Sozialverhaltens
F91.9 nicht näher bezeichnete Störung des Sozialverhaltens

F92 kombinierte Störungen des Sozialverhaltens und der Emotionen

F92.0 Störung des Sozialverhaltens mit depressiver Störung
F92.8 sonstige kombinierte Störungen des Sozialverhaltens und der Emotionen
F92.9 nicht näher bezeichnete kombinierte Störung des Sozialverhaltens und der Emotionen

F93 emotionale Störungen des Kindesalters

F93.0 emotionale Störung mit Trennungsangst des Kindesalters
F93.1 phobische Störung des Kindesalters
F93.2 Störung mit sozialer Ängstlichkeit des Kindesalters
F93.3 emotionale Störung mit Geschwisterrivalität
F93.8 sonstige emotionale Störungen des Kindesalters
F93.9 nicht näher bezeichnete emotionale Störung des Kindesalters

F94 Störungen sozialer Funktionen mit Beginn in der Kindheit und Jugend

F94.0 elektiver Mutismus
F94.1 reaktive Bindungsstörung des Kindesalters
F94.2 Bindungsstörung des Kindesalters mit Enthemmung
F94.8 sonstige Störungen sozialer Funktionen im Kindesalter
F94.9 nicht näher bezeichnete Störung sozialer Funktionen im Kindesalter

F95 Ticstörungen

F95.0 vorübergehende Ticstörung
F95.1 chronische motorische oder vokale Ticstörung
F95.2 kombinierte, vokale und multiple motorische Tics (Tourette-Syndrom)
F95.8 sonstige Ticstörungen
F95.9 nicht näher bezeichnete Ticstörung

F98 sonstige Verhaltens- und emotionale Störungen mit Beginn in der Kindheit und Jugend

F98.0 Enuresis
F98.1 Enkopresis
F98.2 Fütterstörung im frühen Kindesalter
F98.3 Pica im Kindesalter
F98.4 stereotype Bewegungsstörung
F98.5 Stottern (Stammeln)
F98.6 Poltern
F98.8 sonstige Verhaltens- und emotionale Störungen
F98.9 nicht näher bezeichnete Verhaltens- und emotionale Störung

F99 Nicht näher bezeichnete psychische Störungen

Klinische Beschreibungen und diagnostische Leitlinien

F0 Organische, einschließlich symptomatischer psychischer Störungen

Überblick über diesen Abschnitt:

F00 Demenz bei Alzheimer-Krankheit

F00.0	Demenz bei Alzheimer-Krankheit mit frühem Beginn
F00.1	Demenz bei Alzheimer-Krankheit mit spätem Beginn
F00.2	Demenz bei Alzheimer-Krankheit, atypische oder gemischte Form
F00.9	nicht näher bezeichnete Demenz bei Alzheimer-Krankheit

F01 vaskuläre Demenz

F01.0	vaskuläre Demenz mit akutem Beginn
F01.1	Multiinfarktdemenz
F01.2	subkortikale vaskuläre Demenz
F01.3	gemischte kortikale und subkortikale vaskuläre Demenz
F01.8	sonstige vaskuläre Demenz
F01.9	nicht näher bezeichnete vaskuläre Demenz

F02 Demenz bei sonstigen andernorts klassifizierten Krankheiten

F02.0	Demenz bei Pick-Krankheit
F02.1	Demenz bei Creutzfeldt-Jacob-Krankheit
F02.2	Demenz bei Huntington-Krankheit
F02.3	Demenz bei Parkinson-Krankheit
F02.4	Demenz bei Krankheit durch das humane Immundefizienz-Virus (HIV)
F02.8	Demenz bei sonstigen näher bezeichneten andernorts klassifizierten Erkrankungen

F03 nicht näher bezeichnete Demenz

Mit der fünften Stelle kann die Demenz (F00-F03) wie folgt näher beschrieben werden:

Fx.x0	ohne zusätzliche Symptome
Fx.x1	sonstige Symptome, vorwiegend wahnhaft
Fx.x2	sonstige Symptome, vorwiegend halluzinatorisch
Fx.x3	sonstige Symptome, vorwiegend depressiv
Fx.x4	sonstige gemischte Symptome

F04 organisches amnestisches Syndrom, nicht durch Alkohol oder sonstige psychotrope Substanzen bedingt

F05 Delir, nicht durch Alkohol oder sonstige psychotrope Substanzen bedingt

F05.0 Delir ohne Demenz
F05.1 Delir bei Demenz
F05.8 sonstiges Delir
F05.9 nicht näher bezeichnetes Delir

F06 sonstige psychische Störungen aufgrund einer Schädigung oder Funktionsstörung des Gehirns oder einer körperlichen Krankheit

F06.0 organische Halluzinose
F06.1 organische katatone Störung
F06.2 organische wahnhafte (schizophreniforme) Störungen
F06.3 organische affektive Störungen
.30 organische manische Störung
.31 organische bipolare Störung
.32 organische depressive Störung
.33 organische gemischte affektive Störung
F06.4 organische Angststörung
F06.5 organische dissoziative Störung
F06.6 organische emotional labile (asthenische) Störung
F06.7 leichte kognitive Störung
F06.8 sonstige näher bezeichnete psychische Störungen aufgrund einer Schädigung oder Funktionsstörung des Gehirns oder einer körperlichen Krankheit
F06.9 nicht näher bezeichnete psychische Störung aufgrund einer Schädigung oder Funktionsstörung des Gehirns oder einer körperlichen Krankheit

F07 Persönlichkeits- und Verhaltensstörungen aufgrund einer Krankheit, Schädigung oder Funktionsstörung des Gehirns

F07.0 organische Persönlichkeitsstörung
F07.1 postenzephalitisches Syndrom
F07.2 organisches Psychosyndrom nach Schädelhirntrauma
F07.8 sonstige organische Persönlichkeits- und Verhaltensstörungen aufgrund einer Krankheit, Schädigung oder Funktionsstörung des Gehirns
F07.9 nicht näher bezeichnete organische Persönlichkeits- und Verhaltensstörung aufgrund einer Krankheit, Schädigung oder Funktionsstörung des Gehirns

F09 nicht näher bezeichnete organische oder symptomatische psychische Störung

F00-F09
Organische, einschließlich symptomatischer psychischer Störungen

Einführung

Dieser Abschnitt umfaßt psychische Krankheiten mit nachweisbarer Ätiologie in einer zerebralen Krankheit, einer Hirnverletzung oder einer anderen Schädigung, die zu einer Hirnfunktionsstörung führt. Die Funktionsstörung kann primär sein, bei Krankheiten, Verletzungen oder Störungen, die das Hirn direkt oder in besonderem Maße betreffen; oder sekundär beispielsweise bei Systemerkrankungen oder Störungen, die das Gehirn nur als eines von vielen anderen Organen oder Körpersystemen betreffen. Durch Alkohol und andere psychotrope Substanzen verursachte Störungen der Hirnfunktion, die eigentlich zu dieser Gruppe gehören, werden unter F10-F19 klassifiziert, um alle durch psychotrope Substanzen bedingten Störungen in einem einzigen Abschnitt zusammenzufassen.

Obwohl das psychopathologische Spektrum der hier aufgeführten Zustandsbilder sehr vielfältig ist, lassen sich die wesentlichen Merkmale dieser Störungen in zwei Hauptgruppen gliedern. Einerseits gibt es Syndrome, bei denen die auffallendsten, immer vorhandenen Merkmale Störungen der kognitiven Funktionen, wie Störungen des Gedächtnisses, des Lernens und des Intellekts sind oder Störungen des Sensoriums wie Bewußtseins- und Aufmerksamkeitsstörungen. Andererseits gibt es Syndrome, bei denen die auffälligsten Störungen im Bereich der Wahrnehmung (Halluzinationen), der Denkinhalte (Wahn), der Stimmung und der Gefühle (Depression, gehobene Stimmung, Angst) oder im gesamten Persönlichkeits- und Verhaltensmuster liegen, während kognitive oder Störungen des Sensoriums nur minimal oder schwierig festzustellen sind. Die letztgenannte Gruppe von Störungen hat eine geringere Beziehung zu diesem Abschnitt als die erstgenannte, da viele ihrer Störungen den Zustandsbildern in anderen Abschnitten (F20-F29, F30-F39, F40-F48, F60-F69) ähneln, die auch ohne auffällige zerebrale Veränderungen oder Funktionsstörungen vorkommen. Da jedoch eine Reihe von zerebralen und systemischen Erkrankungen ursächlich mit dem Auftreten solcher Symptome verknüpft sind, erscheint es gerechtfertigt, sie in dieser klinisch orientierten Klassifikation an dieser Stelle aufzuführen.

Fast alle in diesem Abschnitt genannten Störungen können in jedem Lebensalter beginnen - mit Ausnahme vielleicht der frühen Kindheit; meistens beginnen sie jedoch erst im Erwachsenenalter oder im späteren Lebenalter. Einige sind irreversibel oder progredient, andere vorübergehend oder sprechen auf Behandlung an.

Der Begriff «organisch» bedeutet nicht, daß die Zustandsbilder in anderen Abschnitten dieser Klassifikation «nicht organisch» sind, d.h. kein zerebrales Substrat haben. Im vorliegenden Kontext bedeutet der Begriff «organisch» nur, daß das so klassifizierte Syndrom auf jeden Fall einer unabhängig davon diagnostizierbaren zerebralen oder systemischen Krankheit oder Störung zugeordnet werden kann. Der Begriff «symptomatisch» wird verwendet für organische psychische Störungen mit mittelbarer zerebraler Beteiligung aufgrund einer systemischen, extrazerebralen Krankheit oder Störung.

Die Diagnosenstellung bei Störungen in diesem Abschnitt erfordert somit in den meisten Fällen die Verwendung zweier Kodierungen: Eine Kodierung für das psychopathologische Syndrom und eine andere für die zugrundeliegende Störung. Der ätiologische Kode soll aus dem entsprechenden Kapitel des Gesamtverzeichnisses der ICD-10 ausgewählt werden.

Demenz

Zunächst erfolgt eine allgemeine Beschreibung der Demenz mit den Minimalbedingungen für diese Diagnose. Es folgen Kriterien, die angeben, wie die Diagnose bei speziellen Demenzformen zu stellen ist.

Das dementielle Syndrom, als Folge einer Krankheit des Gehirns, verläuft gewöhnlich chronisch oder fortschreitend unter Beeinträchtigung vieler höherer kortikaler Funktionen, einschließlich Gedächtnis, Denken, Orientierung, Auffassung, Rechnen, Lernfähigkeit, Sprache und Urteilsvermögen. Es finden sich keine qualitativen Bewußtseinsstörungen. Die kognitiven Beeinträchtigungen sind meist begleitet von Verschlechterung der emotionalen Kontrolle, des Sozialverhaltens oder der Motivation. Diese Symptome gehen auch gelegentlich voran. Dieses Syndrom kommt bei Alzheimer-Krankheit, bei zerebrovaskulärer Krankheit und bei anderen Zustandsbildern vor, die primär oder sekundär das Gehirn betreffen.

Bei der Einschätzung, ob eine Demenz vorliegt, sind besonders falsch-positive Zuordnungen zu vermeiden: mangelnde Motivation oder emotionale Faktoren, insbesondere Depression, zusammen mit motorischer Verlangsamung und allgemeiner körperlicher Hinfälligkeit, können für eine mangelnde Leistungsfähigkeit unter Umständen eher verantwortlich sein als ein Verlust intellektueller Fähigkeiten.

Bei der Demenz kommt es zu einer deutlichen Abnahme der intellektuellen Leistungsfähigkeit und gewöhnlich zu Beeinträchtigungen in den persönlichen Aktivitäten des täglichen Lebens, wie Waschen, Ankleiden, Essen, persönlicher Hygiene, bei Körperausscheidungen und der Benutzung der Toilette. Wie sich die Beeinträchtigung äußert, hängt stark von den sozialen und kulturellen Gegebenheiten ab, in denen die betroffene Person lebt. Veränderungen der sozialen Rolle, wie die zunehmende Unfähigkeit, eine Arbeitsstelle zu finden oder zu behalten, sind nicht als Kriterium für eine Demenz zu werten, wegen der großen trans- oder sogar intrakulturellen Unterschiede hinsichtlich des Stellenwertes und der Möglichkeiten zur Arbeitsaufnahme.

Wenn depressive Symptome vorkommen, aber die Kriterien für eine depressive Episode (F32.0-F32.3) nicht erfüllt werden, können sie, ebenso wie Halluzinationen und Wahngedanken, mit der fünften Stelle kodiert werden:

.x0 ohne zusätzliche Symptome
.x1 sonstige Symptome, vorwiegend wahnhaft
.x2 sonstige Symptome, vorwiegend halluzinatorisch
.x3 sonstige Symptome, vorwiegend depressiv
.x4 sonstige gemischte Symptome

Diagnostische Leitlinien:

Die wesentliche Voraussetzung für die Diagnose ist der Nachweis einer Abnahme des Gedächtnisses und des Denkvermögens mit beträchtlicher Beeinträchtigung der Aktivitäten des täglichen Lebens. Die Störung des Gedächtnisses beeinträchtigt typischerweise Aufnahme, Speichern und Wiedergabe neuer Information. Früher gelerntes und vertrautes Material kann besonders in den späteren Stadien ebenfalls verloren gehen. Demenz ist mehr als eine Gedächtnisstörung: Es besteht auch eine Beeinträchtigung des Denkvermögens, der Fähigkeit zu vernünftigem Urteilen und eine Verminderung des Ideenflusses. Die Informationsverarbeitung ist beeinträchtigt. Für den Betreffenden wird es immer schwieriger, sich mehr als einem Stimulus gleichzeitig aufmerksam zuzuwenden, z.B. an einem Gespräch mit mehreren Personen teilzunehmen; der Wechsel der Aufmerksamkeit von einem Thema zum anderen ist erschwert. Wird Demenz als einzige Diagnose gestellt, so wird Bewußtseinsklarheit angenommen; die Doppeldiagnose eines Delirs bei Demenz ist jedoch häufig (F05.1). Für die zuverlässige klinische Diagnose einer Demenz müssen die erwähnten Symptome und Störungen mindestens sechs Monate bestanden haben.

Differentialdiagnose:

- eine depressive Störung (F30-F39) kann Merkmale einer frühen Demenz zeigen, besonders Gedächtnisstörung, Verlangsamung des Denkens und Mangel an Spontaneität.
- Delir (F05)
- leichte oder mittelschwere Intelligenzminderung (F70-F71)
- Zustandsbilder kognitiver Schwäche aufgrund schwer gestörter sozialer Bedingungen mit mangelhaften Bildungsmöglichkeiten
- iatrogene psychische Störungen als Folge einer Medikation (F06)

Eine Demenz kann Folge jeder anderen organisch bedingten psychischen Störung aus diesem Abschnitt sein. Sie kann auch zusammen mit einigen dieser Störungen, besonders dem Delir, vorkommen (siehe F05.1).

F00 Demenz bei Alzheimer-Krankheit

Die Alzheimer-Krankheit ist eine primär degenerative zerebrale Krankheit mit unbekannter Ätiologie und charakteristischen neuropathologischen und neurochemischen Merkmalen. Sie beginnt gewöhnlich schleichend und entwickelt sich langsam, aber stetig über Jahre. Dieser Zeitraum kann zwei bis drei Jahre betragen, gelegentlich aber auch erheblich mehr. Der Beginn kann im mittleren Erwachsenenalter oder sogar früher liegen (Alzheimer-Krankheit mit präsenilem Beginn). Die Inzidenz ist jedoch im späteren Lebensalter höher (Alzheimer-Krankheit mit senilem Beginn). In Fällen vor dem 65. bis 70. Lebensjahr können häufiger familiär ähnliche Fälle beobachtet werden mit rascherem Verlauf und im Vordergrund stehenden Symptomen temporaler und parietaler Schädigung, einschließlich Dysphasie oder Dyspraxie. Fälle mit späterem Beginn neigen zu langsamerem Verlauf und sind durch eine allgemeinere Beeinträchtigung der höheren kortikalen Funktionen charakterisiert. Patienten mit einem Down-Syndrom haben ein hohes Risiko, eine Alzheimer-Krankheit zu entwickeln.

Es finden sich charakteristische Gehirnveränderungen: Eine ausgeprägte Verminderung von Neuronen-Populationen, besonders im Hippocampus, in der Substantia innominata, dem Locus coeruleus, dem temporo-parietalen und frontalen Cortex; Auftreten von neurofibrillären Verklumpungen, die aus paarigen, spiraligen Filamenten bestehen; neuritische (argentophile) Plaques, die vorwiegend aus Amyloid bestehen mit einer eindeutig progredienten Entwicklung (aber auch Plaques ohne Amyloid) und granulovakuoläre Körper. Neurochemische Veränderungen sind ebenfalls gefunden worden, so eine deutliche Verminderung des Enzyms Cholin-Azetyltransferase, des Azetylcholins selbst und anderer Neurotransmitter und Neuromodulatoren.

Wie ursprünglich beschrieben gehen die klinischen Merkmale mit den oben geschilderten Hirnveränderungen einher. Zur Zeit scheint es jedoch, daß klinisches Bild und Hirnveränderungen nicht immer parallel nachweisbar sind: Das eine kann eindeutig vorhanden sein bei nur minimalen Hinweisen für das andere. Die Verdachtsdiagnose einer Alzheimer-Krankheit wird meist allein aufgrund der klinischen Beurteilung der Symptome gestellt.

Eine Demenz bei Alzheimer-Krankheit muß gegenwärtig als irreversibel angesehen werden.

Diagnostische Leitlinien:

Für eine endgültige Diagnose sind folgende Merkmale notwendig:
1. Vorliegen einer Demenz
2. Schleichender Beginn mit langsamer Verschlechterung. Während der Beginn gewöhnlich nur schwer genau festzustellen ist, kann die Erkenntnis, daß Defizite vorliegen, bei Dritten plötzlich auftreten. Im weiteren Verlauf kann ein Plateau erreicht werden.
3. Fehlen klinischer Hinweise oder spezieller Untersuchungsbefunde, die auf eine System- oder Hirnerkrankung hinweisen, welche eine Demenz verursachen kann (z.B. Hypothyreose, Hyperkalzämie, Vitamin-B-12-Mangel, Niazin-Mangel, Neurosyphilis, Normaldruck-Hydrozephalus, subdurales Hämatom).
4. Fehlen eines plötzlichen apoplektischen Beginns oder neurologischer Herdzeichen wie Hemiparese, Sensibilitätsverlust, Gesichtsfeldausfälle und Koordinationsstörungen in der Frühphase der Krankheit (solche Phänomene können jedoch später hinzukommen).

Bei einem Teil der Fälle können sowohl Merkmale der Alzheimer-Krankheit als auch der vaskulären Demenz vorhanden sein. Dann sollten beide Diagnosen (und Kodierungen) gegeben werden. Wenn die vaskuläre Demenz einer Alzheimer-Krankheit vorangeht, kann die Diagnose einer Alzheimer-Krankheit nicht allein aufgrund einer klinischen Beurteilung gestellt werden.

Dazugehöriger Begriff:

- primär degenerative Demenz vom Alzheimer Typ

Differentialdiagnose:

- depressive Störung (F30-F39)
- Delir (F05)
- organisches amnestisches Syndrom (F04)
- sonstige primäre Demenzen, wie bei Morbus Pick, Creutzfeldt-Jakob-Krankheit oder Chorea Huntington (F02)
- sekundäre Demenzen bei einer Reihe körperlicher Krankheiten, toxischen Zustandsbilder etc. (F02.8)
- leichte, mittelgradige oder schwere Intelligenzminderung (F70-F72)

Eine Demenz bei Alzheimer-Krankheit kann zusammen mit einer vaskulären Demenz (F00.2) auftreten, wenn z.B. zerebrovaskuläre Episoden (Multiinfarkt-Phänomene) zu einer nach klinischem Bild und Vorgeschichte vermuteten Alzheimer-Krankheit hinzukommen. Solche Episoden können zu plötzlichen Verschlimmerungen einer Demenz führen. Entsprechend Sektionsbefunden könnte die Häufigkeit der Kombination beider Typen 10-15% aller Demenz-Fälle betragen.

F00.0 Demenz bei Alzheimer-Krankheit mit frühem Beginn

Demenz bei Alzheimer-Krankheit mit Beginn vor dem 65. Lebensjahr. Der Verlauf weist eine eher rasche Verschlechterung auf; es bestehen deutliche und vielfältige Störungen der höheren kortikalen Funktionen. In den meisten Fällen treten Aphasie, Agraphie, Alexie und Apraxie relativ früh im Verlauf der Demenz auf.

Diagnostische Leitlinien:

Die gleichen wie für Demenz, wie oben beschrieben, mit Beginn vor dem 65. Lebensjahr, gewöhnlich mit rascher Progredienz der Symptome. Eine Alzheimer-Krankheit in der Familienanamnese ist ein zusätzlicher, aber nicht notwendiger Hinweis auf die Diagnose, ebenso ein Down Syndrom oder Lymphome in der Familienanamnese.

Dazugehörige Begriffe:

- Alzheimer-Krankheit, Typ 2
- präsenile Demenz vom Alzheimer Typ

F00.1 Demenz bei Alzheimer-Krankheit mit spätem Beginn

Demenz bei Alzheimer-Krankheit mit klinisch feststellbarem Beginn nach dem 65. Lebensjahr, gewöhnlich in den späten siebziger Jahren oder danach, mit langsamer Progredienz und meist mit Gedächtnisstörungen als Hauptmerkmal.

Diagnostische Leitlinien:

Die gleichen wie für Demenz, wie oben beschrieben, unter Beachtung von Merkmalen, die eine Unterscheidung vom Typ mit frühem Beginn (F00.0) ermöglichen.

Dazugehörige Begriffe:

- Alzheimer-Krankheit, Typ 1
- senile Demenz vom Alzheimer Typ

F00.2 Demenz bei Alzheimer-Krankheit, atypische oder gemischte Form

Demenzen, die nicht den Beschreibungen und Leitlinien für F00.0 oder F00.1

entsprechen, einschließlich Mischformen von vaskulärer und Alzheimer-Demenz, sollen hier klassifiziert werden.

F00.9 nicht näher bezeichnete Demenz bei Alzheimer-Krankheit

F01 vaskuläre Demenz

Die vaskuläre (früher arteriosklerotische) Demenz, einschließlich Multiinfarkt-Demenz, unterscheidet sich von der Demenz bei Alzheimer-Krankheit durch den Beginn, die klinischen Merkmale und den Verlauf. Öfter bestehen in der Vorgeschichte transitorisch-ischämische Attacken mit kurzen Bewußtseinsstörungen, flüchtigen Paresen oder Visus-Verlust. Die Demenz kann auch einer Reihe von akuten zerebrovaskulären Ereignissen folgen oder, weniger häufig, einem einzelnen Schlaganfall. Eine gewisse Beeinträchtigung von Gedächtnis und Denken tritt dann zutage. Die Demenz, die gewöhnlich im höheren Lebensalter beginnt, kann nach einer einzelnen ischämischen Episode abrupt auftreten oder sich allmählich entwickeln. Sie ist gewöhnlich das Resultat einer Infarzierung des Gehirns als Folge einer vaskulären Krankheit, einschließlich der zerebrovaskulären Hypertonie. Die Infarkte sind meist klein, aber kumulieren in ihrer Wirkung.

Diagnostische Leitlinien:

Die Diagnose setzt eine Demenz, wie oben beschrieben, voraus. Die kognitive Beeinträchtigung ist gewöhnlich ungleichmäßig, so daß Gedächtnisverlust, intellektuelle Beeinträchtigung und neurologische Herdzeichen auftreten können. Einsicht und Urteilsfähigkeit können relativ gut erhalten sein. Ein plötzlicher Beginn, eine schrittweise Verschlechterung und auch neurologische Herdzeichen und Symptome erhöhen die Wahrscheinlichkeit der Diagnose. Bestätigt werden kann sie in manchen Fällen nur durch Computer-Tomographie oder letztendlich durch die neuropathologische Untersuchung.

Als zusätzliche Merkmale kommen vor: Hypertonie, Karotisgeräusche, Affektlabilität mit vorübergehender depressiver Stimmung, Weinen oder unbeherrschtem Lachen und vorübergehende Episoden von Bewußtseinstrübung oder Delir, oft durch weitere Infarkte hervorgerufen. Die Persönlichkeit bleibt meist relativ gut erhalten, aber in einer Anzahl von Fällen können sich Persönlichkeitsänderungen mit Apathie oder Enthemmung oder eine Zuspitzung früherer Persönlichkeitszüge wie Ich-Bezogenheit, paranoide Haltungen oder Reizbarkeit entwickeln.

Dazugehöriger Begriff:

- arteriosklerotische Demenz

Differentialdiagnose:

- Delir (F05)
- sonstige Demenz, speziell bei Alzheimer-Krankheit (F00)
- affektive Störungen (F30-F39)
- leichte oder mittelgradige Intelligenzminderung (F70-F71)
- subdurales Hämatom (traumatisch S06.5, nichttraumatisch I62.0)

Eine vaskuläre Demenz kann gemeinsam mit einer Demenz vom Alzheimer-Typ (unter F00.2 zu kodieren) vorhanden sein, wenn z.B. zu einer nach klinischem Bild und Vorgeschichte vermuteten Alzheimer-Krankheit eine vaskuläre Störung hinzukommt.

F01.0 vaskuläre Demenz mit akutem Beginn

Diese entwickelt sich gewöhnlich plötzlich nach einer Reihe von Schlaganfällen als Folge von zerebrovaskulärer Thrombose, Embolie oder Blutung. In seltenen Fällen kann eine einzige massive Infarzierung die Ursache sein.

F01.1 Multiinfarkt-Demenz

Sie beginnt allmählicher als die akute Form, nach mehreren kleineren ischämischen Episoden, die zu einer Anhäufung von Infarkten im Hirngewebe führen.

Dazugehöriger Begriff:

- vorwiegend kortikale Demenz

F01.2 subkortikale vaskuläre Demenz

Hierzu zählen Fälle mit Hypertonie in der Anamnese und ischämischen Herden im Marklager der Hemisphären. Diese können klinisch vermutet und im Computer-Tomogramm nachgewiesen werden. Im Gegensatz zum klinischen Bild, das sehr an eine Demenz bei Alzheimer Krankheit erinnert, ist die Hirnrinde gewöhnlich intakt. (Bei Nachweis einer diffusen Entmarkung der weißen Substanz kann der Ausdruck «Binswanger-Enzephalopathie» verwendet werden).

F01.3 gemischte (kortikale und subkortikale) vaskuläre Demenz

Eine Kombination kortikaler und subkortikaler Anteile bei den vaskulär bedingten Demenzen kann aufgrund des klinischen Bildes und/oder der Ergebnisse zusätzlicher Untersuchungen (einschl. Autopsie) vermutet werden.

F01.8 sonstige vaskuläre Demenz

F01.9 nicht näher bezeichnete vaskuläre Demenz

F02 Demenz bei sonstigen andernorts klassifizierten Krankheiten

Fälle von Demenz, bei denen eine andere Ursache als eine Alzheimer-Krankheit oder eine zerebrovaskuläre Krankheit vorliegt oder vermutet wird. Sie kann in jedem Lebensalter auftreten, selten jedoch im höheren Alter.

Diagnostische Leitlinien:

Demenz, wie oben beschrieben und Merkmale, die für eines der unten näher beschriebenen Syndrome charakteristisch sind.

F02.0 Demenz bei Pick-Krankheit

Progrediente Demenz mit Beginn im mittleren Lebensalter gewöhnlich zwischen dem 50. und 60. Lebensjahr, charakterisiert durch frühe, langsam fortschreitende Charakterveränderungen und Verlust sozialer Fähigkeiten. Die Krankheit führt zu Schädigung von Intellekt, Gedächtnis und Sprachfunktionen mit Apathie, Euphorie und gelegentlich auch extrapyramidalen Phänomenen. Das neuropathologische Bild zeigt eine umschriebene Atrophie der Frontal- und Temporal-Lappen, jedoch ohne über das normale Altersmaß hinausgehende neuritische Plaques und neurofibrilläre Verklumpungen. Fälle mit frühem Beginn neigen zu einem malignen Verlauf. Die sozialen- und Verhaltensauffälligkeiten beginnen häufiger vor offensichtlichen Gedächtnisstörungen.

Diagnostische Leitlinien:

Folgende Merkmale sind erforderlich:

1. Eine fortschreitende Demenz.
2. Überwiegend Frontalhirnsymptome mit Euphorie, emotionaler Verflachung und Vergröberung im sozialen Verhalten, Enthemmung und entweder Apathie oder Ruhelosigkeit.
3. Verhaltensstörungen, die im allgemeinen vor offensichtlichen Gedächtnisstörungen auftreten.

Im Gegensatz zur Alzheimer-Krankheit sind Frontalhirnsymptome ausgeprägter als Temporal- und Parietalhirnsymptome.

Differentialdiagnose:

- Demenz bei Alzheimer-Krankheit (F00)
- vaskuläre Demenz (F01)
- Demenz bei sonstigen Störungen, wie z.B. Neurosyphilis (F02.8)
- Normaldruck-Hydrozephalus (charakterisiert durch extreme psychomotorische Verlangsamung, Gang- und Sphinkter-Störungen) (G91.2)
- sonstige neurologische oder metabolische Störungen

F02.1 Demenz bei Creutzfeldt-Jakob-Krankheit

Eine progrediente Demenz mit vielfältigen neurologischen Symptomen als Folge spezifischer neuropathologischer Veränderungen (subakute spongiöse Enzephalopathie), die vermutlich durch ein übertragbares Agens verursacht werden. Sie beginnt gewöhnlich im mittleren oder höheren Lebensalter, typischerweise im 5. Lebensjahrzehnt, kann jedoch in jedem Erwachsenenalter auftreten. Der Verlauf ist subakut und führt innerhalb von ein bis zwei Jahren zum Tod.

Diagnostische Leitlinien:

Die Creutzfeldt-Jakob-Krankheit muß in allen Fällen einer rasch fortschreitenden Demenz (über Monate bis ein oder zwei Jahre) vermutet werden, bei der gleichzeitig oder in der Folge vielfältige neurologische Symptome auftreten. In manchen Fällen, wie bei der sogenannten amyotrophen Form, können die neurologischen Symptome vor dem Beginn der Demenz auftreten. Es kommt gewöhnlich zu einer fortschreitenden spastischen Lähmung der Extremitäten, begleitet von extrapyramidalen Zeichen wie Tremor, Rigor und choreatisch-athetotischen Bewegungen. Andere Varianten können mit Ataxie, Visus-Störungen oder Muskelfibrillationen und Atrophie des ersten motorischen Neurons einhergehen.

Folgende Trias legt die Diagnose nahe:

1. Rasch fortschreitende ausgeprägte Demenz.
2. Erkrankung des pyramidalen und extrapyramidalen Systems mit Myoklonus.
3. Ein charakteristisches EEG (mit triphasischen Wellen) ist sehr verdächtig für die Krankheit.

Differentialdiagnose:

- Alzheimer-Krankheit (F00)
- Pick-Krankheit (F02.0)
- Parkinson-Krankheit (F02.3)
- Postenzephalitischer Parkinsonismus (G21.3)

Rascher Verlauf und frühes Auftreten motorischer Symptome sollten an eine Creutzfeldt-Jakob-Krankheit denken lassen.

F02.2 Demenz bei Huntington-Krankheit

Eine Demenz, die im Rahmen einer ausgeprägten Hirndegeneration auftritt. Die Huntington-Krankheit ist autosomal dominant erblich. Die Symptome treten typischerweise im dritten und vierten Lebensjahrzehnt auf. Die Geschlechtsverteilung ist wahrscheinlich gleich. In einem Teil der Fälle können als früheste Symptome Depression, Angst oder ein deutlich paranoides Syndrom auftreten, verbunden mit Persönlichkeitsänderungen. Bei langsamer Progredienz führt die Krankheit meist innerhalb von 10 bis 15 Jahren zum Tode.

Diagnostische Leitlinien:

Die Diagnose ist bei Zusammentreffen von choreiformen Bewegungsstörungen, Demenz und Chorea Huntington in der Familienanamnese sehr naheliegend. Zweifellos kommen jedoch auch sporadische Fälle vor.

In der Frühmanifestation treten unwillkürliche choreiforme Bewegungen auf, typischerweise im Gesicht, an den Händen und Schultern oder im Gangbild. Sie gehen gewöhnlich der Demenz voraus und fehlen nur selten, wenn die Demenz weit fortgeschritten ist. Andere motorische Phänomene können bei einem ungewöhnlich frühen Beginn (z.B. striärer Rigor) oder im höheren Alter (z.B. Intentionstremor) vorherrschen.

Die Demenz ist charakterisiert durch eine vorwiegende Beteiligung der Frontalhirnfunktionen im frühen Stadium bei noch länger relativ gut erhaltenem Gedächtnis.

Dazugehöriger Begriff:

- Demenz bei Chorea Huntington

Differentialdiagnose:

- andere Ursachen choreatischer Bewegungsstörungen
- Alzheimer-, Pick- oder Creutzfeldt-Jakob-Krankheit (F00; F02.0; F02.1)

F02.3 Demenz bei Parkinson-Krankheit

Eine Demenz, die sich im Verlauf einer bereits bestehenden Parkinson-Krankheit (besonders der schweren Formen) entwickelt. Bisher konnten keine eindeutig kennzeichnenden klinischen Merkmale beschrieben werden. Die Demenz kann von einer Demenz bei Alzheimer-Krankheit oder von vaskulärer Demenz verschieden sein; es gibt jedoch auch Hinweise, daß es sich um ein gleichzeitiges Auftreten einer dieser beiden Demenzformen zusammen mit der Parkinson-Krankheit handelt. Bis zur Klärung dieser Frage ist deshalb die Klassifizierung von Demenz-Fällen bei Morbus Parkinson für Forschungszwecke gerechtfertigt.

Diagnostische Leitlinien:

Demenz, die sich bei einem Patienten mit fortgeschrittener, gewöhnlich schwerer Parkinson-Krankheit entwickelt.

Dazugehörige Begriffe:

- Demenz bei Paralysis agitans
- Demenz bei Parkinsonismus

Differentialdiagnose:

- sonstige sekundäre Demenzformen (F02.8)
- Multiinfarkt-Demenz bei hypertensiver oder diabetischer Gefäßerkrankung (F01.1)
- Hirntumor (C70-C72)
- Normaldruck-Hydrozephalus (G91.2)

F02.4 Demenz bei Krankheit durch das humane Immundefizienz-Virus (HIV)

Eine Störung, die durch kognitive Beeinträchtigungen charakterisiert ist, welche die klinischen Kriterien für die Diagnose einer Demenz erfüllen, bei Fehlen einer gleichzeitig bestehenden Krankheit oder Störung (außer HIV-Infektion), die das klinische Bild erklären könnte.

Typischerweise bestehen bei der HIV-Demenz Klagen wie Vergeßlichkeit, Verlangsamung, schlechte Konzentration und Schwierigkeiten beim Lösen von Problemen und beim Lesen. Apathie, verringerte Spontaneität und sozialer Rückzug sind häufig. Bei einer deutlichen Minorität der Betroffenen kann die Krankheit unter dem Bild einer affektiven Störung, einer Psychose oder mit Krampfanfällen auftreten. Bei der körperlichen Untersuchung finden sich häufig Tremor, Störung rascher wiederholter Bewegungen, Gleichgewichtsstörung, Ataxie, Tonussteigerung, allgemeine Hyperreflexie, frontale Enthemmungsphänomene sowie Störungen bei Augenfolgebewegungen und sakkadische Augenbewegungen.

Kinder können eine HIV-bedingte Entwicklungsstörung des ZNS zeigen, die durch Entwicklungsverzögerung, Tonussteigerung, Mikrozephalie und Verkalkung der Basalganglien charakterisiert ist. Im Unterschied zu Erwachsenen tritt die neurologische Beteiligung meist ohne opportunistische Infektionen und Neoplasmen auf.

Im allgemeinen, aber nicht ausnahmslos, führt die HIV-Demenz rasch (innerhalb von Wochen bis Monaten) zu einer schweren, umfassenden Demenz, zu Mutismus und zum Tode.

Dazugehörige Begriffe:

- AIDS-Demenz-Komplex
- HIV-bedingte Enzephalopathie
- subakute HIV-Enzephalitis

F02.8 Demenz bei sonstigen, näher bezeichneten, andernorts klassifizierten Krankheiten

Eine Demenz kann sich als Folge einer Reihe von zerebralen oder anderen körperlichen Krankheitsbildern manifestieren.

Zur näheren Beschreibung der Ätiologie sollte die entsprechende ICD-10-Kodierung der zugrunde liegenden Krankheit hinzugefügt werden.

Der **Guam-Parkinson-Demenz-Komplex** ist hier zu kodieren (und falls notwendig, durch eine fünfte Stelle zu kennzeichnen). Es handelt sich dabei um eine rasch fortschreitende Demenz mit nachfolgenden extrapyramidalen Störungen, in einigen Fällen mit amyotropher Lateralsklerose. Die Krankheit wurde auf der Insel Guam erstmals beschrieben, wo sie bei der Eingeborenenbevölkerung häufig auftritt und doppelt so viele Männer wie Frauen befällt. Sie findet sich auch in Papua-Neuguinea und Japan.

Dazugehörige Begriffe:

- Demenz bei:
  - Epilepsie (G40)
  - Guam-Parkinson-Demenz-Komplex
  - hepatolenticulärer Degeneration (M. Wilson) (E83.0)
  - Hyperkalzämie (E83.5)
  - Hypothyreose, erworbener (E00-E03)
  - Intoxikationen (T36-T65)
  - Kohlenmonoxidvergiftung (T58)
  - Multipler Sklerose (G35)
  - Neurosyphilis (A52.1)
  - Niazin-Mangel (Pellagra) (E52)
  - Panarteriitis nodosa (M30.0)
  - systemischem Lupus erythematodes (M32.)
  - Trypanosomiasis (afrikanische B56, amerikanische B57)
  - Vitamin-B12 Mangel (E53.8)
  - zerebraler Lipidose (E75)

F03 nicht näher bezeichnete Demenz

Diese Kategorie soll nur dann verwendet werden, wenn die allgemeinen Kriterien für die Diagnose einer Demenz vorliegen, ohne daß eine der näher beschriebenen Demenztypen (F00.0-F02.9) identifizierbar ist.

Dazugehörige Begriffe:

- nicht näher bezeichnete präsenile oder senile Demenz
- nicht näher bezeichnete primär degenerative Demenz

F04 organisches amnestisches Syndrom, nicht durch Alkohol oder sonstige psychotrope Substanzen bedingt

Ein Syndrom mit auffallender Beeinträchtigung des Kurzzeit- und Langzeitgedächtnisses, während das Immediat-Gedächtnis erhalten ist. Die Fähigkeit, neues Material zu lernen, ist erheblich reduziert. Dies führt zu anterograder

Amnesie und zu zeitlicher Desorientiertheit. Eine ebenfalls vorhandene retrograde Amnesie wechselnder Ausprägung kann im Laufe der Zeit, wenn sich die zugrundeliegende Läsion oder der pathologische Prozeß zurückbildet, zurückgehen. Konfabulation kann ein deutliches, aber nicht ständig vorhandenes Merkmal sein. Wahrnehmung und andere kognitive Funktionen, einschließlich Intellekt, sind im allgemeinen intakt. Vor diesem Hintergrund erscheint die Gedächtnisstörung besonders auffällig. Die Prognose ist abhängig vom Verlauf der zugrundeliegenden Läsion (die typischerweise das hypothalamisch-dienzephale System oder den Hippocampus betrifft). Grundsätzlich ist eine fast völlige Rückbildung möglich.

Diagnostische Leitlinien:

Für die Diagnose müssen vorliegen:
1. Beeinträchtigung des Kurzzeitgedächtnisses (das Lernen von neuem Material ist beeinträchtigt); antero- und retrograde Amnesie; eine verminderte Fähigkeit, vergangene Erlebnisse in umgekehrter chronologischer Reihenfolge in Erinnerung zu rufen.
2. Anamnestischer oder objektiver Nachweis eines Insultes oder einer Hirnerkrankung (insbesondere bilateral die dienzephalen und mediotemporalen Strukturen betreffend).
3. Fehlen einer Störung im Immediatgedächtnis (in der unmittelbaren Wiedergabe) wie z.B. Zahlen nachsprechen, Fehlen von Aufmerksamkeits- und Bewußtseinsstörungen und Fehlen einer Beeinträchtigung der allgemeinen intellektuellen Fähigkeit.

Konfabulationen, Mangel an Einsichtsfähigkeit und emotionale Veränderungen (Apathie, Entschlußlosigkeit) sind zusätzliche, aber nicht notwendige Hinweise auf die Diagnose.

Dazugehörige Begriffe:

- amnestisches Zustandsbild
- Dysmnesie oder dysmnestisches Zustandsbild
- (nicht-alkohol-bedingtes) Korsakow-Syndrom oder -Psychose

Differentialdiagnose:

- andere organische Syndrome mit auffälligen Gedächtnisstörungen (z.B. Demenz oder Delir)
- dissoziative Amnesie (F44.0)
- beeinträchtigte Gedächtnisfunktion bei depressiven Störungen (F30-F39)
- Simulation, mit Klagen über Gedächtnisverlust (Z76.5)

Ein durch Alkohol oder psychotrope Substanzen bedingtes Korsakow-Syndrom ist nicht hier, sondern an entsprechender Stelle zu klassifizieren (F1x.6).

F05 Delir, nicht durch Alkohol oder sonstige psychotrope Substanzen bedingt

Ein ätiologisch unspezifisches Syndrom, das charakterisiert ist durch gleichzeitig bestehende Störungen des Bewußtseins und der Aufmerksamkeit, der Wahrnehmung, des Denkens, des Gedächtnisses, der Psychomotorik, der Emotionalität und des Schlaf-Wach-Rhythmus. Es kann in jedem Alter auftreten, ist jedoch am häufigsten jenseits des 60. Lebensjahrs. Das delirante Zustandsbild ist vorübergehend und von wechselnder Intensität; in den meisten Fällen bildet es sich innerhalb von vier Wochen oder kürzerer Zeit zurück. Delirien mit fluktuierendem Verlauf bis zu sechs Monaten sind jedoch nicht ungewöhnlich, besonders wenn sie im Rahmen einer chronischen Lebererkrankung, eines Karzinoms oder einer subakuten bakteriellen Endokarditis entstehen. Die Unterscheidung, die manchmal zwischen akuten und subakuten Delirien gemacht wird, ist von geringer klinischer Relevanz. Das Zustandsbild sollte als einheitliches Syndrom betrachtet werden, mit unterschiedlicher Dauer und unterschiedlichem Schweregrad, der von leicht bis zu sehr schwer reicht. Ein delirantes Zustandsbild kann eine Demenz überlagern oder sich zu einer Demenz weiterentwickeln.

Dieser Abschnitt ist nicht für delirante Zustandsbilder infolge des Gebrauchs psychotroper Substanzen zu verwenden (siehe F10-F19). Delirante Zustandsbilder aufgrund ärztlich verordneter Medikation sollen jedoch hier verschlüsselt werden (wie z.B. akuter Verwirrtheitszustand bei älteren Patienten nach Antidepressiva; in diesem Fall ist die entsprechende Medikation mit einer zusätzlichen Kodierung aus Kapitel XIX, Abschnitt T der ICD-10, zu verschlüsseln).

Diagnostische Leitlinien:

Für eine endgültige Diagnose müssen leichte oder schwere Symptome in jedem der folgenden Bereiche vorliegen:

1. Störung des Bewußtseins und der Aufmerksamkeit (auf einem Kontinuum zwischen leichter Bewußtseinsminderung und Koma; reduzierte Fähigkeit, die Aufmerksamkeit auszurichten, zu fokussieren, aufrechtzuerhalten und umzustellen).
2. Globale Störungen der Kognition, Wahrnehmungsstörungen, wie Verzerrungen der Wahrnehmung, Illusionen und meist optische Halluzinationen; Beeinträchtigung des abstrakten Denkens und der Auffassung, mit oder ohne flüchtige Wahnideen, aber typischerweise mit einem gewissen Grad an Inkohärenz; Beeinträchtigung des Immediat- und des Kurzzeitgedächtnisses, aber mit relativ intaktem Langzeitgedächtnis; zeitliche Desorientiertheit, in schweren Fällen auch Desorientierung zu Ort und Person.

3. Psychomotorische Störungen (Hypo- oder Hyperaktivität und nicht vorhersehbarer Wechsel zwischen beiden; verlängerte Reaktionszeit; vermehrter oder verminderter Redefluß; verstärkte Schreckreaktion).
4. Störung des Schlaf-Wach-Rhythmus (Schlafstörungen, in schweren Fällen völlige Schlaflosigkeit oder Umkehr des Schlaf-Wach-Rhythmus; Schläfrigkeit am Tage; nächtliche Verschlimmerung der Symptomatik; unangenehme Träume oder Alpträume, die nach dem Erwachen als Halluzinationen weiterbestehen können).
5. Affektive Störungen wie Depression, Angst oder Furcht, Reizbarkeit, Euphorie, Apathie oder staunende Ratlosigkeit.

Der Beginn ist gewöhnlich akut, im Tagesverlauf wechselnd, die Gesamtdauer der Störung beträgt weniger als sechs Monate.

Das oben beschriebene klinische Erscheinungsbild ist so charakteristisch, daß eine ziemlich zuverlässige Diagnose eines Delirs sogar dann gestellt werden kann, wenn die zugrundeliegende Ursache nicht genau nachzuweisen ist. Bei zweifelhafter Diagnose kann neben einer zugrundeliegenden Hirnerkrankung oder körperlichen Erkrankung in der Krankheitsvorgeschichte der Nachweis einer zerebralen Funktionsstörung erforderlich sein (z.B. ein abnormes EEG, das meist, eine verlangsamte Hintergrundsaktivität zeigt).

Dazugehörige Begriffe:

- akute Psychose bei Infektionskrankheit
- *akuter exogener Reaktionstyp*
- akuter organischer Reaktionstyp
- akutes psychoorganisches Syndrom
- akuter Verwirrtheitszustand (nicht alkoholbedingt)

Differentialdiagnose:

- sonstige organische Syndrome, insbesondere Demenz (F00-F03)
- akute vorübergehende psychotische Störungen (F23)
- akute schizophrene Zustandsbilder (F20)
- affektive Störungen (F30-F39), bei denen Züge von Verwirrtheit vorhanden sein können

Ein durch Alkohol oder sonstige psychotrope Substanzen bedingtes Delir ist im entsprechenden Abschnitt zu verschlüsseln (F1x.4).

F05.0 Delir ohne Demenz

Diese Kodierung ist nur für ein Delir ohne vorbestehende Demenz zu verwenden.

F05.1 Delir bei Demenz

Diese Kodierung soll für Krankheitsbilder verwendet werden, die die oben erwähnten Kriterien erfüllen, sich aber im Verlauf einer Demenz entwickeln (F00-F03).

F05.8 sonstige Formen des Delirs

Dazugehörige Begriffe:

- Delir gemischter Ätiologie
- subakuter Verwirrtheitszustand oder Delir

F05.9 nicht näher bezeichnetes Delir

F06 sonstige psychische Störungen aufgrund einer Schädigung oder Funktionsstörung des Gehirns oder einer körperlichen Krankheit

Diese Kategorie umfaßt verschiedene Krankheitsbilder, die ursächlich mit einer Hirnfunktionsstörung in Zusammenhang stehen. Sie sind Folge von primär zerebralen Erkrankungen oder systemischen Erkrankungen, die sekundär das Gehirn betreffen, von endokrinen Störungen wie Cushing Syndrom oder anderen somatischen Erkrankungen und einigen exogenen toxischen Substanzen (außer Alkohol und psychotropen Substanzen, die unter F10-F19 klassifiziert sind). Gemeinsam ist allen diesen Krankheitsbildern, daß das klinische Erscheinungsbild allein nicht erlaubt, die Verdachtsdiagnose einer organischen psychischen Störung wie Demenz oder Delir zu stellen. Eher ist das klinische Erscheinungsbild ähnlich oder sogar identisch mit Störungen, die als «nicht-organisch» in der speziellen Bedeutung dieses Klassifikationsabschnittes angesehen werden. Sie werden hier aufgrund der Annahme aufgeführt, daß sie durch die zerebrale Erkrankung oder Funktionsstörung verursacht sind und nicht nur zufällig bei solchen Krankheiten oder Funktionsstörungen auftreten oder eine psychische Reaktion auf deren Symptome sind (z.B. schizophreniforme Störungen bei chronischer Epilepsie).

Die Entscheidung, ein klinisches Syndrom hier zu klassifizieren, muß durch folgende Punkte gestützt werden:

1. Nachweis einer zerebralen Erkrankung, Verletzung oder Funktionsstörung

oder einer systemischen körperlichen Erkrankung, von der bekannt ist, daß sie mit einem der hier aufgeführten Syndrome einhergehen kann.
2. Ein zeitlicher Zusammenhang (Wochen oder einige Monate) zwischen der Entwicklung der zugrundeliegenden Krankheit und dem Auftreten des psychischen Syndroms.
3. Rückbildung der psychischen Störung nach Rückbildung oder Besserung der zugrundeliegenden vermuteten Ursache.
4. Kein überzeugender Beleg für eine andere Verursachung des psychischen Syndroms (wie z.B. sehr belastete Familiengeschichte oder belastende Ereignisse).

Die Bedingungen unter 1. und 2. rechtfertigen eine vorläufige Diagnose; sind alle vier Bedingungen vorhanden, erhöht sich der Sicherheitsgrad der diagnostischen Klassifikation beträchtlich.

Von den folgenden Krankheitsbildern ist bekannt, daß sie das relative Risiko für das Auftreten der hier aufgeführten Syndrome erhöhen: Epilepsie; Limbische Enzephalitis; Huntington-Krankheit; Schädel-Hirn-Trauma; Hirntumoren; extrakranielle Neoplasmen mit Fernwirkung auf das ZNS (speziell Pankreas-Karzinom); zerebrale Gefäßerkrankungen, Hirnläsionsen oder -fehlbildungen; Lupus erythematodes und andere Kollagenosen; endokrine Krankheiten (speziell Hypo- und Hyperthyreose, M. Cushing); Stoffwechselkrankheiten (Hypoglykämie, Porphyrie, Hypoxie); tropische Infektions- und parasitäre Krankheiten (Trypanosomiasis); toxische Wirkungen von nicht-psychotropen Medikamenten (Propranolol, L-Dopa, Methyldopa, Steroide, Antihypertensiva, Antimalaria-Mittel).

Ausschluß:

- psychische Störungen mit Delir (F05)
- psychische Störungen bei Demenz wie unter F00-F03 beschrieben

F06.0 organische Halluzinose

Eine Störung ohne Bewußtseinsstörungen mit anhaltenden oder immer wieder auftretenden, meist akustischen oder optischen Halluzinationen. Sie können vom Patienten manchmal als Halluzinationen erkannt werden. Eine wahnhafte Verarbeitung der Halluzinationen kann auftreten, nicht selten ist die Einsichtsfähigkeit jedoch erhalten.

Diagnostische Leitlinien:

Zusätzlich zu den allgemeinen Kriterien im Einführungsabschnitt zu F06 oben, Nachweis von ständigen oder immer wieder auftretenden Halluzinationen auf irgendeinem Sinnesgebiet; Fehlen von Bewußtseinstrübung; Fehlen eines eindeutigen intellektuellen Abbaus; keine auffällige Störung der Stimmung und kein Vorherrschen von Wahnideen.

Dazugehörige Begriffe:

- Dermatozoenwahn
- organisch bedingtes halluzinatorisches Zustandsbild (nicht alkoholbedingt)

Ausschluß:

- Alkohol-Halluzinose (F10.52)
- Schizophrenie (F20)

F06.1 organische katatone Störung

Eine Störung mit verminderter (Stupor) oder gesteigerter (Erregung) psychomotorischer Aktivität in Verbindung mit katatonen Symptomen. Das Erscheinungsbild kann zwischen den beiden Extremen der psychomotorischen Störung wechseln. Es ist unklar, ob der volle Umfang katatoner Störungen, wie er bei der Schizophrenie beschrieben wird, bei diesen organischen Zustandsbildern auftritt. Außerdem wird bezweifelt, daß ein organisch-katatones Zustandsbild bei klarer Bewußtseinslage auftreten kann; es kann auch eine Erscheinungsform eines Delirs mit nachfolgender partieller oder vollständiger Amnesie darstellen. Deswegen sollte diese Diagnose mit Vorsicht gestellt und eine sorgfältige Abgrenzung gegenüber dem Delir vorgenommen werden. Enzephalitis und Kohlenmonoxid-Vergiftung sind vermutlich häufiger als andere organische Ursachen für dieses Syndrom.

Diagnostische Leitlinien:

Die allgemeinen Kriterien für die Annahme einer organischen Ätiologie, wie in der Einleitung zu F06 beschrieben, müssen erfüllt sein. Zusätzlich soll eines der folgenden Merkmale vorhanden sein:

1. Stupor (Verminderung oder vollständiges Fehlen spontaner Bewegung mit teilweisem oder vollständigem Mutismus, Negativismus und Haltungsstereotypien).
2. Erregung (starke Hypermotilität mit oder ohne Tendenz zur Fremdgefährlichkeit).
3. Beides (ein rascher und unvorhersehbarer Wechsel von Hypo- zu Hyperaktivität).

Andere katatone Phänomene, die die Wahrscheinlichkeit der Diagnose erhöhen, sind Stereotypien, Flexibilitas cerea, Impulshandlungen.

Ausschluß:

- dissoziativer Stupor (F44.2)
- katatone Schizophrenie (F20.2)
- nicht näher bezeichneter Stupor (R40.1)

F06.2 organische wahnhafte (schizophreniforme) Störung

Eine Störung, bei der anhaltende oder immer wieder auftretende Wahnideen das klinische Bild bestimmen. Die Wahnideen können von Halluzinationen begleitet werden, sind aber nicht auf deren Inhalt beschränkt. Merkmale, die auf eine Schizophrenie hinweisen, wie bizarrer Wahn, entsprechende Halluzinationen oder formale Denkstörungen, können vorliegen.

Diagnostische Leitlinien:

Die allgemeinen Kriterien für die Annahme einer organischen Ätiologie, wie in der Einleitung zu F06 beschrieben, müssen erfüllt sein. Zusätzlich müssen Wahnideen bestehen (Verfolgungswahn, Wahn körperlicher Veränderung, Eifersuchtswahn, Krankheitswahn, Wahn, daß man selbst oder eine andere Person tot sei). Halluzinationen, formale Denkstörungen oder einzelne katatone Phänomene können vorliegen. Bewußtsein und Gedächtnis sind ungestört. Die Diagnose ist nicht zu stellen, wenn der Verdacht auf eine organische Ursache unspezifisch ist oder sich beschränkt auf Befunde wie z.B. vergrößerte Ventrikel (sichtbar im Computer-Tomogramm) oder auf unspezifische neurologische Symptome.

Dazugehörige Begriffe:

- paranoide und paranoid-halluzinatorische organisch bedingte Zustandsbilder
- schizophreniforme Psychose bei Epilepsie

Ausschluß:

- anhaltende wahnhafte Störungen (F22)
- durch psychotrope Substanzen induzierte psychotische Störungen (F1x.5)
- Schizophrenie (F20)
- akute vorübergehende psychotische Störungen (F23)

F06.3 organische affektive Störungen

Diese Störungen sind durch eine Veränderung der Stimmung oder des Affektes charakterisiert, meist zusammen mit einer Veränderung in der gesamten

Aktivitätslage. Diese Störungen wurden im organischen Abschnitt aufgenommen, da man annimmt, daß sie durch eine zerebrale oder andere körperliche Störung verursacht werden. Die Ursache muß mittels körperlichen oder Laboruntersuchungen belegt oder aufgrund einer entsprechenden Krankengeschichte vermutet werden. Die affektive Störung muß der angenommenen organischen Störung folgen. Sie ist nicht zu verwechseln mit einer emotionalen Reaktion auf die Information des Patienten über eine bei ihm bestehende Hirnerkrankung oder auf deren Symptome. Depression nach Infektionskrankheit (z.B. Grippe) ist ein häufiges Beispiel und soll hier kodiert werden. Jedoch ist eine leichte anhaltende Euphorie, die nicht die Stärke einer Hypomanie erreicht, wie sie manchmal bei Steroidtherapie oder nach Antidepressiva gesehen wird, nicht hier, sondern unter F06.8 zu klassifizieren.

Diagnostische Leitlinien:

Zusätzlich zu den allgemeinen Merkmalen für die Annahme einer organischen Ätiologie, wie in der Einleitung zu F06 beschrieben, müssen die diagnostischen Kriterien für eine der unter F30-F33 aufgeführten Störungen erfüllt sein.

Die folgende 5. Stelle kann verwendet werden, um die klinische Störung genauer zu beschreiben:

F06.30 organische manische Störung
F06.31 organische bipolare Störung
F06.32 organische depressive Störung
F06.33 organische gemischte affektive Störung

Ausschluß:

- nicht organisch bedingte oder nicht näher bezeichnete affektive Störungen (F30-F39)
- rechtshemisphärische affektive Störung (F07.8)

F06.4 organische Angststörung

Eine Störung charakterisiert durch wesentliche Merkmale einer generalisierten Angststörung (F41.1), einer Panikstörung (F41.0) oder einer Kombination von beiden. Dieser Zustand entsteht jedoch als Folge einer organischen Störung, die eine zerebrale Funktionsstörung verursacht (z.B. Temporallappenepilepsie, Thyreotoxikose, Phäochromozytom).

Ausschluß:

- nicht organisch bedingte oder nicht näher bezeichnete Angststörungen (F41)

F06.5 organische dissoziative Störung

Eine Störung, die den diagnostischen Kriterien eines der unter F44 (dissoziative Störungen, Konversionsstörungen) aufgeführten Zustandsbilder entspricht und die die allgemeinen Merkmale einer organischen Verursachung aufweist (wie in der Einleitung zu F06 beschrieben).

Ausschluß:

- nicht organisch bedingte oder
- nicht näher bezeichnete dissoziative Störungen (Konversionsstörungen) (F44)

F06.6 organische emotional labile (asthenische) Störung

Eine Störung charakterisiert durch deutliche und anhaltende Affektinkontinenz oder -labilität, Ermüdbarkeit oder eine Vielzahl unangenehmer körperlicher Empfindungen (z.B. Schwindel) und Schmerzen, als Folge einer bestehenden somatischen Störung. Man nimmt an, daß diese Störung häufiger bei zerebrovaskulären Erkrankungen und Hypertonie auftritt als aufgrund anderer Ursachen.

Dazugehöriger Begriff:

- *pseudoneurasthenisches Syndrom*

Ausschluß:

- nicht organisch bedingte oder nicht näher bezeichnete somatoforme Störung (F45)

F06.7 leichte kognitive Störung

Diese Störung kann vor, während oder nach einer Vielzahl zerebraler und systemischer Infektionen und körperlicher Erkrankungen auftreten (einschließlich HIV). Direkte neurologische Symptome der zerebralen Beteiligung müssen nicht unbedingt vorliegen, dennoch können Erschöpfung und Beeinträchtigung bei gewohnten Aktivitäten auftreten. Der Bereich dieser Kategorie läßt sich noch nicht genau beschreiben. Wenn die leichte kognitive Störung bei einer organischen Erkrankung auftritt, von der der Patient sich erholt, dauert sie nicht länger als ein paar Wochen. Diese Diagnose darf nicht bei Vorliegen einer anderen psychischen oder Verhaltensstörung aus irgendeinem anderen Abschnitt dieses Buches gestellt werden.

Diagnostische Leitlinien:

Die Hauptmerkmale sind Klagen über Gedächtnisstörungen, Vergeßlichkeit, Lern- oder Konzentrationsschwierigkeiten, also eine zunehmende Beeinträchtigung kognitiver Funktionen. Objektive Testuntersuchungen zeigen gewöhnlich normwidrige Werte. Keines dieser Symptome ist so schwerwiegend, daß die Diagnose Demenz (F00-F03), organisches amnestisches Syndrom (F04) oder Delir (F05) gestellt werden kann.

Differentialdiagnose:

- postenzephalitisches Syndrom (F07.1)
- organisches Psychosyndrom nach Schädel-Hirn-Trauma (F07.2)

Von diesen Störungen kann die milde kognitive Störung durch die unterschiedliche Ätiologie, ein geringeres Spektrum im allgemeinen milderer Symptome und die gewöhnlich kürzere Dauer unterschieden werden.

F06.8 sonstige näher bezeichnete organische psychische Störungen aufgrund einer Schädigung oder Funktionsstörung des Gehirns oder einer körperlichen Krankheit

Beispiele sind abnorme affektive Zustände während der Behandlung mit Steroiden oder Antidepressiva.

Dazugehöriger Begriff:

- nicht näher bezeichnete epileptische Psychose

F06.9 nicht näher bezeichnete organische psychische Störung aufgrund einer Schädigung oder Funktionsstörung des Gehirns oder einer körperlichen Krankheit

F07 Persönlichkeits- und Verhaltensstörungen aufgrund einer Krankheit, Schädigung oder Funktionsstörung des Gehirns

Eine Veränderung der Persönlichkeit oder des Verhaltens kann Folge oder Begleiterscheinung einer Krankheit, Schädigung oder Funktionsstörung des Gehirns sein. In einigen Fällen können bestimmte Erscheinungsbilder derartiger Persönlichkeits- oder Verhaltensstörungen Hinweise auf den Typus und/oder die Lokalisation der zerebralen Störung sein; die Zuverlässigkeit dieser diagnostischen Schlüsse darf man jedoch nicht überschätzen. Deshalb sollte unabhängig davon immer nach der zugrundeliegenden Ätiologie gesucht werden; diese ist, falls sie bekannt ist, anzugeben.

F07.0 organische Persönlichkeitsstörung

Diese Störung ist charakterisiert durch eine auffällige Veränderung des prämorbiden Verhaltens. Solche Veränderungen betreffen besonders tiefgreifend die Äußerung der Affekte, Bedürfnisse und Impulse. Die kognitiven Fähigkeiten des Patienten können überwiegend oder ausschließlich dann gestört sein, wenn es darum geht, eigene Handlungen zu planen und ihre wahrscheinlichen persönlichen und sozialen Konsequenzen vorauszusehen, wie beim sogenannten Frontalhirnsyndrom. Dieses Syndrom kommt jedoch nicht nur bei Frontalhirnschädigungen, sondern auch bei Schädigungen anderer umschriebener Hirnregionen vor.

Diagnostische Leitlinien:

Zusätzlich zu einer bekannten Vorgeschichte oder anderen Hinweisen auf eine Hirnerkrankung, Hirnschädigung oder Hirnfunktionsstörung gründet sich die Diagnose auf das Vorliegen von mindestens zwei der folgenden Merkmale:

1. Andauernd reduzierte Fähigkeit, zielgerichtete Aktivitäten über längere Zeiträume durchzuhalten und Befriedigungen aufzuschieben.
2. Verändertes emotionales Verhalten, das durch emotionale Labilität, flache und ungerechtfertigte Fröhlichkeit (Euphorie, inadäquate Witzelsucht) und leichten Wechsel zu Reizbarkeit oder kurz andauernden Ausbrüchen von Wut und Aggression charakterisiert ist; in manchen Fällen kann Apathie mehr im Vordergrund stehen.
3. Äußerungen von Bedürfnissen und Impulsen meist ohne Berücksichtigung von Konsequenzen oder sozialen Konventionen (der Patient kann unsoziale Handlungen begehen, wie Stehlen, unangemessene sexuelle Annäherungsversuche, gieriges Essen oder die Körperpflege vernachlässigen).
4. Kognitive Störungen in Form von Mißtrauen oder paranoidem Denken und/oder exzessiver Beschäftigung mit einem einzigen, meist abstrakten Thema (z.B. Religion, Recht und Unrecht).
5. Auffällige Veränderung der Sprachproduktion und des Redeflusses, Umständlichkeit, Begriffsunschärfe, zähflüssigem Denken und Schreibsucht.
6. Verändertes Sexualverhalten (verminderte Sexualität oder Wechsel in der sexuellen Präferenz).

Dazugehörige Begriffe:

- Frontalhirnsyndrom
- Leukotomiesyndrom
- Lobotomiesyndrom
- organische Pseudopsychopathie
- organische pseudoretardierte Persönlichkeit
- Persönlichkeitsstörung bei limbischer Epilepsie

Ausschluß:

- andauernde Persönlichkeitsänderung nach Extrembelastung (F62.0)
- andauernde Persönlichkeitsänderung nach psychischer Krankheit (F62.1)
- organisches Psychosyndrom nach Schädel-Hirn-Trauma (F07.2)
- Persönlichkeitsstörungen (F60,F61)
- postenzephalitisches Syndrom (F07.1)

F07.1 postenzephalitisches Syndrom

Zu diesem Syndrom gehört eine bleibende Verhaltensänderung nach einer Virus- oder bakteriellen Enzephalitis. Die Symptome sind unspezifisch und können von Individuum zu Individuum, aber auch von Erreger zu Erreger, und am regelmäßigsten mit dem Alter des Patienten zum Zeitpunkt der Infektion variieren. Daß dieses Syndrom oft reversibel ist, stellt den Hauptunterschied zur organischen Persönlichkeitsstörung dar.

Diagnostische Leitlinien:

Das Erscheinungsbild kann sich in allgemeinem Unwohlsein, Apathie oder Reizbarkeit äußern, in einer gewissen Verminderung kognitiver Funktionen (Lernstörungen), veränderten Schlaf- und Eßgewohnheiten, Änderungen im Sexualverhalten und in der sozialen Urteilsfähigkeit. Es gibt eine Reihe bleibender neurologischer Funktionsstörungen, wie Lähmung, Taubheit, Aphasie, konstruktive Apraxie und Akalkulie.

Ausschluß:

- organische Persönlichkeitsstörung (F07.0)

F07.2 organisches Psychosyndrom nach Schädelhirntrauma

Das Syndrom folgt einem Schädeltrauma, das gewöhnlich schwer genug ist, um zu Bewußtlosigkeit zu führen. Es besteht aus einer Reihe verschiedenartiger Symptome, wie Kopfschmerzen, Schwindel (meistens ohne die Merkmale einer echten Vertigo), Erschöpftheit, Reizbarkeit, Störungen der Konzentration, des geistigen Leistungsvermögens, des Gedächtnisses, des Schlafes und einer verminderten Belastungsfähigkeit bei Streß, emotionalen Reizen oder unter Alkohol. Diese Symptome können von Depressivität oder Angst begleitet sein, als Folge eines verminderten Selbstwertgefühles und Furcht vor bleibender Hirnschädigung. Solche Gefühle verstärken die ursprünglichen Symptome, und es entsteht ein Circulus vitiosus. Einige Patienten werden hypochondrisch, suchen immer wieder nach neuen Diagnosen und Behandlungen und können eine ständige Krankenrolle annehmen. Die Ätiologie der Symptome ist nicht immer klar, man nimmt sowohl organische wie psychische Faktoren als Ursache an. Daher ist die nosologische Zuordnung dieses Zustandsbildes etwas unklar. Ohne Zweifel ist dieses Syndrom jedoch häufig und beeinträchtigend für den Patienten.

Diagnostische Leitlinien:

Mindestens drei der oben erwähnten Merkmale rechtfertigen die Diagnose. Sorgfältige technische Untersuchungen (Elektroenzephalographie, evozierte Hirnstammpotentiale, bildgebende Verfahren, Elektronystagmographie) können objektive Nachweise liefern und die Symptome belegen, aber oft sind diese Befunde negativ. Die Beschwerden sind nicht notwendigerweise mit Entschädigungs- oder Rentenbegehren verbunden.

Dazugehörige Begriffe:

- nicht-psychotisches posttraumatisches (organisches) Psychosyndrom
- *postkommotionelles Syndrom*
- postkontusionelles Syndrom (Enzephalopathie)

F07.8 sonstige organische Persönlichkeits- und Verhaltensstörungen aufgrund einer Krankheit, Schädigung oder Funktionsstörung des Gehirns

Hirnerkrankungen, Hirnschädigungen oder Hirnfunktionsstörungen können eine Reihe von kognitiven, affektiven, Persönlichkeits- und Verhaltensstörungen hervorrufen; nicht alle sind unter den vorhergehenden Rubriken zu klassifizieren. Da die nosologische Zuordnung der hier genannten Phänomene unsicher ist, sollen sie als «sonstige» klassifiziert werden. Wenn nötig, kann eine fünfte Stelle hinzugefügt werden, um vermutlich eigenständige Einheiten zu identifizieren, wie z.B.:

Rechtshemisphärisch bedingte organische affektive Störung (Änderung in der Fähigkeit, Emotionen auszudrücken oder zu verstehen bei Patienten mit einer rechts-hemisphärischen Störung; obwohl der Patient oberflächlich depressiv erscheinen kann, liegt meistens keine Depression vor, es handelt sich eher um eine reduzierte Fähigkeit, Emotionen auszudrücken).

Hier sind auch zu klassifizieren:

a. jedes andere umschriebene, aber nur vermutete Syndrom einer Persönlichkeits- oder Verhaltensstörung als Folge einer Krankheit, Schädigung oder Funktionsstörung des Gehirns, die nicht unter F07.0-F07.2 fallen sowie
b. Zustandsbilder mit leichter kognitiver Störung, die noch nicht das Ausmaß einer Demenz bei kontinuierlich fortschreitenden Störungen wie Alzheimer-Krankheit, Parkinson-Krankheit etc. erreicht haben. Die Diagnose ist zu ändern, wenn die Kriterien für Demenz erfüllt sind.

Ausschluß:

- Delir (F05)

F07.9 nicht näher bezeichnete organische Persönlichkeits- und Verhaltensstörungen aufgrund einer Krankheit, Schädigung oder Funktionsstörung des Gehirns

Dazugehöriger Begriff:

- organisches Psychosyndrom

F09 nicht näher bezeichnete organische oder symptomatische psychische Störungen

Diese Kategorie sollte nur für psychische Störungen mit bekannter organischer Ätiologie verwendet werden.

Dazugehörige Begriffe:

- nicht näher bezeichnete organische Psychose
- nicht näher bezeichnete symptomatische Psychose

Ausschluß:

- nicht näher bezeichnete Psychose (F29)

F1 Psychische und Verhaltensstörungen durch psychotrope Substanzen

Überblick über diesen Abschnitt:

F10 **Störungen durch Alkohol**

F11 **Störungen durch Opioide**

F12 **Störungen durch Cannabinoide**

F13 **Störungen durch Sedativa oder Hypnotika**

F14 **Störungen durch Kokain**

F15 **Störungen durch sonstige Stimulantien einschließlich Koffein**

F16 **Störungen durch Halluzinogene**

F17 **Störungen durch Tabak**

F18 **Störungen durch flüchtige Lösungsmittel**

F19 **Störungen durch multiplen Substanzgebrauch und Konsum sonstiger psychotroper Substanzen**

Die vierte und fünfte Stelle beschreiben das klinische Erscheinungsbild:

F1x.0 akute Intoxikation
.00 ohne Komplikationen
.01 mit Verletzung oder sonstiger körperlicher Schädigung
.02 mit sonstigen medizinischen Komplikationen
.03 mit Delir
.04 mit Wahrnehmungsstörungen
.05 mit Koma
.06 mit Krampfanfällen
.07 pathologischer Rausch

F1x.1 schädlicher Gebrauch

F1x.2 Abhängigkeitssyndrom
.20 gegenwärtig abstinent

.21	gegenwärtig abstinent, aber in beschützender Umgebung
.22	gegenwärtig Teilnahme an einem ärztlich überwachten Ersatzdrogenprogramm (kontrollierte Abhängigkeit)
.23	gegenwärtig abstinent, aber in Behandlung mit aversiven oder hemmenden Medikamenten
.24	gegenwärtiger Substanzgebrauch
.25	ständiger Substanzgebrauch
.26	episodischer Substanzgebrauch (Dipsomanie)
F1x.3	Entzugssyndrom
.30	ohne Komplikationen
.31	mit Krampfanfällen
F1x.4	Entzugsyndrom mit Delir
.40	ohne Krampfanfälle
.41	mit Krampfanfällen
F1x.5	psychotische Störung
.50	schizophreniform
.51	vorwiegend wahnhaft
.52	vorwiegend halluzinatorisch
.53	vorwiegend polymorph
.54	vorwiegend depressive Symptome
.55	vorwiegend manische Symptome
.56	gemischt
F1x.6	amnestisches Syndrom
F1x.7	Restzustand und verzögert auftretende psychotische Störung
.70	Nachhallzustände (flashbacks)
.71	Persönlichkeits- oder Verhaltensstörung
.72	affektives Zustandsbild
.73	Demenz
.74	sonstige anhaltende kognitive Beeinträchtigung
.75	verzögert auftretende psychotische Störung
F1x.8	sonstige psychische und Verhaltensstörungen
F1x.9	nicht näher bezeichnete psychische und Verhaltensstörung

F10-F19
Psychische und Verhaltensstörungen durch psychotrope Substanzen

Dieser Abschnitt enthält ein breites Spektrum von Störungen, deren Schweregrad von einer unkomplizierten Intoxikation und schädlichem Gebrauch bis zu eindeutig psychotischen Störungen und Demenz reicht, die aber alle auf dem Gebrauch einer oder mehrerer psychotroper Substanzen (mit oder ohne ärztliche Verordnung) beruhen.

Die verursachende Substanz wird durch die zweite bzw. dritte Stelle (d.h. die ersten beiden Stellen nach dem F), die klinischen Erscheinungsbilder werden durch die vierte und fünfte Stelle gekennzeichnet. Zunächst werden alle psychotropen Substanzen aufgelistet. Danach folgen die Kodenummern für die vierte Stelle mit den klinischen Erscheinungsbildern. Diese sollen für jede Substanz einzeln angegeben werden. Allerdings sind nicht alle Kodierungen der vierten Stelle für alle Substanzen sinnvoll anzuwenden.

Diagnostische Leitlinien:

Die Identifikation der verwendeten psychotropen Stoffe kann aufgrund eigener Angaben des Patienten, objektiver Analysen von Urinproben, Blutproben usw. oder durch andere Nachweise erfolgen, so z.B. durch den Besitz von Substanzen, aufgrund klinischer Symptome oder durch fremdanamnestische Angaben. Es ist stets zu empfehlen, Bestätigung aus mehreren Quellen zu suchen, um Gewißheit über die betreffenden Substanzen zu erlangen.

Objektive Analysen stellen den besten Beweis für eine aktuelle oder gerade zurückliegende Substanzaufnahme dar; ihre Aussagekraft über einen Substanzkonsum in der Vergangenheit und zum Ausmaß des aktuellen Gebrauchs ist jedoch begrenzt.

Viele Konsumenten nehmen mehrere Substanzen zu sich. Dennoch sollte die Diagnose möglichst nach dem wichtigsten Stoff oder der wichtigsten Stoffgruppe gestellt werden, üblicherweise nach der Substanz oder Substanzklasse, welche die gegenwärtige Störung hervorgerufen hat. In Zweifelsfällen soll der Stoff oder die Stoffgruppe kodiert werden, die am häufigsten mißbraucht wird, besonders in Fällen mit ständigem oder täglichem Gebrauch.

Nur wenn die Substanzaufnahme chaotisch und wahllos verläuft, oder wenn Bestandteile verschiedener Substanzen untrennbar vermischt sind, ist die Kodierung F19 (Störungen durch multiplen Substanzgebrauch), zu wählen.

Der Mißbrauch von nicht psychotropen Substanzen, wie Laxantien oder Aspirin soll mit F55 (Mißbrauch von nicht abhängigkeitserzeugenden Substanzen) kodiert werden. Dort wird mit der vierten Stelle die betreffende Substanz kodiert.

Störungen durch psychotrope Substanzen (insbesondere ein Delir bei älteren Patienten), sollen dann bei F00-F09 eingeordnet werden, wenn keines der in diesem Abschnitt beschriebenen klinischen Erscheinungsbilder, wie z.B. schädlicher Gebrauch oder Abhängigkeitssyndrom, vorliegt. Wenn ein klinisches Erscheinungsbild dieses Kapitels (F1) von einem Delir überlagert wird, erfolgt die Einordnung unter F1x.03 oder F1x.4.

Das Ausmaß der Alkoholisierung kann mit einer ergänzenden Kodierung aus dem Kapitel XX der ICD-10, Y90 (Nachweis der Alkoholisierung durch den Blutalkoholspiegel) oder Y91 (Nachweis der Alkoholisierung durch den Intoxikationsgrad) verschlüsselt werden.

F1x.0 akute Intoxikation

Ein vorübergehendes Zustandsbild nach Aufnahme von Alkohol oder anderen psychotropen Substanzen mit Störungen des Bewußtseins, kognitiver Funktionen, der Wahrnehmung, des Affektes, des Verhaltens oder anderer psychophysiologischer Funktionen und Reaktionen.

Diese Diagnose soll nur dann als Hauptdiagnose gestellt werden, wenn zum Zeitpunkt der Intoxikation keine längerdauernden Probleme mit psychotropen Substanzen bestehen. Sonst haben die Diagnosen schädlicher Gebrauch (F1x.1), Abhängigkeitssyndrom (F1x.2) oder psychotische Störung (F1x.5) Vorrang.

Diagnostische Leitlinien:

Zwischen der Schwere der Intoxikation und der aufgenommenen Dosis besteht normalerweise ein enger Zusammenhang (siehe Kapitel XX der ICD-10). Ausnahmen können jedoch bei Personen mit bestimmten organischen Erkrankungen wie etwa Nieren- oder Leberinsuffizienz vorkommen, bei denen schon kleine Dosen unverhältnismäßig schwere Vergiftungserscheinungen hervorrufen können. Die Möglichkeit einer Enthemmung in gewissen sozialen Situationen, z.B. auf Parties oder beim Karneval, sollten ebenfalls bedacht werden. Die akute Intoxikation ist ein vorübergehender Zustand. Das Ausmaß der Vergiftung wird nach und nach geringer und die Symptome verschwinden ohne erneute Substanzzufuhr nach einiger Zeit vollständig. In der Regel erfolgt eine vollständige Erholung, falls es nicht zur Gewebeschädigung oder zu anderen Komplikationen gekommen ist.

Die Vergiftungssymptome müssen nicht immer in der typischen Substanzwirkung bestehen: z.B. können dämpfende Substanzen Agitiertheit und Überaktivität hervorrufen und Stimulantien zu sozialem Rückzug und zu introvertiertem Verhalten führen. Bei Cannabis und Halluzinogenen können die Wirkungen besonders unvorhersehbar sein. Bei vielen Substanzen hängt die unterschiedliche Wirkung auch von der aufgenommenen Menge ab: So entfaltet z.B. Alkohol bei niedriger Dosierung eine anregende Wirkung, bei höherer Dosierung kommt es zu Erregung und Aggressivität und bei sehr hohen Blutspiegeln zu eindeutiger Sedierung.

Dazugehörige Begriffe:

- akuter Rausch bei Alkoholismus
- «Horrortrip» (Angstreise) bei halluzinogenen Substanzen
- nicht näher bezeichneter Rausch (Trunkenheit)

Differentialdiagnose:

Es müssen ein akutes Schädel-Hirn-Trauma und eine Hypoglykämie erwogen werden. Immer muß auch an die Möglichkeit einer Mischintoxikation gedacht werden.

Die folgenden fünfstelligen Kodierungen dienen der Kennzeichnung begleitender **Komplikationen**:

F1x.00 unkompliziert
Symptome unterschiedlichen Schweregrades, meist dosisabhängig, besonders bei hoher Dosierung
F1x.01 mit Verletzung oder sonstiger körperlicher Schädigung
F1x.02 mit sonstigen medizinischen Komplikationen (z.B. Hämatemesis, Aspiration von Erbrochenem)
F1x.03 mit Delir
F1x.04 mit Wahrnehmungsstörungen
F1x.05 mit Koma
F1x.06 mit Krampfanfällen
F1x.07 pathologischer Rausch
Nur auf Alkohol anwendbar. Kurz nach dem Trinken einer Menge, die bei den meisten Menschen keine Intoxikation hervorrufen würde, erfolgt ein plötzlicher Ausbruch von aggressivem, oft gewalttätigen Verhalten, das für den Betroffenen im nüchternen Zustand untypisch ist.

F1x.1 schädlicher Gebrauch

Ein Konsummuster psychotroper Substanzen, das zu einer Gesundheitsschädigung führt. Diese kann eine körperliche Störung, etwa eine Hepatitis durch

Selbstinjektion von Substanzen sein oder eine psychische Störung, z.B. eine depressive Episode nach massivem Alkoholkonsum.

Diagnostische Leitlinien:

Die Diagnose erfordert eine tatsächliche Schädigung der psychischen oder physischen Gesundheit des Konsumenten.

Schädliches Konsumverhalten wird häufig von anderen kritisiert und hat auch häufig unterschiedliche negative soziale Folgen. Die Ablehnung des Konsumverhaltens oder einer bestimmten Substanz von anderen Personen oder einer ganzen Gesellschaft, ist kein Beweis für den schädlichen Gebrauch, ebensowenig wie etwaige negative soziale Folgen z.B. Inhaftierung oder Eheprobleme.

Eine akute Intoxikation (siehe F1x.0) oder ein «Kater» (hangover) beweisen allein noch nicht den «Gesundheitsschaden», der für die Diagnose schädlicher Gebrauch erforderlich ist.

Schädlicher Gebrauch ist bei einem Abhängigkeitssyndrom (F1x.2), einer psychotischen Störung (F1x.5) oder bei anderen spezifischen alkohol- oder substanzbedingten Störungen nicht zu diagnostizieren.

F1x.2 Abhängigkeitssyndrom

Es handelt sich um eine Gruppe körperlicher, Verhaltens- und kognitiver Phänomene, bei denen der Konsum einer Substanz oder einer Substanzklasse für die betroffene Person Vorrang hat gegenüber anderen Verhaltensweisen, die von ihr früher höher bewertet wurden. Ein entscheidendes Charakteristikum der Abhängigkeit ist der oft starke, gelegentlich übermächtige Wunsch, psychotrope Substanzen oder Medikamente (ärztlich verordnet oder nicht), Alkohol oder Tabak zu konsumieren.

Es gibt Hinweise darauf, daß die weiteren Merkmale des Abhängigkeitssyndroms bei einem Rückfall nach einer Abstinenzphase schneller auftreten als bei Nichtabhängigen.

Diagnostische Leitlinien:

Die sichere Diagnose «Abhängigkeit» sollte nur gestellt werden, wenn irgendwann während des letzten Jahres drei oder mehr der folgenden Kriterien gleichzeitig vorhanden waren:

1. Ein starker Wunsch oder eine Art Zwang, psychotrope Substanzen zu konsumieren.

2. Verminderte Kontrollfähigkeit bezüglich des Beginns, der Beendigung und der Menge des Konsums.
3. Ein körperliches Entzugssyndrom (siehe F1x.3 und F1x.4) bei Beendigung oder Reduktion des Konsums, nachgewiesen durch die substanzspezifischen Entzugssymptome oder durch die Aufnahme der gleichen oder einer nahe verwandten Substanz, um Entzugssymptome zu mildern oder zu vermeiden.
4. Nachweis einer Toleranz. Um die ursprünglich durch niedrigere Dosen erreichten Wirkungen der psychotropen Substanz hervorzurufen, sind zunehmend höhere Dosen erforderlich (eindeutige Beispiele hierfür sind die Tagesdosen von Alkoholikern und Opiatabhängigen, die bei Konsumenten ohne Toleranzentwicklung zu einer schweren Beeinträchtigung oder sogar zum Tode führen würden).
5. Fortschreitende Vernachlässigung anderer Vergnügen oder Interessen zugunsten des Substanzkonsums, erhöhter Zeitaufwand, um die Substanz zu beschaffen, zu konsumieren oder sich von den Folgen zu erholen.
6. Anhaltender Substanzkonsum trotz Nachweises eindeutiger schädlicher Folgen, wie z.B. Leberschädigung durch exzessives Trinken, depressive Verstimmungen infolge starken Substanzkonsums oder drogenbedingte Verschlechterung kognitiver Funktionen. Es sollte dabei festgestellt werden, daß der Konsument sich tatsächlich über Art und Ausmaß der schädlichen Folgen im klaren war oder daß zumindest davon auszugehen ist.

Ein eingeengtes Verhaltensmuster im Umgang mit psychotropen Substanzen wurde ebenfalls als charakteristisches Merkmal beschrieben (z.B. die Tendenz, alkoholische Getränke werktags in gleicher Weise zu konsumieren, wie an Wochenenden, ungeachtet dem gesellschaftlich vorgegebenen Trinkverhalten).

Als wesentliches Charakteristikum des Abhängigkeitssyndroms gilt ein aktueller Konsum oder ein starker Wunsch nach der psychotropen Substanz. Der innere Zwang, Substanzen zu konsumieren, wird meist dann bewußt, wenn versucht wird, den Konsum zu beenden oder zu kontrollieren. Diese diagnostische Forderung schließt beispielsweise chirurgische Patienten aus, die Opioide zur Schmerzlinderung erhalten haben und die ein Opioidentzugssydrom entwickeln, wenn diese Mittel abgesetzt werden, die aber selbst kein Verlangen nach weiterer Opioideinnahme haben.

Das Abhängigkeitssyndrom kann sich auf einen einzelnen Stoff beziehen (beispielsweise Tabak oder Diazepam), auf eine Gruppe von Substanzen (wie z.B. Opioide) oder auch auf ein weiteres Spektrum unterschiedlicher Substanzen (wie z.B. bei jenen Personen, die eine Art Zwang erleben, regelmäßig jedes nur erreichbare Mittel zu sich zu nehmen und die qualvolle Gefühle, Unruhe oder körperliche Entzugserscheinungen bei Abstinenz entwickeln).

Dazugehörige Begriffe:

- (chronischer) Alkoholismus
- Dipsomanie
- Drogensucht

Die folgenden fünften Stellen dienen der weiteren **Unterteilung des Abhängigkeitssyndroms:**

F1x.20 gegenwärtig abstinent
F1x.21 gegenwärtig abstinent, aber in beschützender Umgebung (z.B. Krankenhaus, in einer therapeutischen Gemeinschaft, im Gefängnis usw.)
F1x.22 gegenwärtig Teilnahme an einem ärztlich überwachten Abgabe- oder Ersatzdrogenprogramm (kontrollierte Abhängigkeit) (z.B. Methadon, Nikotinkaugummi oder -pflaster)
F1x.23 gegenwärtig abstinent, aber in Behandlung mit aversiven oder hemmenden Medikamenten (z.B. Naloxon oder Disulfiram)
F1x.24 gegenwärtiger Substanzbrauch (aktive Abhängigkeit)
F1x.25 ständiger Substanzgebrauch
F1x.26 episodischer Substanzgebrauch (Dipsomanie)

F1x.3 Entzugssyndrom

Es handelt sich um einen Symptomkomplex von unterschiedlicher Zusammensetzung und wechselndem Schweregrad, bei absolutem oder relativen Entzug einer Substanz, die wiederholt und zumeist über einen längeren Zeitraum oder in hoher Dosierung konsumiert worden ist. Beginn und Verlauf des Entzugssyndroms sind zeitlich begrenzt und abhängig von der Substanzart und der Dosis, die unmittelbar vor dem Absetzen verwendet worden ist. Das Entzugssyndrom kann durch Krampfanfälle kompliziert werden.

Diagnostische Leitlinien:

Das Entzugssyndrom ist einer der Indikatoren des Abhängigkeitssyndroms (siehe F1x.2); daher ist auch diese Diagnose zu erwägen.

Ein Entzugssyndrom soll als Hauptdiagnose dann diagnostiziert werden, wenn es Grund für die gegenwärtige Konsultation ist, und wenn das Erscheinungsbild so schwer ist, daß es eine besondere medizinische Behandlung erfordert.

Die körperlichen Symptome sind je nach verwendeter Substanz unterschiedlich. Häufige Merkmale sind auch psychische Störungen (z.B. Angst, Depression und Schlafstörungen). Typischerweise berichten die Patienten, daß sich die Entzugssymptome durch die erneute Zufuhr der Substanz bessern.

Es ist auch daran zu denken, daß Entzugssyndrome durch konditionierte Reize ohne unmittelbar vorhergehende Substanzzufuhr ausgelöst werden können. In solchen Fällen ist ein Entzugssyndrom nur dann zu diagnostizieren, wenn der Schweregrad dies rechtfertigt.

Differentialdiagnose:

Viele Symptome, die im Substanzentzug auftreten, können auch durch andere psychische Störungen hervorgerufen werden, wie z.B. durch Angstzustände und depressive Störungen. Der einfache «Kater» oder ein Tremor aus anderen Gründen dürfen nicht mit den Symptomen eines Entzugssyndroms verwechselt werden.

Die folgenden fünften Stellen dienen der weiteren Unterteilung des Entzugssyndroms:

F1x.30 ohne Komplikationen
F1x.31 mit Krampfanfällen

F1x.4 Entzugssyndrom mit Delir

In diesem Fall wird das Entzugssyndrom (siehe F1x.3) durch ein Delir (siehe Kriterien für F05) kompliziert.

Hier ist das alkoholbedingte Delirium tremens einzuordnen, ein kurzdauernder, aber gelegentlich durchaus lebensbedrohlicher toxischer Verwirrtheitszustand, der von somatischen Störungen begleitet wird. Das Delir ist gewöhnlich Folge eines absoluten oder relativen Entzugs bei stark abhängigen Trinkern mit einer langen Vorgeschichte. Es beginnt meist nach Absetzen des Alkohols. In manchen Fällen tritt es während einer Episode schweren Trinkens auf, auch dann sollte eine Zuordnung in diesem Abschnitt erfolgen.

Die typischen Prodromi sind Schlaflosigkeit, Zittern und Angst. Dem Delir können auch Entzugskrämpfe vorausgehen. Die klassische Symptomtrias besteht in Bewußtseinstrübung und Verwirrtheit, lebhaften Halluzinationen oder Illusionen jeglicher Wahrnehmungsqualität, besonders optischen, und ausgeprägtem Tremor. Auch Wahnvorstellungen, Unruhe, Schlaflosigkeit oder Umkehr des Schlaf-Wach-Rhythmus und vegetative Übererregbarkeit sind üblicherweise vorhanden.

Ausschluß:

– Delir, nicht alkohol- oder substanzbedingt (F05)

Die folgenden fünften Stellen dienen der weiteren Unterteilung des Entzugssyndroms mit Delir:

F1x.40 ohne Krampfanfälle
F1x.41 mit Krampfanfällen

F1x.5 psychotische Störung

Eine Gruppe von Symptomen, die gewöhnlich während oder unmittelbar nach dem Substanzgebrauch auftritt und durch lebhafte Halluzinationen, typischerweise akustische, oft aber auf mehr als einem Sinnesgebiet, Personenverkennungen, Wahn oder Beziehungsideen (häufig im Sinne einer Verfolgung) gekennzeichnet ist. Psychomotorische Störungen, wie Erregung oder Stupor, sowie ein abnormer Affekt, der von intensiver Angst bis zur Ekstase reicht, treten auf. Das Sensorium ist meist klar, das Bewußtsein kann jedoch bis zu einem gewissen Grad getrübt sein, wobei jedoch keine ausgeprägte Verwirrtheit auftritt. Die Störung geht typischerweise innerhalb eines Monats zumindest teilweise, innerhalb von sechs Monaten vollständig zurück.

Diagnostische Leitlinien:

Ein psychotischer Zustand, der während oder unmittelbar nach der Einnahme einer Substanz (gewöhnlich innerhalb von 48 Stunden) auftritt, sollte hier eingeordnet werden, falls er nicht Ausdruck eines Entzugssyndroms mit Delir (F1x.4) ist oder einer verzögert auftretenden psychotischen Störung. Diese kann mehr als zwei Wochen nach dem letzten Substanzkonsum beginnen, ist jedoch bei F1x.75 einzuordnen.

Durch psychotrope Substanzen induzierte psychotische Störungen können unterschiedliche Symptommuster zeigen. Die Unterschiede sind durch die Art der verwendeten Substanz und durch die Persönlichkeit des Konsumenten bedingt.

Beim Gebrauch von Stimulantien wie Kokain und Amphetaminen sind substanzinduzierte psychotische Zustände im allgemeinen auf die hohe Dosierung oder den längeren Gebrauch des Mittels zurückzuführen.

Die Diagnose eines psychotischen Zustandes sollte nicht allein aufgrund von Wahrnehmungsstörungen und Halluzinationen gestellt werden, wenn Substanzen mit primär halluzinogenen Effekten wie z.B. LSD, Meskalin oder Cannabis in hoher Dosierung konsumiert wurden. In diesen Fällen - ebenso wie bei Verwirrtheitszuständen - muß die Diagnose einer akuten Intoxikation (F1x.0) erwogen werden.

Mit besonderer Sorgfalt ist zu vermeiden, irrtümlich eine schwerere Störung wie z.B. eine Schizophrenie zu diagnostizieren, wenn die diagnostischen Voraussetzungen für eine substanzinduzierte Psychose vorliegen. Viele substanzinduzierte psychotische Störungen dauern nur kurze Zeit, falls die Substanz nicht erneut eingenommen wird, wie z.B. bei Amphetamin- und Kokainpsychosen. In solchen Fällen können Fehldiagnosen unangenehme und teure Folgen für den Patienten und für das Gesundheitswesen haben.

Dazugehörige Begriffe:

- Alkoholhalluzinose
- alkoholischer Eifersuchtswahn
- alkoholische Paranoia
- Alkoholpsychose, nicht näher bezeichnet

Differentialdiagnose:

Es ist daran zu denken, daß eine andere psychische Störung durch den Gebrauch psychotroper Substanzen verschlimmert oder ausgelöst werden kann, wie z.B. Schizophrenie (F20), affektive Störungen (F30-F39), paranoide oder schizoide Persönlichkeitsstörung (F60.0, F60.1) usw.
In diesen Fällen kann die Diagnose einer substanzinduzierten psychotischen Störung unangemessen sein.

Die folgenden fünften Stellen dienen der **weiteren Unterteilung des psychotischen Zustandsbildes:**

F1x.50 schizophreniform
F1x.51 vorwiegend wahnhaft
F1x.52 vorwiegend halluzinatorisch (einschließlich Alkoholhalluzinose)
F1x.53 vorwiegend polymorph
F1x.54 vorwiegend depressive Symptome
F1x.55 vorwiegend manische Symptome
F1x.56 gemischt

F1x.6 amnestisches Syndrom

Ein Syndrom, das mit einer ausgeprägten chronischen Schädigung des Kurzzeitgedächtnisses einhergeht, das Langzeitgedächtnis ist manchmal beeinträchtigt, während das Immediatgedächtnis erhalten ist. Störungen des Zeitgefühls und des Zeitgitters sind meist deutlich, ebenso die Beeinträchtigung der Fähigkeiten, neues Lernmaterial aufzunehmen. Konfabulationen können ausgeprägt sein, sind jedoch nicht in jedem Fall vorhanden. Andere kognitive Funktionen sind meist ziemlich gut erhalten, die amnestischen Störungen stehen gegenüber anderen Beeinträchtigungen eindeutig im Vordergrund.

Diagnostische Leitlinien:

Das durch Alkohol oder sonstige psychotrope Substanzen bedingte amnestische Syndrom soll die allgemeinen Kriterien für ein organisches amnestisches Syndrom (F04) erfüllen. Die wichtigsten für diese Diagnose erforderlichen Kriterien sind:

1. Störungen des Kurzzeitgedächtnisses (Aufnahme von neuem Lernstoff); Störungen des Zeitgefühls (Zeitgitterstörungen, Zusammenziehen verschiedener Ereignisse zu einem, usw.)
2. Fehlende Störung des Immediatgedächtnisses, des Wachbewußtseins und fehlende allgemeine Beeinträchtigung kognitiver Funktionen.
3. Anamnestische oder objektive Beweise für einen chronischen und besonders hochdosierten Mißbrauch von Alkohol oder psychotropen Substanzen.

Auch Persönlichkeitsänderungen, häufig mit Apathie und Initiativeverlust und einer Tendenz zur Selbstvernachlässigung können vorhanden sein. Sie gelten jedoch nicht als notwendige Bedingungen für die Diagnose.

Obwohl die Konfabulationen ausgeprägt sein können, sollten sie nicht als Voraussetzung für diese Diagnose angesehen werden.

Dazugehöriger Begriff:

- durch Alkohol oder sonstige psychotrope Substanzen bedingte Korsakowpsychose

Differentialdiagnose:

- organisch bedingtes amnestisches Syndrom (nicht alkoholbedingt, F04)
- sonstige hirnorganische Syndrome, die zu deutlichen Gedächtnisstörungen führen (z.B. Demenz oder Delir, F00-F03, F05)
- depressive Störung (F31-F33)

F1x.7 Restzustand und verzögert auftretende psychotische Störung

Eine Störung, bei der alkohol- oder substanzbedingte Veränderungen der kognitiven Fähigkeiten, des Affektes, der Persönlichkeit oder des Verhaltens noch über den Zeitraum hinaus weiterbestehen, in welchem eine direkte Substanzwirkung angenommen werden kann.

Diagnostische Leitlinien:

Der Beginn dieser Störung sollte in unmittelbarem Zusammenhang mit dem Konsum von Alkohol oder einer psychotropen Substanz stehen. Falls ein Zustandsbild verzögert nach dem Substanzkonsum beginnt, sollte eine Einordnung in diesem Abschnitt nur erfolgen, wenn klare und eindeutige Beweise dafür vorliegen, daß dieses Zustandsbild als Residualwirkung der Substanz angesehen werden kann. Die Störung sollte eine Veränderung oder eine beträchtliche Übersteigerung früher normaler Funktionen darstellen.

Die Störung muß über einen Zeitraum, in dem noch direkte Substanzwirkungen angenommen werden können, hinausreichen (siehe F1x.0, akute Intoxikation).

Eine alkohol- oder substanzbedingte Demenz ist nicht immer irreversibel. Nach einer längeren Periode totaler Abstinenz kann es zu einer Verbesserung der intellektuellen Funktionen und des Gedächtnisses kommen.

Die Störung ist sorgfältig von Entzugssyndromen (F1x.3 und F1x.4) zu unterscheiden. Man sollte immer daran denken, daß unter bestimmten Bedingungen und bei manchen Substanzen noch über viele Tage oder Wochen nach dem Absetzen Entzugssymptome auftreten können.

Substanzinduzierte psychotische Störungen, die über den Zeitraum des Konsums hinaus fortbestehen und die Kriterien für die Diagnose einer psychotischen Störung erfüllen, werden nicht hier, sondern unter F1x.5 (psychotische Störung) eingeordnet. Patienten mit einem chronischen Endstadium des Korsakow-Syndroms sollten unter F1x.6 eingeordnet werden.

Differentialdiagnose:

Es sind bereits vorher bestehende psychische Störungen, die durch den Substanzgebrauch überdeckt wurden und nach dem Abklingen der Substanz- oder Alkoholwirkung erneut auftreten (z.B. phobische Angst, depressive Störungen, Schizophrenie oder schizotype Störungen) zu erwägen. Bei Nachhallzuständen ist auch an das Vorliegen einer vorübergehenden akuten psychotischen Störung (F23) zu denken. Auch an eine organische Schädigung oder eine leichte oder mäßige Intelligenzminderung (F70-F71) ist zu denken, die zusätzlich zum Substanz- oder Alkoholmißbrauch vorliegen kann.

Die folgenden fünften Stellen dienen der weiteren Unterteilung dieser Kategorie:

F1x.70 **Nachhallzustände** (flashbacks) können von psychotischen Zuständen zum Teil durch ihr episodisches Auftreten, die häufig sehr kurze Dauer (Sekunden oder Minuten) und durch ihre (gelegentlich exakte) Wiederholung früherer Erlebnisse unter Substanzeinfluß unterschieden werden.

F1x.71 **Persönlichkeits- oder Verhaltensstörung**, welche die Kriterien für eine organische Persönlichkeitsstörung (F07.0) erfüllt.

F1x.72 **affektives Zustandsbild**, das die Kriterien von F06.3 erfüllt.

F1x.73 **Demenz**, die die allgemeinen Kriterien für Demenz, wie in der Einführung zu Kapitel F00-F09 beschrieben, erfüllt.

F1x.74 **sonstige anhaltende kognitive Beeinträchtigung**, die nicht die Kriterien eines alkohol- oder substanzbedingten amnestischen Syndroms (F1x.6) oder einer Demenz (F1x.73) erfüllt.

F1x.75 **verzögert auftretende substanzbedingte psychotische Störung**

F1x.8 sonstige psychische und Verhaltensstörungen

Hier ist jede andere Störung einzuordnen, bei der ein Substanzkonsum als Ursache identifiziert werden kann, auf die jedoch die Einschlußkriterien der zuvor aufgeführten Störungen nicht zutreffen.

F1x.9 nicht näher bezeichnete psychische und Verhaltensstörung

F2 Schizophrenie, schizotype und wahnhafte Störungen

Überblick über diesen Abschnitt:

F2

.21	mit akuter Belastung
F23.3	sonstige akute vorwiegend wahnhafte psychotische Störung
.30	ohne akute Belastung
.31	mit akuter Belastung
F23.8	sonstige akute vorübergehende psychotische Störungen
F23.9	nicht näher bezeichnete akute vorübergehende psychotische Störung

F24 induzierte wahnhafte Störung

F25 schizoaffektive Störungen

F25.0	schizomanische Störung
F25.1	schizodepressive Störung
F25.2	gemischte schizoaffektive Störung
F25.8	sonstige schizoaffektive Störungen
F25.9	nicht näher bezeichnete schizoaffektive Störung

F28 sonstige nichtorganische psychotische Störungen

F29 nicht näher bezeichnete nichtorganische Psychose

F20-F29 Schizophrenie, schizotype und wahnhafte Störungen

Die Schizophrenie ist die häufigste und wichtigste Störung dieser Gruppe. Die schizotype Störung weist zahlreiche für schizophrene Störungen charakteristische Symptome auf und steht wahrscheinlich genetisch mit dieser in Beziehung. Halluzinationen, Wahn und schwere Verhaltensstörungen wie bei der Schizophrenie selbst fehlen und die Störung wird deshalb von Ärzten nicht immer erkannt. Die meisten wahnhaften Störungen haben wahrscheinlich keine Verbindung mit der Schizophrenie, obwohl sie klinisch, besonders in ihren frühen Stadien, manchmal schwierig zu unterscheiden sind. Es handelt sich um eine heterogene und bisher noch wenig verstandene Reihe von Störungen, die aus praktischen Gründen nach ihrer typischen Dauer in eine Gruppe anhaltender wahnhafter Störungen und eine größere Gruppe akuter vorübergehender psychotischer Störungen unterteilt wird. Die letztgenannten scheinen in Entwicklungsländern besonders häufig vorzukommen. Die hier angegebenen Unterteilungen sind als vorläufig zu betrachten. Schizoaffektive Störungen finden sich trotz ihres umstrittenen Charakters weiterhin in diesem Abschnitt.

F2

F20 Schizophrenie

Die schizophrenen Störungen sind im allgemeinen durch grundlegende und charakteristische Störungen von Denken und Wahrnehmung sowie inadäquate oder verflachte Affektivität gekennzeichnet. Die Klarheit des Bewußtseins und die intellektuellen Fähigkeiten sind in der Regel nicht beeinträchtigt. Im Laufe der Zeit können sich jedoch gewisse kognitive Defizite entwickeln. Die Störung beeinträchtigt die Grundfunktionen, die dem normalen Menschen ein Gefühl von Individualität, Einzigartigkeit und Entscheidungsfreiheit geben. Die Betroffenen glauben oft, daß ihre innersten Gedanken, Gefühle und Handlungen anderen bekannt sind oder, daß andere daran teilhaben. Ein Erklärungswahn kann entstehen, mit dem Inhalt, daß natürliche oder übernatürliche Kräfte tätig sind, welche die Gedanken und Handlungen des betreffenden Individuums in oft bizarrer Weise beeinflussen. Die Betroffenen können sich so als Schlüsselfigur allen Geschehens erleben. Besonders akustische Halluzinationen sind häufig und können das Verhalten oder die Gedanken kommentieren. Die Wahrnehmung ist oft auf andere Weise gestört: Farben oder Geräusche können ungewöhnlich lebhaft oder in ihrer Qualität verändert wahrgenommen werden. Unbedeutende Eigenschaften alltäglicher Dinge können wichtiger sein als das ganze Objekt oder die Gesamtsituation. Zu Beginn ist auch Ratlosigkeit häufig und führt oft zu der Überzeugung, daß alltägliche Situationen eine besondere, meist unheimliche Bedeutung besitzen, die sich einzig auf die betroffene Person bezieht.

Bei der charakteristischen schizophrenen Denkstörung werden nebensächliche und unwichtige Züge eines Gesamtkonzepts, die bei normaler psychischer Aktivität eine geringe Rolle spielen, in den Vordergrund gerückt und an Stelle wichtiger und situationsentsprechender Elemente verwendet. So wird das Denken vage, schief und verschwommen, und der sprachliche Ausdruck wird gelegentlich unverständlich. Brüche und Einschiebungen in den Gedankenfluß sind häufig. Gedanken scheinen wie von einer äußeren Stelle entzogen.

Die Stimmung ist charakteristischerweise flach, kapriziös oder unangemessen. Ambivalenz und Antriebsstörung können als Trägheit, Negativismus oder Stupor erscheinen. Katatonie kann vorhanden sein.

Die Störung kann akut mit schwerwiegend gestörtem Verhalten beginnen oder schleichend mit allmählicher Entwicklung seltsamer Gedanken und Verhaltensweisen. Der Verlauf zeigt gleichfalls große Unterschiede und ist keineswegs unvermeidlich chronisch oder sich verschlechternd (die Klassifikation des Verlaufs erfolgt mittels der fünften Stelle). Bei einem Teil der Fälle, der in verschiedenen Kulturen und Bevölkerungen variiert, kommt es zur vollständigen oder fast vollständigen Heilung. Die beiden Geschlechter sind etwa gleich häufig betroffen, aber der Beginn liegt bei den Frauen tendenziell später.

Obwohl keine eindeutig pathognomonischen Symptome zu benennen sind, ist es aus praktischen Überlegungen sinnvoll, die oben genannten Symptome in Gruppen zu unterteilen, die besondere Bedeutung für die Diagnose haben und oft gemeinsam auftreten:

1. Gedankenlautwerden, Gedankeneingebung oder Gedankenentzug, Gedankenausbreitung.
2. Kontrollwahn, Beeinflussungswahn, Gefühl des Gemachten, deutlich bezogen auf Körper- oder Gliederbewegungen oder bestimmte Gedanken, Tätigkeiten oder Empfindungen; Wahnwahrnehmungen.
3. Kommentierende oder dialogische Stimmen, die über den Patienten und sein Verhalten sprechen, oder andere Stimmen, die aus einem Teil des Körpers kommen.
4. Anhaltender, kulturell unangemessener oder völlig unrealistischer (bizarrer) Wahn, wie der, eine religiöse oder politische Persönlichkeit zu sein, übermenschliche Kräfte und Fähigkeiten zu besitzen (z.B. das Wetter kontrollieren zu können oder im Kontakt mit Außerirdischen zu sein).
5. Anhaltende Halluzinationen jeder Sinnesmodalität, begleitet entweder von flüchtigen oder undeutlich ausgebildeten Wahngedanken ohne deutliche

affektive Beteiligung, oder begleitet von anhaltenden überwertigen Ideen, täglich über Wochen oder Monate auftretend.
6. Gedankenabreißen oder Einschiebungen in den Gedankenfluß, was zu Zerfahrenheit, Danebenreden oder Neologismen führt.
7. Katatone Symptome wie Erregung, Haltungsstereotypien oder wächserne Biegsamkeit (Flexibilitas cerea), Negativismus, Mutismus und Stupor.
8. «Negative» Symptome wie auffällige Apathie, Sprachverarmung, verflachte oder inadäquate Affekte, zumeist mit sozialem Rückzug und verminderter sozialer Leistungsfähigkeit. Diese Symptome dürfen nicht durch eine Depression oder eine neuroleptische Medikation verursacht sein.
9. Eine eindeutige und durchgängige Veränderung bestimmter umfassender Aspekte des Verhaltens der betreffenden Person, die sich in Ziellosigkeit, Trägheit, einer in sich selbst verlorenen Haltung und sozialem Rückzug manifestiert.

Diagnostische Leitlinien:

Erforderlich für die Diagnose Schizophrenie ist mindestens ein eindeutiges Symptom (zwei oder mehr, wenn weniger eindeutig) der obengenannten Gruppen 1-4 oder mindestens zwei Symptome der Gruppen 5-8. Diese Symptome müssen fast ständig während eines Monats oder länger deutlich vorhanden gewesen sein. Zustandsbilder mit den geforderten Symptomen, aber kürzer als einen Monat andauernd (ob behandelt oder nicht) sollen zunächst als akute schizophreniforme psychotische Störung (F23.2) diagnostiziert werden und als Schizophrenie erst dann, wenn die Symptome länger bestanden haben. Kriterium 9. der oben angegebenen Liste bezieht sich auf die Schizophrenia simplex, als Zeitkriterium wird dabei eine Dauer von mindestens einem Jahr gefordert.

Retrospektiv kann möglicherweise eine Prodromalphase identifiziert werden, in der Symptome und Verhaltensweisen wie Interesseverlust an der Arbeit, an sozialen Aktivitäten, am persönlichen Erscheinungsbild und an der Körperhygiene zusammen mit generalisierter Angst, leichter Depression und Selbstversunkenheit dem Auftreten psychotischer Symptome Wochen oder sogar Monate vorausgehen können. Wegen der Schwierigkeit, den Beginn festzulegen, bezieht sich das Zeitkriterium von einem Monat nur auf die oben aufgelisteten spezifischen Symptome und nicht auf die nichtpsychotische Prodromalphase.

Die Diagnose Schizophrenie soll bei ausgeprägten depressiven oder manischen Symptomen nicht gestellt werden, es sei denn, schizophrene Symptome wären der affektiven Störung vorausgegangen. Wenn schizophrene und affektive Symptome sich gleichzeitig entwickeln und in etwa gleicher Intensität auftreten, ist eine schizoaffektive Störung (F25) zu diagnostizieren, selbst dann, wenn die schizophrenen Symptome für sich gesehen die Diagnose einer Schizophrenie rechtfertigen würden. Auch bei eindeutiger Gehirnerkankung, während einer Intoxikation oder während des Entzuges soll keine Schizophrenie diagnostiziert werden. Schizophrenieähnliche Zustandsbilder bei Epilepsie oder anderen Hirnerkrankungen sind unter F06.2 zu kodieren, die durch Drogen verursachten unter F1x.5.

Verlaufsbild: Der Verlauf schizophrener Störungen kann mit Hilfe der fünften Stelle klassifiziert werden:

F20.x0 kontinuierlich
F20.x1 episodisch, mit zunehmendem Residuum
F20.x2 episodisch, mit stabilem Residuum
F20.x3 episodisch remittierend
F20.x4 unvollständige Remission
F20.x5 vollständige Remission
F20.x8 sonstige
F20.x9 Beobachtungszeitraum weniger als ein Jahr

F20.0 paranoide Schizophrenie

Hierbei handelt es sich um die in den meisten Teilen der Welt häufigste Schizophrenieform. Das klinische Bild wird von ziemlich dauerhaften, oft paranoiden, Wahnvorstellungen beherrscht, meist begleitet von in der Regel akustischen Halluzinationen, und anderen Wahrnehmungsstörungen. Störungen der Stimmung, des Antriebs, und der Sprache, sowie katatone Symptome stehen nicht im Vordergrund.

Beispiele für die häufigsten wahnhaften bzw. halluzinatorischen Symptome sind:

1. Verfolgungswahn, Beziehungswahn, Abstammungswahn, Sendungswahn, Eifersuchtswahn oder coenästhetischer Wahn.
2. Stimmen, die den Betroffenen bedrohen oder ihm Befehle geben, nichtverbale akustische Halluzinationen (Akoasmen) wie Pfeifen, Brummen oder Lachen.
3. Geruchs- oder Geschmackshalluzinationen, sexuelle oder andere Körperhalluzinationen. Optische Halluzinationen können ebenfalls auftreten, stehen aber selten im Vordergrund.

Denkstörungen können im akuten Zustand deutlich sein, aber sie verhindern nicht die klare Beschreibung der typischen Wahngedanken oder Halluzinationen. Der Affekt ist meist weniger verflacht als bei den anderen Schizophrenieformen. Eine gewisse Inadäquatheit ist ebenso häufig wie Störungen der Stimmung, wie Reizbarkeit, plötzliche Wutausbrüche, Furchtsamkeit und Mißtrauen. «Negative» Symptome wie Affektverflachung und Antriebsstörung sind oft vorhanden, beherrschen das klinische Bild jedoch nicht.

Der Verlauf der paranoiden Schizophrenie kann episodisch mit teilweiser oder vollständiger Remission oder chronisch sein. Bei chronischen Fällen bestehen die floriden Symptome über Jahre. Es ist dann schwierig, einzelne Episoden abzugrenzen. Der Beginn liegt im allgemeinen später als bei der hebephrenen und katatonen Form.

Diagnostische Leitlinien:

Die allgemeinen diagnostischen Kriterien für Schizophrenie (siehe Einleitung zu F20) müssen erfüllt sein. Zusätzlich müssen Halluzinationen und/oder Wahn im Vordergrund stehen; Störungen des Affekts, des Antriebs und der Sprache sowie katatone Symptome bleiben eher im Hintergrund. Meist treten die Halluzinationen wie unter 2. und 3. oben beschrieben auf. Der Wahn kann sich in fast jeder Weise zeigen; Kontrollwahn, Beeinflussungswahn oder das Gefühl des Gemachten, sowie verschiedenste Verfolgungsgedanken sind jedoch am charakteristischsten.

Differentialdiagnose:

Es ist wichtig, epileptische und drogeninduzierte Psychosen auszuschließen und daran zu denken, daß ein Verfolgungswahn bei Personen aus bestimmten Ländern oder Kulturen diagnostisch wenig spezifisch sein kann.

Dazugehörige Begriffe:

- paraphrene Schizophrenie
- *Paraphrenie*

Ausschluß:

- Involutionsparanoia (F22.8)
- Paranoia (F22.0)

F20.1 hebephrene Schizophrenie

Bei dieser Form der Schizophrenie stehen die affektiven Veränderungen im Vordergrund. Wahnvorstellungen und Halluzinationen sind flüchtig und bruchstückhaft, das Verhalten verantwortungslos und unvorhersehbar und Manierismen häufig. Die Stimmung ist flach und unpassend, oft begleitet von Kichern oder selbstzufriedenem, selbstversunkenen Lächeln oder von einer hochfahrenden Umgangsweise, von Grimassieren, Manierismen, Faxen, hypochondrischen Klagen und immer wiederholten Äußerungen (Reiterationen). Das Denken ist ungeordnet, die Sprache weitschweifig und zerfahren. Der Kranke neigt dazu, sich zu isolieren; sein Verhalten erscheint ziellos und ohne Empfindung. Diese Schizophrenieform beginnt meist zwischen dem 15. und 25. Lebensjahr und hat wegen der schnellen Entwicklung der Minussymptomatik, besonders von Affektverflachung und Antriebsverlust, eine eher schlechte Prognose.

Affektive Störungen und Antriebsstörungen sowie Denkstörungen stehen hier im Vordergrund. Halluzinationen und Wahnvorstellungen können vorhanden sein, sollen aber nicht hervorstechen. Antrieb und Zielstrebigkeit gehen verloren, frühere Zielsetzungen werden verlassen, sodaß Ziel- und Planlosigkeit zum charakteristischen Verhalten des Patienten werden. Eine oberflächliche und manieristische Vorliebe für Religion, Philosophie und andere abstrakte Themen kann es dem Zuhörer zusätzlich erschweren, dem Gedankengang zu folgen.

Diagnostische Leitlinien:

Die allgemeinen diagnostischen Kriterien der Schizophrenie (siehe Einleitung zu F20) müssen erfüllt sein. Die Diagnose einer Hebephrenie sollte in der Regel erstmalig nur bei Jugendlichen oder jungen Erwachsenen gestellt werden. Die prämorbide Persönlichkeit ist meist ziemlich schüchtern und einzelgängerisch. Die Diagnose einer Hebephrenie kann erst nach einer zwei- oder dreimonatigen Beobachtungszeit zuverlässig gestellt werden, wenn die oben beschriebenen charakteristischen Verhaltensformen ausreichend belegt sind.

Dazugehörige Begriffe:

- desorganisierte Schizophrenie
- Hebephrenie

F20.2 katatone Schizophrenie

Als wesentliche und beherrschende Merkmale stehen psychomotorische Störungen im Vordergrund, die zwischen Extremen wie Erregung und Stupor oder zwischen Befehlsautomatismus und Negativismus alternieren können. Zwangshaltungen und -stellungen können lange Zeit beibehalten werden. Episodenhafte schwere Erregungszustände können ein Charakteristikum dieses Krankheitsbildes sein.

Aus unklaren Gründen kommt die Katatonie in den Industrieländern gegenwärtig selten vor, in anderen Ländern ist sie jedoch nach wie vor häufig. Die katatonen Phänomene können mit einem traumähnlichen (oneiroiden) Zustand mit lebhaften szenischen Halluzinationen einhergehen.

Diagnostische Leitlinien:

Die allgemeinen diagnostischen Kriterien für Schizophrenie (siehe Einleitung zu F20) müssen erfüllt sein. Vorübergehende, isolierte katatone Symptome können bei jeder anderen Schizophrenieunterform auftreten. Für die Diagnose einer katatonen Schizophrenie sollen eine oder mehrere der folgenden Verhaltensweisen das klinische Bild beherrschen:

1. Stupor (eindeutige Verminderung der Reaktionen auf die Umgebung sowie Verminderung spontaner Bewegungen und Aktivität) oder Mutismus.
2. Erregung (anscheinend sinnlose motorische Aktivität, die nicht durch äußere Reize beeinflußt ist).
3. Haltungsstereotypien (freiwilliges Einnehmen und Beibehalten unsinniger und bizarrer Haltungen).
4. Negativismus (anscheinend unmotivierter Widerstand gegenüber allen Aufforderungen oder Versuchen, bewegt zu werden; oder stattdessen Bewegung in die entgegengesetzte Richtung).
5. Rigidität (Beibehaltung einer starren Haltung bei Versuchen, bewegt zu werden).
6. Flexibilitas cerea bzw. wächserne Biegsamkeit (Verharren der Glieder oder des Körpers in Haltungen, die von außen auferlegt sind).
7. Andere Symptome wie Befehlsautomatismus (automatische Befolgung von Anweisungen) und verbale Perseveration.

Bei nicht kommunikationsfähigen Personen mit katatonen Verhaltensweisen hat die Schizophreniediagnose so lange vorläufig zu bleiben, bis ausreichende Belege für das Vorhandensein anderer Symptome vorliegen. Wichtig zu bedenken ist, daß katatone Symptome allein die Schizophreniediagnose nicht rechtfertigen können. Sie können durch Gehirnerkrankungen, Stoffwechselstörungen oder Alkohol und Drogen hervorgerufen werden und auch bei affektiven Störungen auftreten.

Dazugehörige Begriffe:

- katatoner Stupor
- schizophrene Flexibilitas cerea
- schizophrene Katalepsie
- schizophrene Katatonie

F20.3 undifferenzierte Schizophrenie

Zustandsbilder, welche die allgemeinen diagnostischen Kriterien der Schizophrenie (siehe Einleitung zu F20) erfüllen, ohne einer der beschriebenen Unterformen (F20.0-F20.2) zu entsprechen, oder solche, die Merkmale von mehr als einer Unterform aufweisen, ohne eindeutiges Überwiegen bestimmter diagnostischer Charakteristika. Diese Kategorie ist nur für psychotische Zustandsbilder zu verwenden (d.h. schizophrenes Residuum, F20.5, und postschizophrene Depression, F20.4, sind ausgeschlossen), und auch erst nach dem Versuch, das Erscheinungsbild einer der drei bereits beschriebenen Unterformen zuzuordnen.

Diagnostische Leitlinien:

Diese Kategorie ist für Patienten zu reservieren, die

1. die allgemeinen Kriterien für Schizophrenie erfüllen, aber
2. entweder nicht ausreichend Symptome aufweisen, um die Kriterien für eine der Schizophrenieformen (F20.0,.1,.2,.4,.5) zu erfüllen oder die so viele Symptome zeigen, daß die Kriterien für mehr als eine paranoide, hebephrene oder katatone Unterform erfüllt werden.

Dazugehöriger Begriff:

- atypische Schizophrenie

F20.4 postschizophrene Depression

Eine unter Umständen länger anhaltende depressive Episode, die im Anschluß an eine schizophrene Erkrankung auftritt. Einige schizophrene Symptome müssen noch vorhanden sein, beherrschen aber nicht mehr das klinische Bild. Diese anhaltenden schizophrenen Symptome können «positiv» oder «negativ» sein, die letztgenannten sind häufiger. Es ist unerheblich für die Diagnose, inwieweit die depressiven Symptome durch das Verschwinden der vorher bestehenden psychotischen Symptome nur aufgedeckt wurden, ohne daß es sich um eine neue Entwicklung handelt, ferner inwieweit der Zustand wesentlicher Teil der Schizophrenie und nicht etwa nur eine psychische Reaktion auf die Erkrankung ist. Die Symptome sind selten schwer und umfassend genug, um eine schwere depressive Episode (F32.2 und F32.3) diagnostizieren zu können. Oft schwierig zu entscheiden ist es, welche Symptome zur Depression gehören, welche auf die neuroleptische Medikation zurückgehen oder welche auf der Antriebsminderung und der Affektverflachung der schizophrenen Erkrankung selbst beruhen. Diese depressive Störung ist mit einem erhöhten Suizidrisiko verbunden.

Diagnostische Leitlinien:

Die Diagnose kann nur gestellt werden, wenn

1. der Patient innerhalb der letzten 12 Monate unter einer Schizophrenie mit den entsprechenden allgemeinen Kriterien gelitten hat (siehe Einleitung zu F20).
2. einige schizophrene Symptome noch vorhanden sind.
3. die depressiven Symptome quälend im Vordergrund stehen, die Kriterien für eine depressive Episode erfüllen (F32) und seit mindestens zwei Wochen vorhanden sind.

Wenn der Patient keine schizophrenen Symptome mehr aufweist, ist eine depressive Episode zu diagnostizieren (F32). Wenn floride schizophrene Symptome noch im Vordergrund stehen, soll die entsprechende schizophrene Unterform (F20.0, F20.1, F20.2 oder F20.3) diagnostiziert werden.

F20.5 schizophrenes Residuum

Ein chronisches Stadium im Verlauf einer schizophrenen Erkrankung, mit einer eindeutigen Verschlechterung von einem frühen Stadium (mit einer oder mehreren Episoden mit psychotischen Symptomen, welche die allgemeinen Kriterien für Schizophrenie erfüllen) zu einem späteren Stadium, das durch langandauernde, jedoch nicht notwendigerweise irreversible «negative» Symptome charakterisiert ist.

Diagnostische Leitlinien:

Für eine zuverlässige Diagnose müssen folgende Bedingungen erfüllt sein:

1. Auffallendes Vorhandensein von «negativen» schizophrenen Symptomen wie psychomotorischer Verlangsamung, verminderter Aktivität, Affektverflachung, Passivität und Initiativemangel, Verarmung hinsichtlich Menge und Inhalt des Gesprochenen, geringe nonverbale Kommunikation durch Gesichtsausdruck, Blickkontakt, Modulation der Stimme und Körperhaltung; Vernachlässigung der Körperpflege und sozialer Leistungsfähigkeit.
2. Früheres Vorhandensein von wenigstens einer eindeutigen psychotischen Episode, welche die allgemeinen Kriterien für Schizophrenie erfüllt.
3. Ein Zeitraum von wenigstens einem Jahr, während dessen die Intensität und Häufigkeit von floriden Symptomen wie Wahn und Halluzinationen gering oder wesentlich vermindert waren und das «negative» schizophrene Syndrom vorlag.
4. Keine Demenz oder andere organische Hirnerkrankung oder -störung, keine chronische Depression oder Hospitalismus, welche die «negativen» Symptome erklären könnten.

Wenn über die Anamnese des Patienten keine ausreichenden Informationen zu erhalten sind und darum das frühere Vorhandensein von Kriterien für die Diagnose einer Schizophrenie nicht gesichert werden kann, muß die Diagnose eines schizophrenen Residuums vorläufig bleiben.

Dazugehörige Begriffe:

- chronische undifferenzierte Schizophrenie
- Restzustand
- schizophrener Residualzustand.

F20.6 Schizophrenia simplex

Ein seltenes Zustandsbild mit schleichender Progredienz von merkwürdigem Verhalten, der Unmöglichkeit, soziale Anforderungen zu erfüllen und mit Verschlechterung der allgemeinen Leistungsfähigkeit. Wahnvorstellungen und Halluzinationen treten nicht in Erscheinung. Die Störung ist weniger offensichtlich psychotisch als die hebephrene, paranoide und katatone Unterform der Schizophrenie. Die charakteristischen «negativen» Merkmale des schizophrenen Residuums wie Affektverflachung, Antriebsminderung usw., entwickeln sich ohne vorhergehende floride psychotische Symptome. Auf einen weiteren sozialen Abstieg kann Nichtseßhaftigkeit folgen, und der Betreffende wird selbstversunken, untätig und ziellos.

Diagnostische Leitlinien:

Eine Schizophrenia simplex ist nur sehr schwer sicher zu diagnostizieren, weil die Diagnose von der langsamen Entwicklung charakteristischer «negativer» Symptome des schizophrenen Residuums abhängt (F20.5) ohne Anamnese von Halluzinationen, Wahnvorstellungen oder anderen Symptomen einer früheren psychotischen Episode und mit deutlichen Veränderungen im persönlichen Verhalten, wie z.B. deutlicher Interessenverlust, Müßiggang und sozialer Rückzug, über mindestens ein Jahr.
Die Stellung dieser Diagnose wird nicht empfohlen!

Dazugehöriger Begriff:

- einfache Schizophrenie

F20.8 sonstige Schizophrenie

Dazugehörige Begriffe:

- coenästhetische (coenästhopathische) Schizophrenie
- nicht näher bezeichnete schizophreniforme Störung

Ausschluß:

- akute schizophreniforme Störung (F23.2)
- latente Schizophrenie (F21)
- zyklische Schizophrenie (F25.2)

F20.9 nicht näher bezeichnete Schizophrenie

F21 schizotype Störung

Eine Störung mit exzentrischem Verhalten und Anomalien des Denkens und der Stimmung, die schizophren wirken, obwohl nie eindeutige und charakteristische schizophrene Symptome aufgetreten sind. Es gibt kein beherrschendes oder typisches Merkmal; jedes der folgenden kann vorhanden sein:

1. Inadäquater oder eingeschränkter Affekt (der Patient erscheint kalt und unnahbar).
2. Seltsames, exzentrisches oder eigentümliches Verhalten und Erscheinung.
3. Wenig soziale Bezüge und Tendenz zu sozialem Rückzug.
4. Seltsame Glaubensinhalte und magisches Denken, die das Verhalten beeinflussen und im Widerspruch zu (sub)kulturellen Normen stehen.
5. Mißtrauen oder paranoide Ideen.
6. Zwanghaftes Grübeln ohne inneren Widerstand, oft mit dysmorphophoben, sexuellen oder aggressiven Inhalten.
7. Ungewöhnliche Wahrnehmungserlebnisse mit Körpergefühlsstörungen oder anderen Illusionen, Depersonalisations- oder Derealisationserleben.
8. Denken und Sprache vage, umständlich, metaphorisch, gekünstelt, stereotyp oder anders seltsam, ohne ausgeprägte Zerfahrenheit.
9. Gelegentliche vorübergehende quasipsychotische Episoden mit intensiven Illusionen, akustischen oder anderen Halluzinationen und wahnähnlichen Ideen; diese Episoden treten im allgemeinen ohne äußere Veranlassung auf.

Die Störung zeigt einen chronischen Verlauf mit unterschiedlicher Intensität. Gelegentlich entwickelt sich eine eindeutige Schizophrenie. Es läßt sich kein eindeutiger Beginn feststellen; Entwicklung und Verlauf entsprechen gewöhnlich einer Persönlichkeitsstörung. Sie findet sich häufiger bei Personen mit manifest schizophren Erkrankten in der Familie. Man nimmt an, daß sie einen Teil des genetischen «Spektrums» der Schizophrenie verkörpert.

Diagnostische Leitlinien:

Diese diagnostische Kategorie wird nicht zum allgemeinen Gebrauch empfohlen, da keine klaren Grenzen zur Schizophrenia simplex oder zu den schizoiden oder paranoiden Persönlichkeitsstörungen vorhanden sind. Wenn die Bezeichnung verwendet wird, sollen drei oder vier der oben aufgelisteten typischen Merkmale mindestens zwei Jahre lang, ständig oder episodisch vorhanden gewesen sein. Der Betroffene darf früher niemals die Kriterien für eine Schizophrenie erfüllt haben. Eine Schizophrenie bei einem Verwandten ersten Grades gibt der Diagnose zusätzliches Gewicht, ist aber nicht Voraussetzung.

Dazugehörige Begriffe:

- Borderline Schizophrenie
- *Grenzschizophrenie*
- *Grenzpsychose*
- latente schizophrene Reaktion
- latente Schizophrenie
- präpsychotische Schizophrenie
- prodromale Schizophrenie
- pseudoneurotische Schizophrenie
- pseudopsychopathische Schizophrenie
- schizotype (schizotypische) Persönlichkeitsstörung
- *Schizotypie*

Ausschluß:

- Asperger-Syndrom (F84.5)
- schizoide Persönlichkeitsstörung (F60.1)

F22 anhaltende wahnhafte Störungen

Diese Gruppe enthält eine Reihe von Störungen, bei denen ein langandauernder Wahn das einzige oder das auffälligste klinische Charakteristikum ist, und die nicht als organisch, schizophren oder affektiv klassifiziert werden können. Sie bilden wahrscheinlich keine Einheit und stehen auch mit der Schizophrenie nicht in sicherem Zusammenhang. Die Bedeutung von genetischen Faktoren, Persönlichkeitsmerkmalen und Lebensumständen bei ihrer Entstehung ist unsicher und wahrscheinlich unterschiedlich.

F22.0 wahnhafte Störung

Diese Gruppe von Störungen ist charakterisiert durch die Entwicklung einer einzelnen Wahnidee oder mehrerer aufeinander bezogener Wahninhalte, die im allgemeinen lange andauern und manchmal lebenslang bestehen. Die Wahninhalte sind sehr variabel. Oft handelt es sich um einen Verfolgungswahn, einen hypochondrischen Wahn, einen Größenwahn, einen Querulantenwahn, einen Eifersuchtswahn oder einen Wahn, daß der Körper der betreffenden Person deformiert sei, daß andere denken, er oder sie rieche schlecht oder sei homosexuell. Weitere psychopathologische Symptome finden sich meistens nicht, depressive Symptome können aber zeitweilig auftreten, und in einigen Fällen können sich olfaktorische und taktile Halluzinationen entwickeln. Eindeutige und anhaltende akustische Halluzinationen (Stimmen), schizophrene Symptome wie Kontrollwahn oder Affektverflachung oder eine eindeutige Gehirnerkrankung sind nicht mit der Diagnose vereinbar. Gelegentliche oder vorübergehende akustische Halluzinationen schließen die Diagnose, besonders bei älteren Patienten, jedoch nicht aus, solange diese Symptome nicht typisch schizophren sind und nur einen kleinen Teil des klinischen Bildes ausmachen. Die Störung beginnt in der Regel im mittleren Alter, aber manchmal, besonders bei der Überzeugung, unter einem mißgestalteten Körper zu leiden, liegt der Beginn bereits im frühen Erwachsenenleben. Der Inhalt des Wahns oder der Zeitpunkt seines Auftretens können häufig mit der Lebenssituation des Betreffenden in Beziehung gesetzt werden, wie z.B. ein Verfolgungswahn bei Mitgliedern von Minderheiten. Abgesehen von Handlungen und Einstellungen, die sich direkt auf den Wahn oder das Wahnsystem beziehen, sind Affekt, Sprache und Verhalten normal.

Diagnostische Leitlinien:

Wahnvorstellungen sind das auffälligste oder einzige klinische Charakteristikum. Sie müssen mindestens seit 3 Monaten bestehen, eindeutig auf die Person bezogen und nicht subkulturell bedingt sein. Depressive Symptome oder sogar eine vollentwickelte depressive Episode (F32) können zwischenzeitlich auftreten, vorausgesetzt, daß der Wahn auch dann weiterbesteht, wenn keine affektiven Störungen vorhanden sind. Nicht vereinbar mit der Diagnose sind eine zerebrale Erkrankung, ständiges Stimmenhören und schizophrene Symptome in der Vorgeschichte (Kontrollwahn, Gedankenausbreitung etc.).

Dazugehörige Begriffe:

- Paranoia
- paranoide Psychose
- paranoides Zustandsbild
- sensitiver Beziehungswahn
- späte Paraphrenie

Ausschluß:

- paranoide Persönlichkeitsstörung (F60.0)
- paranoide Reaktion (F23.3)
- paranoide Schizophrenie (F20.0)
- psychogene paranoide Psychose (F23.3)

F22.8 sonstige anhaltende wahnhafte Störungen

Hierbei handelt es sich um eine Restkategorie für anhaltende wahnhafte Störungen, die nicht die Kriterien für die wahnhafte Störung (F22.0) erfüllen.

Hier sind Störungen einzugruppieren, bei denen Wahn oder Wahnsysteme von anhaltenden Stimmen oder von schizophrenen Symptomen begleitet werden, die aber nicht ausreichen, um eine Schizophrenie zu diagnostizieren (F20). Wahnhafte Störungen, die weniger als drei Monate gedauert haben, sind jedoch, wenigstens zeitweilig, unter F23 zu klassifizieren.

Dazugehörige Begriffe:

- paranoides Zustandsbild im Involutionsalter
- Querulantenwahn (Paranoia querulans)
- wahnhafte Dysmorphophobie

F22.9 nicht näher bezeichnete anhaltende wahnhafte Störung

F23 akute vorübergehende psychotische Störungen

Systematisches klinisches Wissen zur Klassifikation der akuten psychotischen Störungen fehlt bisher; die nur unzureichenden Kenntnisse und klinischen Erfahrungen erlauben keine Darstellung eindeutig definierter und untereinander abgrenzbarer Konzepte. Bei Fehlen eines bewährten und geprüften multiaxialen Systems wird hier zur Vermeidung von diagnostischer Verwirrung eine Rangfolge angegeben, welche Priorität den ausgewählten Schlüsselsymptomen der Störung zukommt.

Die hier verwendete Rangfolge ist:

1. akuter Beginn innerhalb von zwei Wochen als entscheidendes Kennzeichen der gesamten Gruppe von Störungen.
2. Das Vorhandensein typischer Syndrome.
3. Das Vorliegen einer akuten Belastung.

Die Klassifikation ist dennoch so gestaltet, daß auch diejenigen, die nicht mit dieser Rangfolge von Prioritäten einverstanden sind, akute psychotische Störungen mit jedem dieser Kennzeichen versehen können. Es wird außerdem empfohlen, für alle Störungen dieses Abschnittes, wenn irgend möglich, eine weitere Unterteilung, bezogen auf den Beginn, zu verwenden.

Akuter Beginn wird definiert als Wechsel von einem Zustand ohne psychotische Symptome in einen eindeutig abnormen psychotischen Zustand innerhalb von 2 Wochen oder weniger. Ein akuter Beginn scheint mit einer guten Prognose verbunden zu sei. Möglicherweise ist die Prognose um so besser, je abrupter der Beginn ist. Aus diesem Grunde sollte ein abrupter Beginn (innerhalb von 48 Stunden) angegeben werden.

Die ausgewählten **typischen Syndrome** sind erstens das schnell wechselnde und unterschiedliche Erscheinungsbild, hier «polymorph» genannt, das in mehreren Ländern als charakteristisch für akute psychotische Zustandsbilder bezeichnet wurde und zweitens das Vorhandensein typischer schizophrener Symptome.

Die **Verbindung mit akuter Belastung** kann, wenn gewünscht, mit der fünften Stelle angegeben werden, mit Rücksicht auf die traditionelle Beziehung zur akuten Psychose. Die Erfahrungen lehren allerdings, daß ein beträchtlicher Anteil akuter psychotischer Störungen ohne eine vorangehende äußere Belastung entsteht; deshalb kann sowohl das Vorhandensein als auch das Fehlen einer Belastung gekennzeichnet werden. Eine Verbindung mit akuter Belastung ist dann anzunehmen, wenn die ersten psychotischen Symptome innerhalb von etwa zwei Wochen nach einem oder mehreren Ereignissen auftreten, die für die meisten Personen des betreffenden Kulturkreises unter ähnlichen Umständen belastend wären. Typische Ereignisse sind Trauerfälle, unerwarteter Partnerverlust, überraschender Verlust des Arbeitsplatzes, Heirat oder psychische Traumen durch Kriegshandlungen, Terrorismus und Folter. Langanhaltende Schwierigkeiten oder Probleme sind in diesem Zusammenhang nicht als Belastungsquelle zu betrachten.

Eine vollständige Besserung erfolgt in der Regel nach zwei oder drei Monaten, oft bereits nach wenigen Wochen oder nur Tagen. Nur wenige Patienten mit diesen Störungen entwickeln anhaltende und behindernde Beschwerdebilder. Der gegenwärtige Kenntnisstand erlaubt leider keine frühe Prognosestellung für den kleinen Teil von Patienten ohne rasche Besserung.

Diese klinischen diagnostischen Leitlinien sind für Kliniker gedacht, die innerhalb von wenigen Tagen oder Wochen nach Krankheitsbeginn die Patienten beurteilen, eine Diagnose stellen und behandeln müssen, ohne zu wissen, wie lange die Störung dauern wird. Eine Reihe von Gedächtnishilfen für die Zeitkriterien und Diagnosenänderungen von einer Störung zur anderen, dienen als Hinweis auf die Notwendigkeit, die Diagnose dem aktuellen Stand anzupassen.

Die Nomenklatur dieser akuten Störungen ist ebenso unsicher wie ihre nosologische Stellung, es wird jedoch versucht, einfache und vertraute Termini zu verwenden. «Psychotische Störung» wird als geeigneter Begriff für alle Unterformen dieser Gruppe verwendet («psychotisch» ist in der allgemeinen Einführung definiert) mit zusätzlich kennzeichnenden Beschreibungen der Charakteristika der einzelnen Erscheinungsbilder, in der Rangfolge, wie oben ausgeführt.

Diagnostische Leitlinien:

Keine Störung dieser Gruppe entspricht den Kriterien für eine manische (F30) oder depressive Episode (F32), obwohl wechselnde Affektivität und einzelne affektive Symptome zeitweilig im Vordergrund stehen können.

Diese Störungen sind auch durch das Fehlen einer körperlichen Ursache wie Schädelhirntrauma, Delir oder Demenz definiert. Ratlosigkeit, Zerstreutheit und Unaufmerksamkeit sind im Gespräch oft zu beobachten. Wenn diese Symptome aber so betont oder so anhaltend auftreten, daß ein Delir oder eine Demenz organischer Ursache zu vermuten ist, soll die definitive Diagnose bis zum Vorliegen eindeutiger Untersuchungsergebnisse oder Beobachtungen aufgeschoben werden. Ebenso sind diese Störungen nicht bei eindeutiger Drogen- oder Alkoholintoxikation zu diagnostizieren. Dagegen schließt ein kürzlich erfolgter geringer Anstieg des Konsums von Alkohol oder Marihuana ohne Hinweis auf eine schwere Intoxikation oder Desorientiertheit die Diagnose einer dieser akuten psychotischen Störungen nicht aus.

Bezüglich der Zeitkriterien von 48 Stunden und zwei Wochen ist wichtig, daß diese sich nicht auf den Zeitraum des größten Schweregrades und der ausgeprägtesten Symptomatik beziehen, sondern auf die Zeitpunkte, an denen die psychotischen Symptome deutlich werden und das tägliche Leben und die Arbeit zumindest erschweren oder gar unterbrechen. Der Krankheitsgipfel mag in beiden Fällen später erreicht werden; die Symptome und Störungen sollen zu den angegebenen Zeitpunkten jedoch vorhanden sein und die betroffene Person in Kontakt mit einer helfenden Institution oder mit einem Arzt gebracht haben. Prodromi mit Angst, Depression, sozialem Rückzug oder leicht abweichendem Verhalten sollten nicht in die angegebenen Zeiträume eingeschlossen werden.

Die fünfte Stelle kann verwendet werden, um anzugeben, ob die akute psychotische Störung mit **akuter Belastung** verbunden ist oder nicht:

F23.x0 ohne akute Belastung
F23.x1 mit akuter Belastung

F23.0 akute polymorphe psychotische Störung ohne Symptome einer Schizophrenie

Es handelt sich um eine akute psychotische Störung, bei der Halluzinationen, Wahnphänomene und Wahrnehmungsstörungen vorhanden, aber sehr unterschiedlich ausgeprägt sind und von Tag zu Tag oder sogar von Stunde zu Stunde wechseln. Häufig findet sich auch eine emotionale Aufgewühltheit mit intensiven vorübergehenden Glücksgefühlen und Ekstase oder Angst und Reizbarkeit. Ein vielgestaltiges, unbeständiges und wechselndes klinisches

Bild ist charakteristisch. Auch wenn bestimmte affektive oder psychotische Symptome zeitweise im Vordergrund stehen, werden die Kriterien einer manischen Episode (F30), einer depressiven Episode (F32) oder für eine Schizophrenie (F20) nicht erfüllt. Typisch für diese Störung ist ein abrupter Beginn innerhalb von 48 Stunden und eine rasche Rückbildung der Symptome; bei einem großen Teil der Patienten findet sich keine überzeugende auslösende Belastung.

Wenn die Symptome länger als 3 Monate andauern, ist die Diagnose am ehesten in anhaltende wahnhafte Störung (F22) oder andere nichtorganische psychotische Störung (F28) zu ändern.

Diagnostische Leitlinien:

Für eine eindeutige Diagnose gilt:

1. Der Beginn muß akut sein: Übergang von einem nichtpsychotischen in einen eindeutig psychotischen Zustand innerhalb von 2 Wochen oder weniger.
2. Es müssen sich mehrere Formen von Halluzinationen oder Wahnphänomenen finden, die in Art und Ausprägungsgrad von Tag zu Tag oder während desselben Tages wechseln.
3. Es muß ein wechselndes affektives Zustandsbild vorliegen.
4. Trotz der Verschiedenheit der Symptome ist keines ausreichend konsistent, um die Kriterien für eine Schizophrenie (F20) oder eine manische oder depressive Episode (F30 oder F32) zu erfüllen.

Dazugehörige Begriffe:

- Bouffée délirante, ohne Symptome einer Schizophrenie oder nicht näher bezeichnet
- zykloide Psychose, ohne Symptome einer Schizophrenie oder nicht näher bezeichnet
- *Angst-Glückspsychose*

F23.1 akute polymorphe psychotische Störung mit Symptomen einer Schizophrenie

Es handelt sich um eine akute psychotische Störung, welche die Beschreibung für eine akute polymorphe psychotische Störung (F23.0) erfüllt und bei der typischerweise schizophrene Symptome ebenfalls ständig vorhanden sind.

Diagnostische Leitlinien:

Für eine eindeutige Diagnose müssen die Kriterien 1., 2., 3. für eine akute polymorphe psychotische Störung (F23.0) erfüllt sein. Ferner müssen seit Auftreten eines eindeutigen klinischen Bildes in der überwiegenden Zeit die Kriterien für eine Schizophrenie (F20.-) vorhanden sein.

Wenn die schizophrenen Symptome mehr als 1 Monat andauern, ist die Diagnose in Schizophrenie (F20) zu ändern.

Dazugehörige Begriffe:

- Bouffée délirante mit Symptomen einer Schizophrenie
- zykloide Psychose mit Symptomen einer Schizophrenie

F23.2 akute schizophreniforme psychotische Störung

Es handelt sich um eine akute psychotische Störung, in der die psychotischen Symptome vergleichsweise stabil sind und die Kriterien für Schizophrenie (F20) erfüllen, aber weniger als 1 Monat bestanden haben. Ein gewisses Ausmaß an Veränderlichkeit der Gefühle oder Instabilität kann vorhanden sein, aber nicht in einem Umfang wie bei der akuten polymorphen psychotischen Störung (F23.0).

Diagnostische Leitlinien:

Für eine eindeutige Diagnose gilt:

1. Der Beginn der psychotischen Symptome muß akut sein: Übergang von einem nichtpsychotischen in einen eindeutig psychotischen Zustand innerhalb von 2 Wochen oder weniger.
2. Seit dem Auftreten eines eindeutig psychotischen klinischen Bildes müssen während der überwiegenden Zeit Symptome vorhanden gewesen sein, die die Kriterien für Schizophrenie (F20) erfüllen.
3. Die Kriterien für eine akute polymorphe psychotische Störung sind nicht erfüllt.

Wenn die schizophrenen Symptome mehr als 1 Monat andauern, ist die Diagnose in Schizophrenie (F20) zu ändern.

Dazugehörige Begriffe:

- akute (undifferenzierte) Schizophrenie
- kurze schizophreniforme Psychose
- kurze schizophreniforme Störung
- schizophrene Reaktion
- Oneirophrenie

Ausschluß:

- nicht näher bezeichnete schizophreniforme Störung (F20.8)
- organische wahnhafte (schizophreniforme) Störung (F06.2)

F23.3 sonstige akute vorwiegend wahnhafte psychotische Störungen

Es handelt sich um akute psychotische Störungen, bei denen verhältnismäßig stabile Wahnphänomene oder Halluzinationen die hauptsächlichen klinischen Zeichen darstellen, nicht aber die Kriterien der Schizophrenie erfüllen (F20). Verfolgungswahn oder Beziehungswahn sind häufig, Halluzinationen sind in der Regel akustisch (Stimmen, die direkt zu dem Patienten sprechen).

Diagnostische Leitlinien:

Für eine eindeutige Diagnose gilt:

1. Der Beginn der psychotischen Symptome muß akut sein: Übergang von einem nicht-psychotischen in einen eindeutig psychotischen Zustand innerhalb von 2 Wochen oder weniger.
2. Wahnphänomene oder Halluzinationen müssen in der überwiegenden Zeit seit Auftreten des psychotischen Zustandsbildes vorhanden sein.
3. Weder die Kriterien für eine Schizophrenie (F20) noch für eine akute polymorphe psychotische Störung (F23.0) sind erfüllt.

Wenn die Wahnphänomene mehr als 3 Monate andauern, soll die Diagnose in anhaltende wahnhafte Störung (F22) geändert werden. Wenn nur die Halluzinationen länger als 3 Monate andauern, soll die Diagnose in andere, nichtorganische psychotische Störung (F28) geändert werden.

Dazugehörige Begriffe:

- paranoide Reaktion
- psychogene paranoide Psychose

F23.8 sonstige akute vorübergehende psychotische Störungen

Hier sind alle anderen akuten psychotischen Störungen einzordnen, die unter den bisherigen Störungen in F23 nicht zu klassifizieren sind, wie beispielsweise akute psychotische Zustandsbilder, bei denen eindeutige Wahnphänomene oder Halluzinationen auftreten, aber nur kurze Zeit andauern. Undifferenzierte Erregungszustände sollen ebenfalls hier registriert werden, wenn keine genaueren Informationen über den psychischen Befund des Patienten vorliegen, vorausgesetzt, es besteht kein Anhalt für eine organische Ursache.

F23.9 nicht näher bezeichnete akute vorübergehende psychotische Störung

Dazugehöriger Begriff:

- nicht näher bezeichnete kurze reaktive Psychose

F24 induzierte wahnhafte Störung

Es handelt sich um eine seltene wahnhafte Störung, die von zwei oder gelegentlich von mehr Personen mit engen emotionalen Bindungen geteilt wird. Nur eine leidet unter einer echten psychotischen Störung; die Wahnvorstellungen sind bei dem (den) anderen induziert und verschwinden bei Trennung der Personen meist. Die psychotische Erkrankung der dominierenden Person ist im allgemeinen eine Schizophrenie, aber dies ist nicht notwendigerweise oder immer so. Die Wahnphänomene - Verfolgungs- oder Größenwahn - sind sowohl bei dem dominierenden Partner als auch bei der induzierten Person in der Regel chronisch. Wahnhafte Überzeugungen werden auf diese Weise nur unter ungewöhnlichen Umständen weitergegeben. Fast stets leben die betroffenen Personen in einer ungewöhnlich engen Beziehung und sind durch Sprache, Kultur oder die geographische Situation von anderen Menschen isoliert. Die Person, bei der die Wahnvorstellungen induziert werden, nimmt gegenüber der Person mit der Psychose meist eine abhängige oder unterwürfige Position ein.

Diagnostische Leitlinien:

Die Diagnose einer induzierten wahnhaften Störung sollte
nur gestellt werden, wenn:

1. Zwei oder mehr Menschen denselben Wahn oder dasselbe Wahnsystem teilen, und sich in dieser Überzeugung bestärken.
2. Sie eine außergewöhnlich enge Beziehung der beschriebenen Art verbindet.
3. Durch einen zeitlichen oder sonstigen Zusammenhang belegt ist, daß der Wahn bei dem passiven Partner durch Kontakt mit dem aktiven induziert wurde.

Induzierte Halluzinationen sind ungewöhnlich, sprechen aber nicht gegen die Diagnose. Wenn jedoch Grund für die Annahme besteht, daß zwei zusammenlebende Personen unabhängig voneinander psychotische Störungen aufweisen, ist keiner von beiden hier einzuordnen, auch dann nicht, wenn sie einige ihrer Wahnüberzeugungen teilen.

Dazugehörige Begriffe:

- Folie à deux
- induzierte paranoide oder psychotische Störung
- symbiontische Psychose

Ausschluß:

- Folie simultanée

F25 schizoaffektive Störungen

Hierbei handelt es sich um episodische Störungen, bei denen sowohl affektive als auch schizophrene Symptome in derselben Krankheitsphase auftreten, meistens gleichzeitig, oder höchstens durch einige Tage getrennt. Ihre Beziehung zu den typischen affektiven (F30-F39) und schizophrenen (F20-F24) Störungen ist unsicher. Sie werden hier gesondert aufgeführt, weil sie zu häufig sind, um unberücksichtigt zu bleiben. Wenn affektive Symptome eine vorher bestehende schizophrene Krankheit überlagern oder als deren Teil anzusehen sind oder mit anderen anhaltenden Wahnkrankheiten gemeinsam auftreten oder alternieren, sind diese Krankheitsbilder unter den entsprechenden Kategorien bei F20-F29 zu klassifizieren. Parathyme Wahnideen oder Halluzinationen bei affektiven Störungen (F30.2, F31.2, F31.5, F32.3 oder F33.3) rechtfertigen allein nicht die Diagnose einer schizoaffektiven Störung.

Patienten, die unter rezidivierenden schizoaffektiven Episoden leiden, besonders solche, deren Symptome eher manisch als depressiv sind, zeigen gewöhnlich eine vollständige Remission und entwickeln nur selten ein Residuum.

Diagnostische Leitlinien:

Die Diagnose schizoaffektive Störung sollte nur dann gestellt werden, wenn sowohl eindeutig schizophrene als auch eindeutig affektive Symptome gleichzeitig oder nur durch wenige Tage getrennt während derselben Krankheitsepisode vorhanden sind; als Konsequenz hieraus erfüllt die Krankheitsepisode weder die Kriterien für eine Schizophrenie noch für eine depressive oder manische Episode. Die Bezeichnung sollte nicht für Patienten verwendet werden, die schizophrene und affektive Symptome nur in verschiedenen Episoden der Erkrankung aufweisen. Es ist beispielsweise häufig, daß Schizophrene depressive Symptome als Nachwirkungen einer psychotischen Episode (siehe postschizophrene Depression, F20.4) entwickeln.

Einige Patienten haben wiederholte schizoaffektive Episoden, entweder mehr manisch oder mehr depressiv oder eine Mischung aus beiden. Andere haben eine oder zwei schizoaffektive Episoden zwischen typisch manischen oder depressiven Episoden; im ersten Fall ist schizoaffektive Störung die zutreffende Diagnose. Im zweiten Fall stellt das Auftreten einer gelegentlichen schizoaffektiven Episode die Diagnose einer bipolaren affektiven Störung oder einer rezidivierenden depressiven Störung nicht in Frage, wenn das klinische Bild im übrigen typisch ist.

F25.0 schizoaffektive Störung, gegenwärtig manisch

Es handelt sich um eine Störung, bei der sowohl schizophrene als auch manische Symptome in derselben Krankheitsepisode auftreten. Die affektive Störung zeigt sich in Form einer gehobenen Stimmung, begleitet von vermehrtem Selbstbewußtsein und Größenideen. Gelegentlich stehen aber auch Erregung und Gereiztheit mit aggressivem Verhalten und Verfolgungsideen im Vordergrund. In beiden Fällen finden sich Antriebssteigerung, Überaktivität, Konzentrationsstörungen und Distanzlosigkeit. Beziehungswahn, Größenwahn oder Verfolgungswahn können vorhanden sein, aber für die Diagnose sind andere typischere schizophrene Symptome erforderlich. Die betreffende Person kann behaupten, daß sich beispielsweise ihre Gedanken ausbreiten oder gestört werden, daß fremde Kräfte versuchen, sie zu kontrollieren, oder sie kann über Stimmen verschiedener Art oder über bizarre Wahnideen berichten, die nicht nur als Größen- oder Verfolgungswahn anzusehen sind. Oft ist nur durch sorgfältige Exploration festzustellen, daß der Betreffende diese krankhaften Phänomene tatsächlich erlebt und nicht nur scherzt oder in bildhaften Vergleichen redet. Schizomanische Erkrankungen sind meistens floride Psychosen mit akutem Beginn. Das Verhalten ist zwar oft stark gestört, aber es kommt im allgemeinen innerhalb weniger Wochen zu vollständiger Rückbildung.

Diagnostische Leitlinien:

Im Vordergrund stehen die gehobene Stimmung oder eine weniger deutlich gehobene Stimmung mit erhöhter Reizbarkeit oder Erregung. Während der betreffenden Episode sollten wenigstens ein, besser noch zwei typische schizophrene Symptome eindeutig vorhanden sein (siehe Schizophrenie F20, diagnostische Leitlinien 1 bis 4) eindeutig vorhanden sein.

Diese Kategorie soll für eine einzelne schizomanische Episode verwendet werden oder für eine rezidivierende Störung, bei der die Mehrzahl der Episoden schizomanisch ist.

Dazugehörige Begriffe:

- schizoaffektive Psychose, manischer Typ
- schizophreniforme Psychose, manischer Typ

F25.1 schizoaffektive Störung, gegenwärtig depressiv

Es handelt sich um eine Störung, bei der sowohl schizophrene als auch depressive Symptome während derselben Krankheitsepisode auftreten. Die depressive Stimmung wird gewöhnlich von mehreren charakteristischen depressiven Symptomen oder Verhaltensauffälligkeiten begleitet wie Verlangsamung, Schlaflosigkeit, Antriebs-, Appetit- oder Gewichtsverlust, Verringerung der üblichen Interessen, Konzentrationsstörung, Schuldgefühl, Gefühle der Hoffnungslosigkeit und Suizidideen. Gleichzeitig oder während derselben Episode müssen andere typische schizophrene Symptome vorhanden sein; die betreffende Person kann beispielsweise behaupten, daß ihre Gedanken sich ausbreiten oder gestört werden, oder daß fremde Kräfte versuchen, sie zu kontrollieren. Sie kann davon überzeugt sein, daß sie ausspioniert wird, oder daß ein Komplott gegen sie im Gange ist und daß dieses durch ihr eigenes Verhalten nicht gerechtfertigt ist. Sie kann Stimmen hören, die sie nicht nur verächtlich machen oder verdammen, sondern auch davon reden, sie zu töten, oder ihr Verhalten unter sich diskutieren. Schizodepressive Episoden sind gewöhnlich weniger floride und alarmierend als schizomanische Episoden, aber sie neigen zu längerer Dauer und die Prognose ist weniger günstig. Obwohl sich in der Mehrzahl der Fälle die Störung vollständig zurückbildet, entwickeln einige Kranke schließlich ein schizophrenes Residuum.

Diagnostische Leitlinien:

Es muß eine eindeutige Depression vorhanden sein mit wenigstens zwei charakteristischen depressiven Symptomen oder Verhaltensauffälligkeiten wie unter depressiver Episode (F32) beschrieben. Innerhalb derselben Episode sollen wenigstens ein oder besser noch zwei typisch schizophrene Symptome eindeutig vorliegen (siehe Schizophrenie F20, diagnostische Leitlinien 1 bis 4).

Diese Kategorie soll sowohl für eine einzelne schizodepressive Episode verwendet werden, als auch für eine rezidivierende Störung, bei der die Mehrzahl der Episoden schizodepressiv ist.

Dazugehörige Begriffe:

- schizoaffektive Psychose, depressiver Typ
- schizophreniforme Psychose, depressiver Typ

F25.2 gemischte schizoaffektive Störung

Hier sind Störungen zu klassifizieren, bei denen Symptome einer Schizophrenie (F20) mit solchen einer gemischten bipolaren affektiven Störung (F31.6) gemeinsam bestehen.

Dazugehörige Begriffe:

- gemischte schizophrene und affektive Psychose
- zyklische Schizophrenie

F25.8 sonstige schizoaffektive Störungen

F25.9 nicht näher bezeichnete schizoaffektive Störung

Dazugehöriger Begriff:

- nicht näher bezeichnete schizoaffektive Psychose

F28 sonstige nichtorganische psychotische Störungen

Psychotische Störungen, die die Kriterien für Schizophrenie (F20) oder für psychotische Formen affektiver Störungen (F30-F39) nicht erfüllen und psychotische Störungen, die die Symptomkriterien für eine anhaltende wahnhafte Störung nicht erfüllen (F22) sind hier zu klassifizieren.

Dazugehörige Begriffe:

- nicht näher bezeichnete chronische halluzinatorische Psychose
- *zykloide Psychose (länger als drei Monate andauernd)*

F29 nicht näher bezeichnete nichtorganische Psychose

Diese Kategorie sollte auch für Psychosen unbekannter Ätiologie verwendet werden.

Dazugehöriger Begriff:

- nicht näher bezeichnete Psychose

Ausschluß:

- nicht näher bezeichnete psychische Störung (F99)
- nicht näher bezeichnete organische oder symptomatische Psychose (F09)

F3 Affektive Störungen

Überblick über diesen Abschnitt:

F30	**manische Episode**	
	F30.0	Hypomanie
	F30.1	Manie ohne psychotische Symptome
	F30.2	Manie mit psychotischen Symptomen
	.20	mit synthymen psychotischen Symptomen
	.21	mit parathymen psychotischen Symptomen
	F30.8	sonstige manische Episoden
	F30.9	nicht näher bezeichnete manische Episode
F31	**bipolare affektive Störung**	
	F31.0	bipolare affektive Störung, gegenwärtig hypomanische Episode
	F31.1	bipolare affektive Störung, gegenwärtig manische Episode, ohne psychotische Symptome
	F31.2	bipolare affektive Störung, gegenwärtig manische Episode, mit psychotischen Symptomen
	F31.3	bipolare affektive Störung, gegenwärtig leichte oder mittelgradige depressive Episode
	.30	ohne somatisches Syndrom
	.31	mit somatischem Syndrom
	F31.4	bipolare affektive Störung, gegenwärtig schwere depressive Episode, ohne psychotische Symptome
	F31.5	bipolare affektive Störung, gegenwärtig schwere depressive Episode, mit psychotischen Symptomen
	F31.6	bipolare affektive Störung, gegenwärtig gemischte Episode
	F31.7	bipolare affektive Störung, gegenwärtig remittiert
	F31.8	sonstige bipolare affektive Störungen
	F31.9	nicht näher bezeichnete bipolare affektive Störung

Mit einer sechsten Stelle können die in der Anamnese aufgetretenen Episoden näher gekennzeichnet werden:

F31.xx0	*nur depressive Episoden (nicht für F31.3, F31.4, F31.5)*
F31.xx1	*nur hypomanische oder manische Episoden*
F31.xx2	*nur gemischte Episoden*
F31.xx3	*hypomanische, manische, depressive und/oder gemischte Episoden*

F32 depressive Episode

F32.0		leichte depressive Episode
	.00	ohne somatisches Syndrom
	.01	mit somatischem Syndrom
F32.1		mittelgradige depressive Episode
	.10	ohne somatisches Syndrom
	.11	mit somatischem Syndrom
F32.2		schwere depressive Episode ohne psychotische Symptome
F32.3		schwere depressive Episode mit psychotischen Symptomen
F32.8		sonstige depressive Episoden
F32.9		nicht näher bezeichnete deprressive Episode

F33 rezidivierende depressive Störungen

F33.0		rezidivierende depressive Störung, gegenwärtig leichte Episode
	.00	ohne somatisches Syndrom
	.01	mit somatischem Syndrom
F33.1		rezidivierende depressive Störung, gegenwärtig mittelgradige Episode
	.10	ohne somatisches Syndrom
	.11	mit somatischem Syndrom
F33.2		rezidivierende depressive Störung, gegenwärtig schwere Episode, ohne psychotische Symptome
F33.3		rezidivierende depressive Störung, gegenwärtig schwere Episode, mit psychotischen Symptomen
F33.4		rezidivierende depressive Störung, gegenwärtig remittiert
F33.8		sonstige rezidivierende depressive Störungen
F33.9		nicht näher bezeichnete rezidivierende depressive Störung

F34 anhaltende affektive Störungen

F34.0		Zyklothymia
F34.1		Dysthymia
F34.8		sonstige anhaltende affektive Störungen
F34.9		nicht näher bezeichnete anhaltende affektive Störung

F38 sonstige affektive Störungen

F38.0		sonstige einzelne affektive Störungen
	.00	gemischte affektive Episode
F38.1		sonstige rezidivierende affektive Störungen
	.10	rezidivierende kurze depressive Störung
F38.8		sonstige näher bezeichnete affektive Störungen

F39 nicht näher bezeichnete affektive Störung

F30-F39
Affektive Störungen

Die Beziehungen zwischen Ätiologie, Symptomatik, zugrundeliegenden biochemischen Prozessen, Ansprechen auf Behandlung und weiterem Verlauf bei affektiven Störungen sind gegenwärtig noch nicht soweit geklärt, daß ihre Klassifikation in einer für alle annehmbaren Weise möglich wäre. Trotzdem muß eine Klassifizierung versucht werden. Diese wird in der Hoffnung vorgelegt, daß sie als Ergebnis vielfältiger Beratungen zumindest akzeptabel erscheint.

Bei diesen Störungen bestehen die Hauptsymptome in einer Veränderung der Stimmung oder der Affektivität, meist zur Depression hin, mit oder ohne begleitende Angst, oder zur gehobenen Stimmung. Dieser Stimmungswechsel wird in der Regel von einem Wechsel des allgemeinen Aktivitätsniveaus begleitet. Die meisten anderen Symptome sind sekundär oder im Zusammenhang mit diesen Veränderungen leicht zu verstehen. Die meisten dieser Störungen tendieren zu wiederholtem Auftreten. Der Beginn der einzelnen Episoden ist oft mit belastenden Ereignissen oder Situationen in Zusammenhang zu bringen. Dieses Kapitel behandelt affektive Störungen aller Altersgruppen, auch die in der Kindheit und Jugend beginnenden sollten also hier klassifiziert werden.

Die Hauptkriterien zur Unterteilung der affektiven Störungen beruhen auf praktischen Erwägungen, damit sie eine einfache Identifizierung der verbreiteten klinischen Störungen erlauben. Einzelne Episoden werden von bipolaren oder anderen wiederholt aufgetretenen episodischen Störungen unterschieden, da bei einem wesentlichen Teil der Patienten nur eine Episode der Erkrankung auftritt. Der Schweregrad wurde wegen der Konsequenzen für die Behandlung und die unterschiedlichen Ebenen des Versorgungsbedarfs in den Vordergrund gestellt. Das hier als «somatisch» bezeichnete Syndrom könnte ebenso «melancholisch», «vital», «biologisch» oder «endogenomorph» genannt werden; die wissenschaftliche Absicherung dieses Syndroms ist in jedem Fall etwas fragwürdig. Der Berücksichtigung hier folgt hoffentlich eine weitreichende kritische Einschätzung der Nützlichkeit der gesonderten Feststellung. Die Klassifikation erlaubt die Verwendung dieses somatischen Syndroms. Es kann aber auch ohne Verlust jeglicher sonstiger Information darauf verzichtet werden.

Die klinische Unterscheidung in verschiedene Schweregrade ist schwierig; die Grade «leicht», «mittelgradig» und «schwer» wurden hier auf Wunsch vieler Kliniker angegeben.

Die Bezeichnungen «Manie» und «schwere Depression» werden in dieser

Klassifikation zur Kennzeichnung der entgegengesetzten Pole des affektiven Spektrums verwendet. «Hypomanie» bezeichnet einen Zwischenzustand ohne Wahn, Halluzinationen oder Unterbrechung normaler Aktivitäten, der häufig, aber nicht ausschließlich, bei Patienten auftritt, die eine Manie entwickeln oder sich von ihr erholen.

F30 manische Episode

Hier werden drei Schweregrade angegeben; bei allen dreien finden sich die gemeinsamen Charakteristika der Störung, nämlich die gehobene Stimmung, sowie eine Steigerung in Ausmaß und Geschwindigkeit der körperlichen und psychischen Aktivität.

Diese Kategorie darf nur für eine einzelne manische Episode verwendet werden. Wenn zuvor oder später affektive depressive, manische oder hypomanische Episoden auftreten, ist eine bipolare affektive Störung (F31) zu diagnostizieren.

Dazugehöriger Begriff:

- bipolare Störung, einzelne manische Episode

F30.0 Hypomanie

Hypomanie ist eine leichtere Ausprägung der Manie (F30.1). Die Störungen der Stimmung und des Verhaltens sind dabei zu anhaltend und auffallend, um unter Zyklothymia (F34.0) klassifiziert zu werden. Halluzinationen oder Wahn sind nicht vorhanden. Es findet sich eine anhaltende leicht gehobene Stimmung (wenigstens einige Tage hintereinander), gesteigerter Antrieb und Aktivität und gewöhnlich ein auffallendes Gefühl von Wohlbefinden und körperlicher und seelischer Leistungsfähigkeit. Gesteigerte Geselligkeit, Gesprächigkeit, übermäßige Vertraulichkeit, gesteigerte Libido und vermindertes Schlafbedürfnis sind häufig vorhanden, aber nicht in dem Ausmaß, daß sie zu einem Abbruch der Berufstätigkeit oder zu sozialer Ablehnung führen. Reizbarkeit, Selbstüberschätzung und flegelhaftes Verhalten können anstelle der häufigen euphorischen Geselligkeit auftreten.

Konzentration und Aufmerksamkeit können beeinträchtigt sein, und damit auch die Fähigkeit, sich der Arbeit zu widmen, sich zu entspannen und zu erholen. Dies verhindert nicht das Interesse an ganz neuen Unternehmungen und Aktivitäten oder etwas übertriebene Geldausgaben.

Diagnostische Leitlinien:

Einige der genannten Merkmale gehobener oder veränderter Stimmung bzw. gesteigerter Aktivität sollen zumindest einige Tage deutlicher und durchgehender vorhanden sein, als für Zyklothymia (F34.0) gefordert. Eine deutliche Beeinträchtigung der Berufstätigkeit oder der sozialen Aktivität ist mit der Diagnose einer Hypomanie vereinbar. Wenn die Störung dieser Funktionen allerdings schwer oder vollständig ist, ist eine Manie (F30.1 oder F30.2) zu diagnostizieren.

Differentialdiagnose:

Hypomanie umfaßt den Bereich der Störungen von Stimmung und Aktivitätsniveau zwischen Zyklothymia (F34.0) und Manie (F30.1 und F30.2). Die gesteigerte Aktivität, die Ruhelosigkeit und der häufige Gewichtsverlust müssen von ähnlichen Symptomen bei Hyperthyreose und Anorexia nervosa unterschieden werden. Besonders die gegen Ende des mittleren Lebensabschnittes vorkommenden Anfangsstadien einer «agitierten Depression» können Ähnlichkeit mit der gereizten Form der Hypomanie zeigen. Patienten mit schweren Zwangshandlungen können nachts stundenlang ihre häuslichen Reinigungsrituale vollziehen; ihre Stimmung ist aber der oben beschriebenen meist entgegengesetzt.

Sofern eine kurze hypomanische Phase nur als Einleitung oder Nachwirkung einer Manie (F30.1 und F30.2) auftritt, soll sie nicht getrennt diagnostiziert werden.

F30.1 Manie ohne psychotische Symptome

Die Stimmung ist situationsinadäquat gehoben und kann zwischen sorgloser Heiterkeit und fast unkontrollierbarer Erregung schwanken. Die gehobene Stimmung ist mit vermehrtem Antrieb verbunden und führt zu Überaktivität, Rededrang und verminderten Schlafbedürfnis. Übliche soziale Hemmungen gehen verloren, die Aufmerksamkeit kann nicht mehr aufrechterhalten werden, stattdessen kommt es oft zu starker Ablenkbarkeit. Die Selbsteinschätzung ist überhöht, Größenideen oder maßloser Optimismus werden frei geäußert.

Wahrnehmungsstörungen, wie etwa die Einschätzung von Farben als besonders lebhaft und meist schön können vorkommen, ferner eine Beschäftigung mit feinen Einzelheiten von Oberflächenstrukturen oder Geweben und eine subjektive Hyperakusis. Die betreffende Person kann überspannte und undurchführbare Projekte beginnen, leichtsinnig Geld ausgeben oder bei völlig unpassender Gelegenheit aggressiv, verliebt oder scherzhaft werden. In einigen manischen Episoden ist die Stimmung eher gereizt und mißtrauisch als gehoben. Die erste Episode tritt im allgemeinen zwischen dem 15. und 30. Lebensjahr auf, aber auch in jedem anderen Alter zwischen der späten Kindheit und dem 7. oder 8. Lebensjahrzehnt.

Diagnostische Leitlinien:

Die Episode dauert wenigstens 1 Woche und ist schwer genug, um die berufliche und soziale Funktionsfähigkeit mehr oder weniger vollständig zu unterbrechen. Die gehobene Stimmung ist dabei von vermehrtem Antrieb und mehreren der genannten Symptome, besonders Rededrang, vermindertem Schlafbedürfnis, Größenideen und übertriebenem Optimismus begleitet.

F30.2 Manie mit psychotischen Symptomen

Das klinische Bild entspricht einer schwereren Form einer Manie als in F30.1 beschrieben. Selbstüberschätzung und Größenideen können in Wahn einmünden; aus Reizbarkeit und Mißtrauen kann sich ein Verfolgungswahn entwickeln. In schweren Fällen können Größenideen oder religiöse Wahnvorstellungen, welche die eigene Identität oder Rolle betreffen, im Vordergrund stehen. Ideenflucht und Rededrang können dazu führen, daß der Betreffende nicht mehr verstanden wird. Ausgeprägte und anhaltende körperliche Aktivität und Erregung können in Aggression oder Gewalttätigkeit münden. Eine Vernachlässigung der Nahrungsaufnahme und der persönlichen Hygiene kann zu gefährlicher Dehydratation und Verwahrlosung führen.

Wenn erforderlich, können *mit einer fünften Stelle* Wahngedanken und Halluzinationen genauer als synthym oder parathym (stimmungskongruent oder -inkongruent) bezeichnet werden. Parathym sind auch affektiv neutrale Wahngedanken und Halluzinationen, z.B. ein Beziehungswahn ohne das Thema Schuld oder Anklage, oder Stimmen, die zu dem Patienten von Ereignissen ohne besondere emotionale Bedeutung sprechen.

F30.20 *Manie mit synthymen psychotischen Symptomen*
F30.21 *Manie mit parathymen psychotischen Symptomen*

Differentialdiagnose:

Eines der schwierigsten Probleme ist die Abgrenzung dieser Störung von der Schizophrenie; besonders wenn die Entwicklung der Hypomanie übersehen wurde und der Betreffende nur auf dem Höhepunkt der Erkrankung untersucht wird, wenn ausgedehnte Wahnideen, unverständliche Sprache und gewalttätige Erregung die grundlegende Störung des Affekts verdecken. Eine ähnliche diagnostische Schwierigkeit kann bei manischen Patienten unter neuroleptischer Behandlung auftreten, wenn ihre körperliche und seelische Aktivität sich bereits normalisiert hat, Wahnvorstellungen oder Halluzinationen aber noch andauern. Gelegentliche für eine Schizophrenie (F20) typische Halluzinationen oder Wahngedanken können auch als parathym aufgefaßt werden. Wenn diese Symptome aber vorherrschen und andauern, ist die Diagnose einer schizoaffektiven Störung (F25) wahrscheinlicher.

Dazugehöriger Begriff:

- manischer Stupor

F30.8 sonstige manische Episoden

F30.9 nicht näher bezeichnete manische Episode

Dazugehöriger Begriff:

- nicht näher bezeichnete Manie

F31 bipolare affektive Störung

Hierbei handelt es sich um eine Störung, die durch wiederholte (d.h. wenigstens zwei) Episoden charakterisiert ist, in denen Stimmung und Aktivitätsniveau des Betreffenden deutlich gestört sind. Bei dieser Störung treten einmal eine gehobene Stimmung, vermehrter Antrieb und Aktivität (Manie oder Hypomanie) auf, dann wieder eine Stimmungssenkung, verminderter Antrieb und Aktivität (Depression). Charakteristischerweise ist die Besserung zwischen den Episoden vollständig. Die Inzidenz der Erkrankung ist, verglichen mit anderen affektiven Störungen, bei beiden Geschlechtern nahezu gleich. Patienten mit ausschließlich manischen Episoden sind vergleichsweise selten. Sie werden als bipolar (F31.xx2) klassifiziert, da sie den Patienten, die wenigstens gelegentlich auch depressive Episoden erleben, in Familienanamnese, prämorbider Persönlichkeit, Krankheitsbeginn und langfristiger Prognose ähneln.

Manische Episoden beginnen in der Regel abrupt und dauern zwischen 2 Wochen und 4 bis 5 Monaten (im Mittel etwa 4 Monate). Depressionen tendieren zu längerer Dauer (im Mittel etwa 6 Monate), selten allerdings länger als ein Jahr, außer bei älteren Menschen. Episoden beider Art folgen oft einem belastenden Lebensereignis oder einem anderen psychischen Trauma. Vorhandensein oder Fehlen einer solchen Belastung ist aber für die Diagnose nicht wesentlich. Die erste Episode kann in jedem Alter, von der Kindheit bis zum hohen Alter auftreten. Die Häufigkeit von Episoden, das Verlaufsmuster von Remissionen und Rückfällen ist sehr variabel, wenn auch die Intervalle im Laufe der Zeit eher kürzer werden und Depressionen im höheren Lebensalter eher häufiger auftreten und länger dauern.

Obwohl das ursprüngliche Konzept der «manisch-depressiven Psychose» auch Patienten mit einschloß, die nur unter Depressionen litten, wird der Ausdruck manisch-depressive Störung oder Psychose nun hauptsächlich als Synonym für die bipolare Störung verwendet.

Dazugehöriger Begriff:

- manisch-depressive Krankheit, Psychose oder Reaktion

Ausschluß:

- bipolare affektive Störung, einzelne manische Episode (F30)
- einzelne depressive Episode (F32)
- rezidivierende depressive Störung (F33)
- Zyklothymia (F34.0)

Mit einer sechsten Stelle können die in der Anamnese aufgetretenen Episoden näher gekennzeichnet werden:

F31.xx0	*nur depressive Episoden (nicht für F31.3, F31.4, F31.5)*
F31.xx1	*nur hypomanische oder manische Episoden*
F31.xx2	*nur gemischte Episoden*
F31.xx3	*hypomanische, manische, depressive, und/oder gemischte Episoden*

F31.0 bipolare affektive Störung, gegenwärtig hypomanische Episode

Diagnostische Leitlinien:

1. Die gegenwärtige Episode erfüllt die Kriterien für eine Hypomanie (F30.0).
2. In der Anamnese muß sich wenigstens eine weitere affektive Episode (hypomanisch, manisch, depressiv oder gemischt) finden.

F31.1 bipolare affektive Störung, gegenwärtig manische Episode ohne psychotische Symptome

Diagnostische Leitlinien:

1. Die gegenwärtige Episode erfüllt die Kriterien für eine Manie ohne psychotische Symptome (F30.1).

2. In der Anamnese muß sich wenigstens eine weitere affektive Episode (hypomanisch, manisch, depressiv oder gemischt) finden.

F31.2 bipolare affektive Störung, gegenwärtig manische Episode mit psychotischen Symptomen

Diagnostische Leitlinien:

1. Die gegenwärtige Episode erfüllt die Kriterien für eine Manie mit psychotischen Symptomen (F30.2).
2. In der Anamnese muß sich wenigstens eine weitere affektive Episode (hypomanisch, manisch, depressiv oder gemischt) finden.

Wenn erforderlich, können Wahngedanken und Halluzinationen *mit der fünften Stelle* als synthym oder parathym genauer bezeichnet werden (siehe F30.2).

F31.3 bipolare affektive Störung, gegenwärtig leichte oder mittelgradige depressive Episode

Diagnostische Leitlinien:

1. Die gegenwärtige Episode erfüllt die Kriterien für eine leichte (F32.0) oder mittelgradige (F32.1) depressive Episode.
2. In der Anamnese muß sich wenigstens eine hypomanische, manische oder gemischte affektive Episode finden.

Mit der fünften Stelle kann das Vorkommen eines somatischen Syndroms gekennzeichnet werden:

F31.30 ohne somatisches Syndrom
F31.31 mit somatischem Syndrom

F31.4 bipolare affektive Störung, gegenwärtig schwere depressive Episode ohne psychotische Symptome

Diagnostische Leitlinien:

1. Die gegenwärtige Episode erfüllt die Kriterien für eine schwere depressive Episode ohne psychotische Symptome (F32.2).
2. In der Anamnese muß sich wenigstens eine hypomanische, manische oder gemischte affektive Episode finden.

F31.5 bipolare affektive Störung, gegenwärtig schwere depressive Episode mit psychotischen Symptomen

Diagnostische Leitlinien:

1. Die gegenwärtige Episode erfüllt die Kriterien für eine schwere depressive Episode mit psychotischen Symptomen (F32.3).
2. In der Anamnese muß sich wenigstens eine hypomanische, manische oder gemischte affektive Episode finden.

Wenn erforderlich, können Wahngedanken und Halluzinationen als synthym oder parathym näher bezeichnet werden (siehe F30.2).

F31.6 bipolare affektive Störung, gegenwärtig gemischte Episode

Der Betreffende hatte wenigstens eine manische, hypomanische oder gemischte affektive Episode in der Anamnese und zeigt gegenwärtig entweder eine Mischung oder einen raschen Wechsel von manischen, hypomanischen und depressiven Symptomen.

Diagnostische Leitlinien:

Zwar besteht die typische Form der bipolaren Erkrankung in einem Alternieren von manischen und depressiven Episoden, unterbrochen von Perioden mit normaler Stimmungslage, manische und depressive Symptome können aber auch gleichzeitig vorhanden sein. Dabei kann simultan eine depressive Stimmung tage- oder wochenlang von Überaktivität und Rededrang begleitet sein bzw. eine manische Stimmungslage und Größenideen von Agitiertheit, Antriebs- und Libidoverlust. Depressive, hypomanische oder manische Symptome können auch rasch von Tag zu Tag oder von Stunde zu Stunde wechseln. Eine gemischte affektive Störung soll nur dann diagnostiziert werden, wenn beide Gruppen von Symptomen während des überwiegenden Teils der gegenwärtigen Krankheitsepisode gleichermaßen im Vordergrund stehen, und wenn diese Phase wenigstens zwei Wochen lang angedauert hat.

Ausschluß:

- einzelne gemischte affektive Episode (F38.0)

F31.7 bipolare affektive Störung, gegenwärtig remittiert

Der Betreffende hatte wenigstens eine manische, hypomanische oder gemischte affektive Episode in der Anamnese und zusätzlich wenigstens eine andere hypomanische, manische, depressive oder gemischte Episode, leidet aber gegenwärtig nicht unter einer deutlichen Störung der Stimmung und hat auch in den letzten Monaten nicht darunter gelitten. Der Betreffende kann jedoch eine Behandlung erhalten, die das Risiko von zukünftigen Episoden reduziert.

F31.8 sonstige bipolare affektive Störungen

Dazugehörige Begriffe:

- bipolare-II Störung
- *kurzphasische bipolare Störungen (Kurzzykler)*
- rapid cycler

F31.9 nicht näher bezeichnete bipolare affektive Störung

F32 depressive Episoden

In den unten beschriebenen typischen leichten (F32.0), mittelgradigen (F32.1) oder schweren (F32.2 und F32.3) depressiven Episoden, leidet die betreffende Person gewöhnlich unter gedrückter Stimmung, Interessenverlust, Freudlosigkeit und einer Verminderung des Antriebs. Die Verminderung der Energie führt zu erhöhter Ermüdbarkeit und Aktivitätseinschränkung. Deutliche Müdigkeit tritt oft nach nur kleinen Anstrengungen auf.

Andere häufige Symptome sind:

1. Verminderte Konzentration und Aufmerksamkeit
2. Vermindertes Selbstwertgefühl und Selbstvertrauen
3. Schuldgefühle und Gefühle von Wertlosigkeit (sogar bei leichten depressiven Episoden)
4. Negative und pessimistische Zukunftsperspektiven
5. Suizidgedanken, erfolgte Selbstverletzung oder Suizidhandlungen
6. Schlafstörungen
7. Verminderter Appetit

Die gedrückte Stimmung ändert sich von Tag zu Tag wenig, reagiert meist nicht auf die jeweiligen Lebensumstände, kann aber charakteristische Tagesschwankungen aufweisen. Wie bei den manischen Episoden zeigt das klinische Bild beträchtliche individuelle Varianten; ein untypisches Erscheinungsbild ist besonders in der Jugend häufig. In einigen Fällen stehen zeitweilig Angst, Gequältsein und motorische Unruhe mehr im Vordergrund als die Depression. Die Stimmungsänderung kann durch zusätzliche Symptome wie Reizbarkeit, exzessiven Alkoholgenuß, histrionisches Verhalten, Verstärkung früher vorhandener phobischer oder zwanghafter Symptome oder durch hypochondrische Grübeleien verdeckt sein. Für die Diagnose depressiver Episoden aller drei Schweregrade wird gewöhnlich eine Dauer von mindestens 2 Wochen verlangt; kürzere Zeiträume können berücksichtigt werden, wenn die Symptome ungewöhnlich schwer oder schnell aufgetreten sind.

Einige der oben genannten Symptome können auffällig sein und ein charakteristisches Bild mit spezieller klinischer Bedeutung ergeben.

Typische Merkmale des somatischen Syndroms (siehe Einführung) sind:

1. Interessenverlust oder Verlust der Freude an normalerweise angenehmen Aktivitäten.
2. Mangelnde Fähigkeit, auf eine freundliche Umgebung oder freudige Ereignisse emotional zu reagieren.
3. Frühmorgendliches Erwachen; zwei oder mehr Stunden vor der gewohnten Zeit.
4. Morgentief.
5. Der objektive Befund einer psychomotorischen Hemmung oder Agitiertheit.
6. Deutlicher Appetitverlust.
7. Gewichtsverlust, häufig mehr als 5 % des Körpergewichts im vergangenen Monat.
8. Deutlicher Libidoverlust.

Das somatische Syndrom ist nur dann zu diagnostizieren, wenn wenigstens vier der genannten Symptome eindeutig feststellbar sind.

Die Kategorien leichte (F32.0), mittelgradige (F32.1) und schwere (F32.2 und F32.3) depressive Episode, die unten genauer beschrieben werden, sollen nur für eine einzelne depressive Episode verwendet werden. Weitere depressive Episoden sind einer der Unterformen der rezidivierenden depressiven Störung (F33) zuzuordnen.

Die Schweregradeinteilung soll eine große Zahl der klinischen Bilder abdecken, die in den verschiedenen psychiatrischen Arbeitsbereichen vorkommen. Patienten mit leichten depressiven Episoden sind in der Primärversorgung und in der allgemeinen medizinischen Versorgung häufig. In der stationären Psychiatrie hat man es hauptsächlich mit Patienten mit schweren depressiven Episoden zu tun.

Autoaggressive Handlungen bei affektiven Störungen, meist Vergiftung mit verschriebenen Medikamenten, sind unter Verwendung einer zusätzlichen Kodierung des Kapitels XX der ICD-10 (X60-X84) zu verschlüsseln. Diese Kodierungen erlauben keine Unterscheidung zwischen einem Suizidversuch und einer «parasuizidalen Handlung», beide werden unter dem allgemeinen Begriff Selbstbeschädigung zusammengefaßt.

Die Differenzierung zwischen leichter, mittelgradiger und schwerer depressiver Episode beruht auf einer komplexen klinischen Beurteilung, die Anzahl, Art und Schwere der vorliegenden Symptome berücksichtigt.

Das Ausmaß noch möglicher sozialer und beruflicher Aktivitäten im Alltag ist bei der Beurteilung des Schweregrades einer Episode oft hilfreich. Allerdings beeinflussen häufig individuelle, soziale und kulturelle Einflüsse die Beziehung zwischen dem Schweregrad der Symptome und der sozialen Integration, so daß es unklug wäre, die soziale Integration zu einem unentbehrlichen Kriterium für den Schweregrad zu machen.

Eine Demenz (F00-F03) oder eine Intelligenzminderung (F70-F79) schließen die Diagnose einer behandelbaren depressiven Episode nicht aus. Aber wegen der Kommunikationsprobleme ist es dabei mehr als sonst erforderlich, die objektiv zu beobachtenden somatischen Symptome wie psychomotorische Hemmung, Appetit- und Gewichtsverlust und Schlafstörungen, zur Diagnose heranzuziehen.

Dazugehörige Begriffe:

- einzelne Episoden der
  - depressiven Reaktion
  - major depression, ohne psychotische Symptome
  - *majoren Depression, ohne psychotische Symptome*
  - psychogenen Depression
  - reaktiven Depression

F32.0 leichte depressive Episode

Diagnostische Leitlinien:

Depressive Stimmung, Verlust von Interesse oder Freude und erhöhte Ermüdbarkeit sind die typischen Symptome einer Depression. Für die Diagnose sollten mindestens zwei dieser und mindestens zwei der übrigen oben für die Kategorie F32 genannten Symptome vorhanden sein. Kein Symptom sollte besonders ausgeprägt sein. Die Mindestdauer für die gesamte Episode beträgt etwa 2 Wochen.

Der Betreffende leidet unter den Symptomen und hat Schwierigkeiten, seine normale Berufstätigkeit und seine sozialen Aktivitäten fortzusetzen, gibt aber die alltäglichen Aktivitäten nicht vollständig auf.

Mit der fünften Stelle kann das Vorkommen des **somatischen Syndroms** gekennzeichnet werden:

F32.00 ohne somatisches Syndrom
Die Kriterien für eine leichte depressive Episodes sind erfüllt; es sind keine oder nur wenige somatische Symptome vorhanden.

F32.01 mit somatischem Syndrom
Die Kriterien für eine leichte depressive Episode sind erfüllt; vier oder mehr somatische Symptome sind vorhanden (bei zwei oder drei ungewöhnlich schweren Symptomen dieser Art kann die Verwendung dieser Kategorie ebenfalls gerechtfertigt sein).

F32.1 mittelgradige depressive Episode

Diagnostische Leitlinien:

Mindestens zwei der drei oben für die leichte depressive Episode (F32.0) angegebenen typischen Symptome und mindestens drei (besser vier) der anderen Symptome müssen vorhanden sein. Einige Symptome sind in ihrem Schweregrad besonders ausgeprägt, oder es ist durchgehend ein besonders weites Spektrum von Symptomen vorhanden. Die Mindestdauer für die gesamte Episode beträgt etwa 2 Wochen.

Ein Patient mit einer mittelgradigen depressiven Episode kann nur unter erheblichen Schwierigkeiten soziale, häusliche und berufliche Aktivitäten fortsetzen.

Mit der fünften Stelle kann das Vorkommen des **somatischen Syndroms** gekennzeichnt werden:

F32.10 ohne somatisches Syndrom
Die Kriterien für eine mittelgradige depressive Episode sind erfüllt, es sind keine oder nur wenige somatische Symptome vorhanden.

F32.11 mit somatischem Syndrom
Die Kriterien für eine mittelgradige depressive Episode sind erfüllt und vier oder mehr somatische Symptome sind vorhanden (bei zwei oder drei ungewöhnlich schweren Symptomen dieser Art kann die Verwendung dieser Kategorie ebenfalls gerechtfertigt sein).

F32.2 schwere depressive Episode ohne psychotische Symptome

In einer schweren depressiven Episode zeigt der Patient meist erhebliche Verzweiflung und Agitiertheit, es sei denn, Hemmung ist ein führendes Symptom. Verlust des Sebstwertgefühls, Gefühle von Nutzlosigkeit oder Schuld sind meist vorherrschend, in besonders schweren Fällen besteht ein hohes Suizidrisiko. Es wird vorausgesetzt, daß das somatische Syndrom bei schweren depressiven Episoden praktisch immer vorhanden ist.

Diagnostische Leitlinien:

Alle drei für die leichte und mittelgradige depressive Episode (F32.0, F32.1) typischen Symptome müssen vorhanden sein und mindestens vier andere, von denen einige besonders ausgeprägt sein sollten. Allerdings ist es möglich, daß besonders agitierte oder gehemmte Patienten viele Symptome nicht in allen Einzelheiten beschreiben wollen oder können. In solchen Fällen ist eine zusammenfassende Einschätzung als schwere Episode dennoch gerechtfertigt. Die depressive Episode soll mindestens 2 Wochen dauern; wenn die Symptome jedoch besonders schwer sind, und sehr rasch auftreten, kann es gerechtfertigt sein, die Diagnose nach weniger als 2 Wochen zu stellen.

Es ist sehr unwahrscheinlich, daß ein Patient während einer schweren depressiven Episode in der Lage ist, soziale, häusliche und berufliche Aktivitäten fortzuführen, allenfalls sehr begrenzt.

Diese Kategorie soll nur für einzelne Episoden schwerer Depression ohne psychotische Symptome verwendet werden. Für weitere Episoden ist eine Kategorie der rezidivierenden depressiven Störung (F33) zu wählen.

Dazugehörige Begriffe:

- einzelne Episoden der
  - agitierten Depression
  - Melancholie
  - vitalen Depression ohne psychotische Symptome

F32.3 schwere depressive Episode mit psychotischen Symptomen

Diagnostische Leitlinien:

Eine schwere depressive Episode, welche die Kriterien für F32.2 erfüllt, und in der Wahnideen, Halluzinationen oder ein depressiver Stupor auftreten. Der Wahn schließt gewöhnlich Ideen der Versündigung, der Verarmung oder einer bevorstehenden Katastrophe ein, für die sich der Patient verantwortlich fühlen kann. Die akustischen Halluzinationen bestehen gewöhnlich aus diffamierenden oder anklagenden Stimmen; die Geruchshalluzinationen beziehen sich auf Fäulnis oder verwesendes Fleisch. Eine schwere psychomotorische Hemmung kann sich bis zum Stupor steigern. Wenn erforderlich, können Wahngedanken oder Halluzinationen als synthym oder parathym näher bezeichnet werden (siehe F30.2).

Differentialdiagnose:

Ein depressiver Stupor muß von der katatonen Schizophrenie (F20.2), vom dissoziativen Stupor (F44.2) und von organischen Formen des Stupors abgegrenzt werden. Diese Kategorie ist nur für einzelne Episoden einer schweren Depression mit psychotischen Symptomen zu verwenden; bei weiteren Episoden ist eine der Unterformen der rezidivierenden depressiven Störung mit psychotischen Symptomen (F33) zu diagnostizieren.

Dazugehörige Begriffe:

- einzelne Episoden der
  - major depression, mit psychotischen Symptomen
  - *majoren Depression, mit psychotischen Symptomen*
  - psychotischen Depression
  - psychogenen depressiven Psychose
  - reaktiven depressiven Psychose

F32.8 sonstige depressive Episoden

Hier sollen Episoden kodiert werden, auf die die Beschreibungen der unter F32.0-F32.3 beschriebenen depressiven Episoden nicht zutreffen, die aber nach dem diagnostischen Gesamteindruck depressiver Natur sind. Beispiele sind wechselnde Mischbilder depressiver Symptome (vor allem somatischer Art) mit diagnostisch weniger bedeutsamen Symptomen wie Spannung, Sorge und Verzweifelung, oder Mischbilder somatischer depressiver Symptome mit anhaltendem Schmerz oder Müdigkeit, die keine organische Ursache haben (wie sie manchmal in Allgemeinkrankenhäusern gesehen werden).

Dazugehörige Begriffe:

- atypische Depression
- nicht näher bezeichnete einzelne Episoden der «larvierten» Depression

F32.9 nicht näher bezeichnete depressive Episode

Dazugehörige Begriffe:

- nicht näher bezeichnete Depression
- nicht näher bezeichnete depressive Störung

F33 rezidivierende depressive Störung

Hierbei handelt es sich um eine Störung, die durch wiederholte depressive Episoden charakterisiert ist, wie sie unter leichter, mittelgradiger oder schwerer depressiver Episode (F32.0-F32.3) beschrieben wurden. In der Vorgeschichte finden sich keine unabhängigen Episoden mit gehobener Stimmung und Überaktivität, welche die Kriterien für eine Manie (F30.1 und F30.2) erfüllen. Diese Kategorie soll auch dann verwendet werden, wenn kurze Episoden von leicht gehobener Stimmung und Überaktivität, die die Kriterien der Hypomanie (F30.0) erfüllen, sofort nach einer depressiven Episode (und manchmal offenbar durch eine Behandlung der Depression ausgelöst) aufgetreten sind. Alter bei Beginn, Schweregrad, Dauer und Häufigkeit der depressiven Episoden sind sehr unterschiedlich. Im allgemeinen tritt die erste Episode später als bei den bipolaren Störungen auf, im Mittel im 5. Lebensjahrzehnt. Die einzelnen Episoden dauern ebenfalls zwischen 3 und 12 Monaten (im Mittel etwa 6 Monate). Rückfälle sind allerdings weniger häufig. Die Besserung zwischen den Episoden ist im allgemeinen vollständig, aber eine Minderheit von Patienten entwickeln eine anhaltende Depression, hauptsächlich im höheren Lebensalter (für diese sollte diese Kategorie auch verwendet werden). Die einzelnen Episoden jeden Schweregrades werden häufig durch belastende Lebensereignisse ausgelöst. Einzelne Episoden und anhaltende Depressionen kommen in vielen Kulturkreisen bei Frauen doppelt so häufig vor wie bei Männern.

Ein gewisses Risiko, daß ein Patient mit einer rezidivierenden depressiven Störung eine manische Episode entwickelt, bleibt bestehen, gleichgültig, wieviele depressive Episoden aufgetreten sind. Tritt eine manische Episode auf, ist die Diagnose in bipolare affektive Störung zu ändern.

Die rezidivierende depressive Störung kann, wie unten angegeben, zunächst durch den Typus der gegenwärtigen Episode und dann, sofern genügend Informationen verfügbar sind, durch den bezogen auf alle Episoden vorherrschenden Typus bezeichnet werden.

Dazugehörige Begriffe:

- rezidivierende Episoden der
  - depressiven Reaktion
  - psychogenen Depression
  - reaktiven Depression
  - saisonalen depressiven Störung

- rezidivierende Episoden der
  - depressiven Psychose
  - endogenen Depression
  - major depression
  - *majoren Depression*
  - manisch-depressiven Psychose, depressiver Typ
  - psychogenen oder reaktiven depressiven Psychose
  - psychotischen Depression
  - vitalen Depression

Ausschluß:

- rezidivierende kurze depressive Episoden (F38.1)

F33.0 rezidivierende depressive Störung, gegenwärtig leichte Episode

Diagnostische Leitlinien:

1. Die Kriterien für eine rezidivierende depressive Störung müssen (F33) erfüllt sein; die gegenwärtige Episode entspricht den Kriterien für die leichte depressive Episode (F32.0).
2. Wenigstens zwei Episoden sollen mindestens 2 Wochen gedauert haben und beide sollen von mehreren Monaten ohne eindeutige affektive Symptomatik getrennt gewesen sein. Andernfalls ist eine sonstige rezidivierende affektive Störung (F38.1) zu diagnostizieren.

Mit der fünften Stelle kann das Vorkommen des **somatischen Syndroms** gekennzeichnet werden:

F33.00 ohne somatisches Syndrom (siehe F32.00)
F33.01 mit somatischem Syndrom (siehe F32.01)

Wenn erforderlich, kann der vorherrschende Typus der vorangegangenen Episoden (leicht, mittelgradig, schwer, unbestimmt) bezeichnet werden.

F33.1 rezidivierende depressive Störung, gegenwärtig mittelgradige Episode

Diagnostische Leitlinien:

1. Die Kriterien für eine rezidivierende depressive Störung (F33) müssen erfüllt sein; die gegenwärtige Episode entspricht den Kriterien für eine mittelgradige depressive Episode (F32.1).
2. Wenigstens zwei Episoden sollen mindestens 2 Wochen gedauert haben und von mehreren Monaten ohne eindeutige affektive Symptomatik getrennt gewesen sein. Andernfalls ist eine sonstige rezidivierende affektive Störung (F38.1) zu diagnostiziern.

Mit der fünften Stelle kann das Vorkommen des **somatischen Syndroms** gekennzeichnet werden:

F33.10 ohne somatisches Syndrom (siehe F32.10)
F33.11 mit somatischem Syndrom (siehe F32.11)

Wenn erforderlich, kann der vorherrschende Typus der vorangegangenen Episoden (leicht, mittelgradig, schwer, unbestimmt) bezeichnet werden.

F33.2 rezidivierende depressive Störung, gegenwärtig schwere Episode ohne psychotische Symptome

Diagnostische Leitlinien:

1. Die Kriterien für eine rezidivierende depressive Störung (F33) müssen erfüllt sein; die gegenwärtige Episode entspricht den Kriterien für eine schwere depressive Episode ohne psychotische Symptome (F32.2).
2. Wenigstens zwei Episoden sollen mindestens 2 Wochen gedauert haben und von mehreren Monaten ohne eindeutige affektive Symptomatik getrennt gewesen sein. Andernfalls ist eine sonstige rezidivierende affektive Störung (F38.1) zu diagnostizieren.

Wenn erforderlich kann der vorherrschende Typus der vorangegangenen Episoden (leicht, mittelgradig, schwer, unbestimmt) bezeichnet werden.

F33.3 rezidivierende depressive Störung, gegenwärtig schwere Episode mit psychotischen Symptomen

Diagnostische Leitlinien:

1. Die Kriterien für eine rezidivierende depressive Störung (F33) müssen er-

füllt sein; die gegenwärtige Episode entspricht den Kriterien für eine schwere depressive Episode mit psychotischen Symptomen (F32.3).
2. Wenigstens zwei Episoden sollen mindestens 2 Wochen gedauert haben und beide sollen von mehreren Monaten ohne eindeutige affektive Symptomatik getrennt gewesen sein. Andernfalls ist eine sonstige rezidivierende affektive Störung (F38.1) zu diagnostizieren.

Wenn erforderlich, können Wahngedanken oder Halluzinationen als synthym oder parathym näher bezeichnet werden (siehe F30.2).

Wenn erforderlich, kann der vorherrschende Typus der vorangegangenen Episoden (leicht, mittelgradig, schwer, unbestimmt) bezeichnet werden.

F33.4 rezidivierende depressive Störung, gegenwärtig remittiert

Diagnostische Leitlinien:

1. Die Kriterien für eine rezidivierende depressive Störung (F33) müssen in der Anamnese erfüllt sein, aber das gegenwärtige Zustandsbild erfüllt nicht die Kriterien für eine depressive Episode der angegebene Schweregrad bzw. für eine sonstige Störung in F30-F39.
2. Wenigstens zwei depressive Episoden in der Vorgeschichte sollen mindestens 2 Wochen gedauert haben und beide sollen von mehreren Monaten ohne eindeutige affektive Symptomatik getrennt gewesen sein. Andernfalls ist eine sonstige rezidivierende affektive Störung (F38.1) zu diagnostizieren.

Diese Kategorie kann auch verwendet werden, wenn der Patient eine Behandlung zur Reduktion des Rückfallrisikos erhält.

F33.8 sonstige rezidivierende depressive Störungen

F33.9 nicht näher bezeichnete rezidivierende depressive Störung

Dazugehöriger Begriff:

- nicht näher bezeichnete monopolare Depression

F34 anhaltende affektive Störungen

Hierbei handelt es sich um anhaltende und gewöhnlich fluktuierende Stimmungsstörungen, bei denen einzelne Episoden selten, wenn überhaupt, ausreichend schwer genug sind, um als hypomanische oder auch nur leichte depressive Episoden beschrieben zu werden. Da sie jahrelang andauern und manchmal den größeren Teil des Erwachsenenlebens bestehen, ziehen sie beträchtliches subjektives Leiden und Beeinträchtigungen nach sich. Gelegentlich können jedoch wiederholte oder einzelne manische Episoden oder eine leichte oder schwere depressive Störung die anhaltende affektive Störung überlagern. Die anhaltenden affektiven Störungen sind besser hier als bei den Persönlichkeitsstörungen einzuordnen, da Familienstudien auf genetische Beziehungen zu den affektiven Störungen hinweisen, und weil sie gelegentlich denselben Behandlungen wie diese zugänglich sind.

Formen mit frühem oder spätem Beginn der Zyklothymia und Dysthymia sind beschrieben worden und sind, wenn erforderlich, als solche näher zu bezeichnen.

F34.0 Zyklothymia

Hierbei handelt es sich um eine andauernde Instabilität der Stimmung, mit zahlreichen Perioden leichter Depression und leicht gehobener Stimmung. Diese Instabilität entwickelt sich in der Regel im frühen Erwachsenenleben und nimmt einen chronischen Verlauf, auch wenn die Stimmung gelegentlich normal und monatelang stabil sein kann. Die Stimmungsschwankungen werden im allgemeinen von den Patienten ohne Bezug zu Lebensereignissen erlebt. Es ist schwierig, die Diagnose ohne eine längere Beobachtungsperiode oder ohne besonders gute anamnestische Informationen über das Verhalten zu stellen. Da die Stimmungsschwankungen relativ leicht sind und die Perioden gehobener Stimmung angenehm und fruchtbar sein können, gelangen Patienten mit Zyklothymia häufig nicht in ärztliche Behandlung. In einigen Fällen kann dies darauf beruhen, daß die auftretende Änderung der Stimmung weniger auffällt als die zyklischen Veränderungen in Aktivität, Selbstvertrauen, Geselligkeit oder Appetenzverhalten. Wenn erforderlich, kann der Beginn genauer bezeichnet werden: früher Beginn in der späten Adoleszenz oder im frühen Erwachsenenalter oder später Beginn.

Diagnostische Leitlinien:

Das wesentliche Kennzeichen ist die anhaltende Stimmungsinstabilität, mit zahlreichen Perioden leichter Depression und leicht gehobener Stimmung.

Von diesen darf aber keine ausreichend schwer oder andauernd genug gewesen sein, um die Kriterien für eine bipolare affektive Störung (F31) oder eine rezidivierende depressive Störung (F33) zu erfüllen. Dies bedeutet, daß die einzelnen Episoden von Stimmungsschwankungen nicht die Kriterien für manische (F30) oder depressive Episoden (F32) erfüllen.

Dazugehörige Begriffe:

- affektive Persönlichkeit(sstörung)
- zykloide Persönlichkeit(sstörung)
- zyklothyme Persönlichkeit(sstörung)

Differentialdiagnose:

Diese Störung kommt häufig bei Verwandten von Patienten mit einer bipolaren affektiven Störung (F31) vor und einige Personen mit einer Zyklothymia entwickeln eine bipolare affektive Störung. Die Zyklothymia kann das ganze Erwachsenenleben hindurch bestehen, zeitweilig oder dauernd verschwinden, oder in schwerere Stimmungsschwankungen übergehen, die die Kriterien für eine bipolare affektive Störung (F31) oder eine rezidivierende depressive Störung (F33) erfüllen.

F34.1 Dysthymia

Hierbei handelt es sich um eine chronische depressive Verstimmung, die nach Schweregrad und Dauer der einzelnen Episoden gegenwärtig nicht die Kriterien für eine leichte oder mittelgradige rezidivierende depressive Störung (F33.0, F33.1) erfüllt. In der Anamnese und insbesondere bei Beginn der Störung können allerdings die Beschreibungen und Leitlinien der leichten depressiven Episode erfüllt gewesen sein. Die Verteilung zwischen den einzelnen Episoden leichter Depression und dazwischenliegenden Perioden vergleichsweiser Normalität ist sehr unterschiedlich. Die Patienten haben gewöhnlich zusammenhängende Perioden von Tagen oder Wochen, in denen sie ein gutes Befinden beschreiben. Aber meistens, oft monatelang, fühlen sie sich müde und depressiv; alles ist für sie eine Anstrengung und nichts wird genossen. Sie grübeln und beklagen sich, schlafen schlecht und fühlen sich unzulänglich, sind aber in der Regel fähig, mit den wesentlichen Anforderungen des täglichen Lebens fertig zu werden. Die Dysthymia hat also sehr viel mit den Konzepten der depressiven Neurose und der neurotischen Depression gemeinsam. Wenn erforderlich, können der frühe (späte Adoleszenz oder frühes Erwachsenenalter) oder der späte Beginn näher bezeichnet werden.

Diagnostische Leitlinien:

Das wesentliche Kennzeichen ist die langdauernde, depressive Verstimmung, die niemals oder nur sehr selten ausgeprägt genug ist, um die Kriterien für eine rezidivierende leichte oder mittelgradige depressive Störung (F33.0, F33.1) zu erfüllen. Sie beginnt gewöhnlich früh im Erwachsenenleben und dauert mindestens mehrere Jahre, manchmal lebenslang. Bei Beginn im höheren Lebensalter tritt die Störung häufig nach einer abgrenzbaren depressiven Episode (F32), nach einem Trauerfall oder einer anderen offensichtlichen Belastung auf.

Dazugehörige Begriffe:

- anhaltende ängstliche Depression
- depressive Neurose
- depressive Persönlichkeit(sstörung)
- neurotische Depression (mit einer Dauer von mehr als 2 Jahren)

Ausschluß:

- ängstliche Depression, leicht oder nicht anhaltend (F41.2)
- schizophrenes Residuum (F20.5)
- Trauerreaktion unter 2 Jahren (F43.21, längere depressive Reaktion)

F34.8 sonstige anhaltende affektive Störungen

Hierbei handelt es sich um eine klinisch bedeutsame Restkategorie für anhaltende affektive Störungen, die nicht ausreichend schwer genug sind oder lange genug dauern, um die Kriterien für Zyklothymia (F34.0) oder Dysthymia (F34.1) zu erfüllen. Einige Formen der Depression, die früher als «neurotisch» bezeichnet wurden, sind hier eingeschlossen. Diese dürfen nicht die Kriterien der Zyklothymia (F34.0), Dysthymia (F34.1) oder der leichten (F32.0) bzw. mittelgradigen (F32.1) depressiven Episode erfüllen.

F34.9 nicht näher bezeichnete anhaltende affektive Störungen

F38 sonstige affektive Störungen

F38.0 sonstige einzelne affektive Störungen

F38.00 gemischte affektive Episode

Eine affektive Episode, die mindestens 2 Wochen dauert und durch eine Mischung oder raschen Wechsel (gewöhnlich innerhalb von wenigen Stunden) von hypomanischen, manischen oder depressiven Symptomen charakterisiert ist.

F38.1 sonstige rezidivierende affektive Störungen

F38.10 rezidivierende kurze depressive Störung

Rezidivierende kurze Episoden, die im vergangenen Jahr etwa einmal pro Monat bestanden haben. Die einzelnen depressiven Episoden sind alle kürzer als zwei Wochen (typischerweise 2 bis 3 Tage, mit vollständiger Erholung), erfüllen aber die Symptomkriterien für eine leichte, mittelgradige oder schwere depressive Episode (F32.0, F32.1, F32.2).

Differentialdiagnose:

Im Gegensatz zur Dysthymia (F34.1) sind die Patienten die meiste Zeit nicht depressiv. Wenn die depressiven Episoden nur mit Bezug zum Menstruationszyklus auftreten, soll F38.8 und ein zweiter Kode für die zugrundeliegende Störung verwendet werden (N94.8, sonstige näher bezeichnete Zustände im Zusammenhang mit den weiblichen Genitalorganen und dem Menstruationszyklus).

F38.8 sonstige näher bezeichnete affektive Störungen

Dies ist eine Restkategorie für affektive Störungen, die nicht die Kriterien für eine der anderen Kategorien F30 bis F38.1 erfüllen.

F39 nicht näher bezeichnete affektive Störung

Diese Kategorie ist nur als letzte Möglichkeit zu verwenden, wenn keine andere Bezeichnung möglich ist.

Dazugehöriger Begriff:

- nicht näher bezeichnete affektive Psychose

Ausschluß:

- nicht näher bezeichnete psychische Störung (F99)

F4 Neurotische, Belastungs- und somatoforme Störungen

Überblick über diesen Abschnitt:

F40 phobische Störung

F40.0	Agoraphobie	
	.00	ohne Panikstörung
	.01	mit Panikstörung
F40.1	soziale Phobien	
F40.2	spezifische (isolierte) Phobien	
F40.8	sonstige phobische Störungen	
F40.9	nicht näher bezeichnete phobische Störung	

F41 sonstige Angststörungen

F41.0	Panikstörung (episodisch paroxysmale Angst)
F41.1	generalisierte Angststörung
F41.2	Angst und depressive Störung, gemischt
F41.3	sonstige gemischte Angststörungen
F41.8	sonstige näher bezeichnete Angststörungen
F41.9	nicht näher bezeichnete Angststörung

F42 Zwangsstörung

F42.0	vorwiegend Zwangsgedanken oder Grübelzwang
F42.1	vorwiegend Zwangshandlungen (Zwangsrituale)
F42.2	Zwangsgedanken und -handlungen, gemischt
F42.8	sonstige Zwangsstörungen
F42.9	nicht näher bezeichnete Zwangsstörung

F43 Reaktionen auf schwere Belastungen und Anpassungsstörungen

F43.0	akute Belastungsreaktion	
F43.1	posttraumatische Belastungsstörung	
F43.2	Anpassungsstörungen	
	.20	kurze depressive Reaktion
	.21	längere depressive Reaktion
	.22	Angst und depressive Reaktion, gemischt
	.23	mit vorwiegender Störung anderer Gefühle
	.24	mit vorwiegender Störung des Sozialverhaltens
	.25	mit gemischter Störung von Gefühlen und Sozialverhalten
	.28	mit sonstigen näher bezeichneten vorwiegenden Symptomen
F43.8	sonstige Reaktionen auf schwere Belastung	
F43.9	nicht näher bezeichnete Reaktion auf schwere Belastung	

F44 dissoziative Störungen (Konversionsstörungen)

F44.0 dissoziative Amnesie
F44.1 dissoziative Fugue
F44.2 dissoziativer Stupor
F44.3 Trance und Besessenheitszustände
F44.4 dissoziative Bewegungsstörungen
F44.5 dissoziative Krampfanfälle
F44.6 dissoziative Sensibilitäts- und Empfindungsstörungen
F44.7 dissoziative Störungen (Konversionsstörungen), gemischt
F44.8 sonstige dissoziative Störungen (Konversionsstörungen)
.80 Ganser-Syndrom
.81 multiple Persönlichkeit
.82 vorübergehende dissoziative Störungen (Konversionsstörungen) in der Kindheit und Jugend
.88 sonstige näher bezeichnete dissoziative Störungen (Konversionsstörungen)
F44.9 nicht näher bezeichnete dissoziative Störung (Konversionsstörung)

F45 somatoforme Störungen

F45.0 Somatisierungsstörung
F45.1 undifferenzierte Somatisierungstörung
F45.2 hypochondrische Störung
F45.3 somatoforme autonome Funktionsstörung
.30 kardiovaskuläres System
.31 oberer Gastrointestinaltrakt
.32 unterer Gastrointestinaltrakt
.33 respiratorisches System
.34 Urogenitalsystem
.38 sonstiges Organsystem
F45.4 anhaltende somatoforme Schmerzstörung
F45.8 sonstige somatoforme Störungen
F45.9 nicht näher bezeichnete somatoforme Störung

F48 sonstige neurotische Störungen

F48.0 Neurasthenie
F48.1 Depersonalisations-, Derealisationssyndrom
F48.8 sonstige näher bezeichnete neurotische Störungen
F48.9 nicht näher bezeichnete neurotische Störung

F40–F48
Neurotische, Belastungs- und somatoforme Störungen

Die neurotischen, Belastungs- und somatoformen Störungen wurden wegen des historischen Zusammenhanges mit dem Neurosenkonzept und wegen des beträchtlichen, wenn auch unklaren Anteils psychischer Verursachung in einem großen Kapitel zusammengefaßt. Wie bereits in der allgemeinen Einführung zur ICD-10 bemerkt, wurde das Neurosenkonzept nicht als Organisationsprinzip beibehalten; es wurde jedoch darauf geachtet, daß die Störungen, die manche Benutzer noch immer in ihrer eigenen Terminologie als neurotisch betrachten, leicht zu erkennen sind (vgl. die Bemerkungen zu den Neurosen in der allgemeinen Einführung).

Mischbilder von Symptomen, so am häufigsten das gemeinsame Vorkommen von Depression und Angst, findet man besonders bei den leichteren Formen dieser Störungen in der Primärversorgung. Man sollte sich möglichst für ein vorherrschendes Syndrom entscheiden. Es ist jedoch eine gemischte Kategorie für Fälle gemischter Depression und Angst vorgesehen, bei denen eine Entscheidung künstlich erzwungen erschiene (F41.2).

F40 phobische Störungen

In dieser Gruppe von Störungen wird Angst ausschließlich oder überwiegend durch eindeutig definierte, im allgemeinen ungefährliche Situationen oder Objekte - außerhalb des Patienten - hervorgerufen. Diese Situationen oder Objekte werden charakteristischerweise gemieden oder voller Angst ertragen. Phobische Angst ist subjektiv, physiologisch und im Verhalten von anderen Angstformen nicht zu unterscheiden und reicht von leichtem Unbehagen bis hin zu panischer Angst. Befürchtungen des Patienten können sich auf Einzelsymptome wie Herzklopfen oder Schwächegefühl beziehen und treten häufig zusammen mit sekundären Ängsten vor dem Sterben, Kontrollverlust oder dem Gefühl, wahnsinnig zu werden, auf. Die Angst wird nicht durch die Erkenntnis gemildert, daß andere Menschen die fragliche Situation nicht als gefährlich oder bedrohlich betrachten. Allein die Vorstellung, daß die phobische Situation eintreten könnte, erzeugt gewöhnlich schon Erwartungsangst.

Das Kriterium, daß das phobische Objekt oder die phobische Situation außerhalb der betreffenden Person liegen, führt dazu, daß viele Ängste, die sich aufdas Vorliegen einer Krankheit (Nosophobie) oder eine körperliche Entstellung (Dysmorphophobie) beziehen, jetzt unter F45.2, hypochondrische Störung, klassifiziert werden müssen. Bezieht sich jedoch die Furcht vor Krankheit in erster Linie und wiederholt auf ein mögliches Infektions- oder Vergiftungsrisiko, auf ärztliche Handlungen (Injektionen, Operationen usw.) oder auf medizinische Institutionen (Zahnarztpraxen, Krankenhäuser etc.), dann ist eine Einordnung unter F40 zutreffend (meist F40.2; spezifische Phobie).

Phobische Angst tritt häufig gleichzeitig mit Depression auf. Bereits vorher bestehende phobische Angst verschlimmert sich fast immer während einer zusätzlichen depressiven Episode. Manche depressiven Episoden werden zeitweilig von phobischer Angst begleitet; eine depressive Stimmung findet sich bei einigen Formen von Phobien, besonders der Agoraphobie häufig. Zwei Diagnosen, phobische Angst und depressive Episode, sind erforderlich wenn sich die eine Störung eindeutig vor der anderen entwickelte, und wenn zur Zeit der Diagnosenstellung eine deutlich überwiegt. Bestanden die Kriterien für eine depressive Störung bereits vor den phobischen Symptomen, dann sollte erstere zunächst diagnostiziert werden (vgl. Hinweise in der allgemeinen Einführung).

Die meisten phobischen Störungen, mit Ausnahme der sozialen Phobien, sind bei Frauen häufiger als bei Männern.

In dieser Klassifikation wird eine Panikattacke (F41.0), die in einer bereits bestehenden phobischen Situation auftritt, als Ausdruck für den Schweregrad der Phobie gewertet, der diagnostischer Vorrang einzuräumen ist. Eine eigentliche Panikstörung soll nur bei Fehlen der unter F40 angeführten Phobien diagnostiziert werden.

F40.0 Agoraphobie

Der Begriff Agoraphobie wird hier in einer weiter gefaßten Bedeutung verwendet als ursprünglich eingeführt und als noch in einigen Ländern üblich. Er bezieht sich jetzt nicht nur auf Ängste vor offenen Plätzen, sondern z.B. auch auf Menschenmengen oder die Schwierigkeit, sich wieder sofort und leicht an einen sicheren Platz, im allgemeinen nach Hause, zurückziehen zu können. Der Terminus beschreibt also eine zusammenhängende und sich häufig überschneidende Gruppe von Phobien, mit der Angst, das eigene Haus zu verlassen, Geschäfte zu betreten, sich in eine Menschenmenge oder auf öffentliche Plätze zu begeben oder alleine in Zügen, Bussen oder Flugzeugen zu reisen. Auch wenn der Schweregrad der Angst und das Ausmaß des Vermeidungsverhaltens differieren, ist diese Phobie besonders einschränkend. Einige Betroffene sind schließlich völlig an ihr Haus gefesselt. Viele Patienten empfinden Panik bei dem Gedanken, zu kollabieren und hilflos in der Öffentlichkeit liegen zu bleiben. Das Fehlen eines sofort nutzbaren «Fluchtweges» ist eines der Schlüsselsymptome vieler dieser agoraphobischen Situationen. Überwiegend sind Frauen betroffen, der Beginn liegt meist im frühen Erwachsenenalter. Depressive und zwanghafte Symptome sowie soziale Phobien können zusätzlich vorhanden sein, beherrschen aber das klinische Bild nicht. Ohne effektive Behandlung wird die Agoraphobie häufig chronisch, wenn auch im allgemeinen fluktuierend.

Diagnostische Leitlinien:

Für eine eindeutige Diagnose müssen alle folgenden Kriterien erfüllt sein:

1. Die psychischen oder vegetativen Symptome müssen primäre Manifestationen der Angst sein und nicht auf anderen Symptomen wie Wahn- oder Zwangsgedanken beruhen.
2. Die Angst muß in mindestens zwei der folgenden umschriebenen Situationen auftreten: in Menschenmengen, auf öffentlichen Plätzen, bei Reisen mit weiter Entfernung von Zuhause oder bei Reisen alleine.
3. Vermeidung der phobischen Situation muß ein entscheidendes Symptom sein oder gewesen sein.

Das Vorliegen oder Fehlen einer Panikstörung (F41.0) bei der Mehrzahl der agoraphobischen Situationen kann mit der fünften Stelle angegeben werden:

F40.00 ohne Panikstörung
F40.01 mit Panikstörung

Dazugehöriger Begriff:

- Panikstörung mit Agoraphobie

Differentialdiagnose:

Es muß bedacht werden, daß manche Agoraphobiker wenig Angst erleben, da es ihnen ständig gelingt, phobische Situationen zu vermeiden. Auch wenn andere Symptome wie Depression, Depersonalisation, Zwangssymptome und soziale Phobien auftreten, kann diese Diagnose gestellt werden, vorausgesetzt, diese anderen Symptome beherrschen das klinische Bild nicht.

War jedoch der Patient bereits ausgeprägt depressiv, als die phobischen Symptome erstmals auftraten, kann eine depressive Episode die treffendere Hauptdiagnose sein; dies kommt vor allem bei einem späten Beginn vor.

F40.1 soziale Phobien

Soziale Phobien beginnen oft in der Jugend, zentrieren sich um die Furcht vor prüfender Betrachtung durch andere Menschen in verhältnismäßig kleinen

Gruppen (nicht dagegen in Menschenmengen) und führen schließlich dazu, daß soziale Situationen vermieden werden. Im Unterschied zu den meisten anderen Phobien sind soziale Phobien bei Männern und Frauen gleich häufig. Sie können klar abgegrenzt sein und bespielsweise auf Essen oder Sprechen in der Öffentlichkeit oder Treffen mit dem anderen Geschlecht beschränkt sein. Oder sie sind unbestimmt und treten in fast allen sozialen Situationen außerhalb des Familienkreises auf. Angst, in der Öffentlichkeit zu erbrechen, kommt vor. Direkter Augenkontakt wird in einigen Kulturen als ausgesprochen belastend empfunden. Soziale Phobien sind in der Regel mit einem niedrigem Selbstwertgefühl und Furcht vor Kritik verbunden. Sie können sich in Beschwerden wie Erröten, Händezittern, Übelkeit oder Drang zum Wasserlassen äußern. Dabei meint der Patient manchmal, daß eine dieser sekundären Manifestationen seiner Angst das primäre Problem darstellt. Die Symptome können sich bis hin zu Panikattacken verstärken. In extremen Fällen kann beträchtliches Vermeidungsverhalten schließlich zu vollständiger sozialer Isolierung führen.

Diagnostische Leitlinien:

Für eine eindeutige Diagnose müssen alle folgenden Kriterien erfüllt sein:

1. Die psychischen, Verhaltens- oder vegetativen Symptome müssen primäre Manifestationen der Angst sein und nicht auf anderen Symptomen wie Wahn und Zwangsgedanken beruhen.
2. Die Angst muß auf bestimmte soziale Situationen beschränkt sein oder darin überwiegen.
3. Wenn möglich, Vermeidung der phobischen Situation.

Dazugehörige Begriffe:

- Anthropophobie
- soziale Neurose

Differentialdiagnose:

Agoraphobie und depressive Störungen kommen oft gemeinsam vor, besonders bei Patienten, die schließlich gänzlich an das Haus gefesselt sind. Ist die Unterscheidung zwischen den sozialer Phobie und Agoraphobie sehr schwierig, soll vorzugsweise Agoraphobie diagnostiziert werden. Eine Depression ist nur dann zu diagnostizieren, wenn ein voll ausgebildetes depressives Syndrom eindeutig festzustellen ist.

F40.2 spezifische (isolierte) Phobien

Hierbei handelt es sich um Phobien, die auf ganz spezifische Situationen beschränkt sind wie auf die Nähe bestimmter Tiere, Höhen, Donner, Dunkelheit,

Fliegen, geschlossene Räume, Urinieren oder Defäzieren auf öffentlichen Toiletten, Verzehr bestimmter Speisen, Zahnarztbesuch, Anblick von Blut oder Verletzungen oder die Furcht, bestimmten Krankheiten ausgesetzt zu sein. Obwohl die auslösende Situation eng begrenzt ist, kann sie wie bei der Agoraphobie oder einer sozialen Phobie Panik auslösen. Spezifische Phobien entstehen gewöhnlich in der Kindheit oder im frühen Erwachsenenalter und können unbehandelt jahrzehntelang bestehen. Das Ausmaß der eintretenden Behinderung hängt davon ab, wie leicht die betreffende Person die phobische Situation vermeiden kann. Im Gegensatz zur Agoraphobie wechselt das Ausmaß der Furcht vor dem phobischen Objekt nicht. Strahlenkrankheit und Geschlechtskrankheiten sind häufig Objekt der Krankheitsphobien, in jüngster Zeit auch AIDS.

Diagnostische Leitlinien:

Alle folgenden Kriterien müssen für eine eindeutige Diagnose erfüllt sein:

1. Die psychischen oder vegetativen Symptome müssen primäre Manifestationen der Angst sein und nicht auf anderen Symptomen wie Wahn oder Zwangsgedanken beruhen.
2. Die Angst muß auf die Anwesenheit eines bestimmten phobischen Objektes oder eine spezifische Situation begrenzt sein.
3. Die phobische Situation wird - wann immer möglich - vermieden.

F4

Dazugehörige Begriffe:

- Akrophobie
- einfache Phobie
- Examensangst
- *Höhenangst*
- Klaustrophobie
- Tierphobien

Differentialdiagnose:

Meist fehlen im Unterschied zur Agoraphobie und zu sozialen Phobien andere psychiatrische Symptome. Blut- und Verletzungsphobien unterscheiden sich von anderen, da sie eher zu Bradykardie und manchmal zu Bewußtseinsverlust führen, als zu Tachykardie. Die Furcht vor spezifischen Krankheiten wie Krebs, Herzkrankheit oder Geschlechtskrankheit soll unter der hypochondrischen Störung (F45.2) eingeordnet werden, es sei denn, sie bezieht sich auf eine spezielle Situation, in der eine Krankheit erworben werden könnte. Erreicht die Überzeugung, krank zu sein, wahnhafte Intensität, handelt es sich um eine wahnhafte Störung (F22.0). Patienten, die von einer Abnormität oder einer Entstellung bestimmter Körperteile, häufig im Gesicht (Dysmorphophie) überzeugt sind, die von anderen nicht nachvollzogen werden kann, sind unter hypochondrischer (F45.2) oder wahnhafter Störung (F22.0) zu klassifizieren, abhängig von Stärke und Hartnäckigkeit ihrer Überzeugung.

F40.8 sonstige phobische Störungen

F40.9 nicht näher bezeichnete phobische Störung

Dazugehörige Begriffe:

- nicht näher bezeichnete Phobie
- nicht näher bezeichneter phobischer Zustand

F41 sonstige Angststörungen

Nicht auf bestimmte Umgebungssituationen begrenzte Angst stellt das Hauptsymptom dieser Störungen dar. Depressive und Zwangssymptome, sogar einige Elemente phobischer Angst können vorhanden sein, vorausgesetzt, sie sind eindeutig sekundär oder weniger ausgeprägt.

F41.0 Panikstörung (episodisch paroxysmale Angst)

Das wesentliche Kennzeichen sind wiederkehrende schwere Angstattacken (Panik), die sich nicht auf eine spezifische Situation oder besondere Umstände beschränken und deshalb auch nicht vorhersehbar sind. Wie bei anderen Angsterkrankungen variieren die Symptome von Person zu Person, typisch ist aber der plötzliche Beginn mit Herzklopfen, Brustschmerz, Erstickungsgefühlen, Schwindel und Entfremdungsgefühlen (Depersonalisation oder Derealisation). Fast stets entsteht dann sekundär auch Furcht zu sterben, vor Kontrollverlust oder Angst, wahnsinnig zu werden. Die einzelnen Anfälle dauern meistens nur Minuten, manchmal auch länger. Häufigkeit und Verlauf der Störung sind ziemlich unterschiedlich. Patienten erleben in einer Panikattacke häufig ein Crescendo der Angst und der vegetativen Symptome, was zu einem meist fluchtartigen Verlassen des Ortes führt. Kommt dies in einer besonderen Situation vor, z.B. in einem Bus oder in einer Menschenmenge, so wird der Patient möglicherweise in Zukunft diese Situation meiden. Auf ähnliche Weise können häufige und unvorhersehbare Panikattacken Angst vor dem Alleinsein oder vor öffentlichen Plätzen hervorgerufen. Einer Panikattacke folgt meist die ständige Furcht vor einer erneuten Attacke.

Diagnostische Leitlinien:

Tritt eine Panikattacke in einer eindeutig phobischen Situation auf, wird sie in der vorliegenden Klassifikation als Ausdruck des Schweregrades einer Phobie gewertet, der diagnostisch Priorität eingeräumt wird. Eine Panikstörung soll nur bei Fehlen der unter F40 genannten Phobien diagnostiziert werden.

Eine eindeutige Diagnose ist nur bei mehreren schweren vegetativen Angstanfällen zu stellen, die innerhalb eines Zeitraums von etwa 1 Monat aufgetreten sind,

1. in Situationen, in denen keine objektive Gefahr besteht;
2. wenn die Angstanfälle nicht auf bekannte oder vorhersagbare Situationen begrenzt sind;
3. zwischen den Attacken müssen weitgehend angstfreie Zeiträume liegen (Erwartungsangst ist jedoch häufig).

Dazugehörige Begriffe:

- Panikattacke
- Panikzustand

Differentialdiagnose:

Die Panikstörung muß von Panikattacken bei bekannter Phobie, wie bereits ausgeführt, unterschieden werden. Panikattacken können besonders bei Männern im Zusammenhang mit depressiven Störungen auftreten; wenn die Kriterien für eine depressive Störung erfüllt sind, soll eine Panikstörung nicht als Hauptdiagnose erscheinen.

F41.1 generalisierte Angststörung

Das wesentliche Symptom ist eine generalisierte und anhaltende Angst, die aber nicht auf bestimmte Situationen in der Umgebung beschränkt oder darin nur besonders betont ist, d.h. sie ist frei flottierend. Wie bei anderen Angststörungen sind die hauptsächlichen Symptome sehr unterschiedlich, aber Beschwerden wie ständige Nervosität, Zittern, Muskelspannung, Schwitzen, Benommenheit, Herzklopfen, Schwindelgefühle oder Oberbauchbeschwerden gehören zu diesem Bild. Häufig werden Befürchtungen geäußert, der Patient selbst oder ein Angehöriger könnten demnächst erkranken oder verunglücken, sowie eine große Anzahl anderer Sorgen und Vorahnungen. Diese Störung findet sich häufiger bei Frauen, oft in Zusammenhang mit langdauernder Belastung durch äußere Umstände. Der Verlauf ist unterschiedlich, tendiert aber zu Schwankungen und Chronifizierung.

Diagnostische Leitlinien:

Der Patient muß primäre Symptome von Angst an den meisten Tagen, mindestens mehrere Wochen lang, meist mehrere Monate, aufweisen. In der Regel sind folgende Einzelsymptome festzustellen:

1. Befürchtungen (Sorge über zukünftiges Unglück, Nervosität, Konzentrationsschwierigkeiten usw);
2. motorische Spannung (körperliche Unruhe, Spannungskopfschmerz, Zittern, Unfähigkeit, sich zu entspannen);
3. vegetative Übererregbarkeit (Benommenheit, Schwitzen, Tachykardie oder Tachypnoe, Oberbauchbeschwerden, Schwindelgefühle, Mundtrockenheit etc).

Bei Kindern herrschen oft das häufige Bedürfnis nach Beruhigung und wiederholte somatische Beschwerden vor.

Ein vorübergehendes Auftreten anderer Symptome während jeweils weniger Tage, besonders von Depression, schließt eine generalisierte Angststörung als Hauptdiagnose nicht aus. Der Betreffende darf aber nicht die vollständigen Kriterien für eine depressive Episode (F32), phobische Störung (F40), Panikstörung (F41.0) oder Zwangsstörung (F42) erfüllen.

Dazugehörige Begriffe:

- Angstneurose
- Angstreaktion
- Angstzustand

Ausschluß:

- Neurasthenie (F48.0)

F41.2 Angst und depressive Störung, gemischt

Diese Kategorie soll bei gleichzeitigem Bestehen von Angst und Depression Verwendung finden, jedoch nur, wenn keine der beiden Störungen ein Ausmaß erreicht, das eine entsprechende einzelne Diagnose rechtfertigen würde. Zeigt sich schwere Angst mit einem geringeren Anteil von Depression, muß eine der anderen Kategorien für Angst oder phobische Störungen verwendet werden. Treten beide Syndrome in so starker Ausprägung auf, daß beide einzeln kodiert werden können, soll diese Kategorie nicht verwendet werden. Falls aus praktischen Gründen nur eine Diagnose möglich ist, ist der Depression Vorrang zu geben. Einige vegetative Symptome wie Tremor, Herzklopfen, Mundtrockenheit, Magenbeschwerden usw. müssen zumindest vorübergehend vorhanden sein. Diese Kategorie soll nicht verwendet werden, wenn es sich nur um Besorgnis oder übertriebene Bedenken ohne vegetative Symptome handelt. Wenn die Symptome, die die Kriterien für diese Störungen erfüllen, in enger Verbindung mit außergewöhnlichen Lebensveränderungen oder belastenden Lebensereignissen auftreten, ist die Kategorie Anpassungsstörungen (F43.2) zu verwenden.

Patienten mit dieser Kombination verhältnismäßig milder Symptome werden in der Primärversorgung häufig gesehen. Noch viel häufiger finden sie sich in der Bevölkerung, ohne je in medizinische oder psychiatrische Behandlung zu gelangen.

Diagnostische Leitlinien:

1. Vorhandensein von Angst und Depression in leichter oder mittlerer Ausprägung, ohne Vorherrschen des einen oder anderen.
2. Zumindest vorübergehendes Auftreten von vegetativen Symptomen.
3. Die Symptome erfüllen nicht die Kriterien einer Angststörung oder einer depressiven Episode.

Dazugehöriger Begriff:

- leichte oder nicht anhaltende ängstliche Depression

Ausschluß:

- anhaltende ängstliche Depression (Dysthymia, F34.1)

F41.3 sonstige gemischte Angststörungen

Diese Kategorie soll für Störungen verwendet werden, welche die Kriterien für eine generalisierte Angststörung (F41.1) erfüllen und gleichzeitig deutliche (aber häufig nur kurzzeitig andauernde) Merkmale anderer Störungen aus dem Kapitel F40-F48 zeigen, aber die Kriterien für diese Störungen nicht vollständig erfüllen. Die häufigsten Beispiele hierfür sind die Zwangsstörung (F42), dissoziative Störungen (F44), Somatisierungsstörung (F45.0), undifferenzierte Somatisierungsstörung (F45.1) und hypochondrische Störung (F45.2). Wenn die Symptome dieser Störung in enger Verbindung mit außergewöhnlichen Lebensveränderungen oder belastenden Lebensereignissen auftreten, ist die Kategorie Anpassungsstörungen (F43.2) zu verwenden.

F41.8 sonstige spezifische Angststörungen

Dazugehöriger Begriff:

- Angsthysterie

F41.9 nicht näher bezeichnete Angststörung

Dazugehöriger Begriff:

- nicht näher bezeichnete Angst

F42 Zwangsstörung

Wesentliche Kennzeichen dieser Störung sind wiederkehrende Zwangsgedanken und Zwangshandlungen. Zwangsgedanken sind Ideen, Vorstellungen oder Impulse, die den Patienten immer wieder stereotyp beschäftigen. Sie sind fast immer quälend, weil sie gewalttätigen Inhalts oder obszön sind, oder weil sie einfach als sinnlos erlebt werden; erfolglos versucht die betroffene Person, Widerstand zu leisten. Sie werden als eigene Gedanken erlebt, selbst wenn sie als unwillkürlich und häufig als abstoßend empfunden werden. Zwangshandlungen oder -rituale sind ständig wiederholte Stereotypien. Sie werden weder als angenehm empfunden, noch dienen sie dazu, an sich nützliche Aufgaben zu erfüllen. Die Patienten erleben sie oft als Vorbeugung gegen ein objektiv unwahrscheinliches Ereignis, das ihnen Schaden bringen oder bei dem sie selbst Unheil anrichten könnten. Im allgemeinen, wenn auch nicht immer, wird dieses Verhalten von der betroffenen Person als sinnlos und ineffektiv erlebt. Sie versucht immer wieder, dagegen anzugehen, bei sehr lange andauernden Störungen kann der Widerstand schließlich minimal sein. Vegetative Angstsymptome sind häufig vorhanden, aber auch quälende innere Anspannung ohne auffällige vegetative Stimulation. Es besteht eine enge Verbindung zwischen Zwangssymptomen, besonders Zwangsgedanken, und Depression. Patienten mit einer Zwangsstörung haben oft depressive Symptome, und Patienten, die unter rezidivierenden depressiven Störungen (F33) leiden, können während ihrer depressiven Episoden Zwangsgedanken entwickeln. In beiden Fällen wechselt der Schweregrad der Zwangssymptome im allgemeinen entsprechend dem zu- oder abnehmenden Schweregrad der depressiven Symptome.

Die Zwangskrankheit ist bei Männern und Frauen gleich häufig, oft finden sich schon prämorbid beträchtliche zwanghafte Persönlichkeitszüge. Der Krankheitsbeginn liegt meist in der Kindheit oder im frühen Erwachsenenalter. Der Verlauf ist unterschiedlich und beim Fehlen deutlich depressiver Symptome eher chronisch.

Diagnostische Leitlinien:

Für eine eindeutige Diagnose sollen wenigstens 2 Wochen lang an den meisten Tagen Zwangsgedanken oder -handlungen oder beides nachweisbar sein; sie müssen quälend sein oder die normalen Aktivitäten stören. Die Zwangssymptome müssen folgende Merkmale aufweisen:

1. Sie müssen als eigene Gedanken oder Impulse für den Patienten erkennbar sein.
2. Wenigstens einem Gedanken oder einer Handlung muß noch, wenn auch erfolglos, Widerstand geleistet werden, selbst wenn sich der Patient gegen andere nicht länger wehrt.
3. Der Gedanke oder die Handlungsausführung dürfen nicht an sich angenehm sein (einfache Erleichterung von Spannung und Angst wird nicht als angenehm in diesem Sinn betrachtet).
4. Die Gedanken, Vorstellungen oder Impulse müssen sich in unangehmer Weise wiederholen.

Dazugehörige Begriffe:

- anankastische Neurose
- Zwangsneurose

Differentialdiagnose:

Zwischen einer Zwangsstörung und einer depressiven Störung kann die Differentialdiagnose schwierig sein, weil beide Syndrome häufig gleichzeitig auftreten. Bei einer akuten Episode soll die Diagnose Vorrang haben, deren Symptome sich zuerst entwickelt haben. Sind beide vorhanden, aber keines stärker ausgeprägt, erhält die Depression Vorrang. Bei chronischen Störungen sollten diejenigen vorrangig bezeichnet werden, deren Symptome häufiger persistieren, wenn das jeweils zweite Syndrom abklingt.

Gelegentliche Panikattacken oder leichte phobische Symptome sprechen nicht gegen diese Diagnose. Zwangssymptome bei Schizophrenie, beim Gilles-de-la-Tourette-Syndrom oder bei organischen psychischen Störungen sollen jeweils als Teil dieser Zustandsbilder betrachtet werden.

Obwohl Zwangsgedanken und -handlungen im allgemeinen nebeneinander vorkommen, ist es dennoch sinnvoll, bei einzelnen Patienten das Vorherrschen des einen oder des anderen Symptomenkomplexes zu kennzeichnen, da sie unterschiedliche Behandlungen erfordern können.

F42.0 vorwiegend Zwangsgedanken oder Grübelzwang

Diese können die Form von zwanghaften Ideen, bildhaften Vorstellungen oder Zwangsimpulsen annehmen. Sie sind inhaltlich sehr unterschiedlich, aber für den Betreffenden fast immer quälend. Eine Frau kann beispielsweise von der Furcht gequält werden, dem Impuls, ihr geliebtes Kind zu töten, nicht mehr widerstehen zu können, oder unter einer obszönen oder blasphemischen und ichfremden wiederkehrenden bildhaften Vorstellung leiden. Manchmal sind diese Ideen einfach sinnlos und bestehen in endlosen pseudophilosophischen Überlegungen unwägbarer Alternativen. Diese unentschiedene Betrachtung von Alternativen ist ein wichtiger Teil vieler zwanghafter Grübeleien, häufig verbunden mit der Unfähigkeit, triviale, aber notwendige Entscheidungen des täglichen Lebens zu treffen.

Die Beziehung zwischen Grübelzwang und Depression ist besonders eng; eine Zwangsstörung soll nur dann diagnostiziert werden, wenn der Grübelzwang nicht im Zusammenhang mit einer depressiven Störung auftritt und anhält.

F42.1 vorwiegend Zwangshandlungen (Zwangsrituale)

Die meisten Zwangshandlungen beziehen sich auf Reinlichkeit (besonders Händewaschen), übertriebene Ordnung und Sauberkeit oder wiederholte Kontrollen, die eine möglicherweise gefährliche Situation verhindern sollen. Diesem Verhalten liegt die Furcht vor einer die betreffende Person bedrohenden oder von ihr ausgehenden Gefahr zugrunde. Das Ritual ist ein wirkungsloser, symbolischer Versuch, diese Gefahr abzuwenden. Zwanghaft rituelle Handlungen können täglich stundenlang ausgeführt werden und sind manchmal verbunden mit besonderer Entschlußlosigkeit und Langsamkeit. Im allgemeinen sind Zwangshandlungen bei beiden Geschlechtern gleich häufig. Handwaschrituale sind bei Frauen häufiger, eine Verzögerung der Handlungsabläufe ohne Wiederholung bei Männern. Zwanghaft rituelle Handlungen sind weniger eng mit Depression verbunden als Zwangsgedanken und leichter einer Verhaltenstherapie zugänglich.

F42.2 Zwangsgedanken und -handlungen, gemischt

Die meisten Zwangskranken weisen Symptome von Zwangshandlungen und Zwangsdenken auf. Diese Unterkategorie ist in den häufigen Fällen zu verwenden, wenn beide gleichwertig sind. Falls ein Symptom eindeutig vorherrscht, ist dies zu kennzeichnen, da Zwangsgedanken und -handlungen auf unterschiedliche Behandlungen ansprechen können.

F42.8 sonstige Zwangsstörungen

F42.9 nicht näher bezeichnete Zwangsstörung

F43 Reaktionen auf schwere Belastungen und Anpassungsstörungen

Die Störungen dieses Abschnittes unterscheiden sich von den übrigen nicht nur aufgrund der Symptomatologie und des Verlaufs, sondern auch durch ein oder zwei ursächliche Faktoren: Ein außergewöhnlich belastendes Lebensereignis, das eine akute Belastungsreaktion hervorruft, oder eine besondere Veränderung im Leben, die zu einer anhaltend unangenehmen Situation geführt hat und schließlich eine Anpassungsstörung hervorruft.

Obwohl auch weniger schwere psychosoziale Belastungen bzw. Lebensereignisse («life-events») Beginn und Erscheinungsbild zahlreicher an anderer Stelle klassifizierter Störungen auslösen und beeinflussen können, ist ihre ätiologische Bedeutung nicht immer deutlich; in jedem Fall hängt sie zusammen mit der individuellen, häufig idiosynkratischen Vulnerabilität, das heißt, die «Auslösefaktoren» sind weder nötig noch ausreichend, um das Auftreten und die Art der Erkrankung zu erklären. Im Gegensatz dazu entstehen die hier aufgeführten Störungen immer als direkte Folge der akuten schweren Belastung oder des kontinuierlichen Traumas. Das belastende Ereignis oder die andauernde, unangenehme Situation sind der primäre und ausschlaggebende Kausalfaktor, und die Störung wäre ohne seine Einwirkung nicht entstanden. Dieser Abschnitt schließt Reaktionen auf schwere Belastungen und Anpassungsstörungen aller Altersgruppen, einschließlich Kinder und Jugendlicher ein.

Obwohl alle Symptome der akuten Belastungsreaktion und der Anpassungsstörungen auch bei anderen Störungen auftreten können, gibt es einige besondere Kennzeichen, welche die Zusammenfassung dieser Zustandsbilder zu einer klinischen Einheit rechtfertigen. Das dritte Krankheitsbild in diesem Abschnitt - die posttraumatische Belastungsstörung - hat relativ spezifische und charakteristische klinische Merkmale.

Die Störungen dieses Abschnitts können insofern als Anpassungsstörungen bei schwerer oder kontinuierlicher Belastung angesehen werden, als sie erfolgreiche Bewältigungsmechanismen verhindern und aus diesem Grunde zu einer Störung der sozialen Leistungsfähigkeit führen.

Selbstbeschädigungen, am häufigsten selbst herbeigeführte Intoxikationen durch ärztlich verordnete Medikamente, die zeitlich eng mit dem Auftreten einer Belastungsreaktion oder Anpassungsstörung verbunden sind, sind zusätzlich mit einer Kodierung aus dem Abschnitt X des Kapitels XX der ICD-10 zu versehen. Diese Kodierungen erlauben keine Differenzierung zwischen Suizidversuch und parasuizidaler Handlung; beide werden unter der allgemeinen Kategorie «Selbstbeschädigung» zusammengefaßt.

F43.0 akute Belastungsreaktion

Eine vorübergehende Störung von beträchtlichem Schweregrad, die sich bei einem psychisch nicht manifest gestörten Menschen als Reaktion auf eine außergewöhnliche körperliche oder seelische Belastung entwickelt, und im allgemeinen innerhalb von Stunden oder Tagen abklingt. Das auslösende Ereignis kann ein überwältigendes traumatisches Erlebnis mit einer ernsthaften Bedrohung für die Sicherheit oder körperliche Unversehrtheit des Patienten oder einer geliebten Person (Personen) sein (z.B. Naturkatastrophe, Unfall, Krieg, Verbrechen, Vergewaltigung) oder eine ungewöhnlich plötzliche und bedrohliche Veränderung der sozialen Stellung und/oder des Beziehungsnetzes des Betroffenen wie etwa Verluste durch mehrere Todesfälle, einen Brand oder ähnliches. Das Risiko, diese Störung zu entwickeln, ist bei gleichzeitiger körperlicher Erschöpfung, oder wenn organische Beeinträchtigungen z.B. bei Älteren vorliegen, erhöht. Die individuelle Vulnerabilität und die zur Verfügung stehenden Bewältigungsmechanismen (Coping-Strategien) spielen beim Auftreten und beim Schweregrad der akuten Belastungsreaktion eine Rolle. Dies wird daran deutlich, daß nicht alle Personen, die eine außergewöhnliche Belastung erleben, auch eine Störung entwickeln. Die Symptome sind sehr verschieden, doch typischerweise beginnen sie mit einer Art von «Betäubung», einer gewissen Bewußtseinseinengung und eingeschränkten Aufmerksamkeit, einer Unfähigkeit, Reize zu verarbeiten und Desorientiertheit. Diesem Zustand kann ein weiteres Sichzurückziehen aus der aktuellen Situation folgen (bis hin zu dissoziativem Stupor, siehe F44.2) oder aber ein Unruhezustand und Überaktivität wie Fluchtreaktion oder Fugue. Meist treten vegetative Zeichen panischer Angst wie Tachykardie, Schwitzen und Erröten auf. Die Symptome erscheinen im allgemeinen innerhalb von Minuten nach dem belastenden Ereignis und gehen innerhalb von 2 oder 3 Tagen, oft innerhalb von Stunden zurück. Es kann eine teilweise oder vollständige Amnesie (siehe F44.0) für diese Episode vorliegen.

Diagnostische Leitlinien:

Es muß ein unmittelbarer und klarer zeitlicher Zusammenhang zwischen einer ungewöhnlichen Belastung und dem Beginn der Symptome vorliegen. Die Reaktion beginnt innerhalb weniger Minuten, wenn nicht sofort.

1. Es tritt ein gemischtes und gewöhnlich wechselndes Bild auf; nach dem anfänglichen Zustand von «Betäubung» werden Depression, Angst, Ärger, Verzweiflung, Überaktivität und Rückzug beobachtet. Kein Symptom ist längere Zeit vorherrschend.
2. Die Symptome sind rasch rückläufig, längstens innerhalb von wenigen Stunden, wenn eine Entfernung aus der belastenden Umgebung möglich ist. In den Fällen, in denen die Belastung weiter besteht, oder in denen sie naturgemäß nicht reversibel ist, beginnen die Symptome in der Regel nach 24 bis 48 Stunden abzuklingen und sind gewöhnlich nach 3 Tagen nur noch minimal vorhanden.

Diese Diagnose soll nicht zur Beschreibung einer plötzlichen Verschlechterung der Symptomatik von bereits bestehenden Symptomen verwendet werden, welche die Kriterien anderer psychiatrischer Störungen erfüllen, außer solcher aus dem Kapitel F 60 (Persönlichkeitsstörungen). Eine Vorgeschichte mit früheren psychiatrischen Erkrankungen spricht jedoch nicht gegen diese Diagnose.

Dazugehörige Begriffe:

- akute Krisenreaktion
- Kriegsneurose (combat fatigue)
- Krisenzustand
- psychischer Schock

F43.1 posttraumatische Belastungsstörung

Diese entsteht als eine verzögerte oder protrahierte Reaktion auf ein belastendes Ereignis oder eine Situation außergewöhnlicher Bedrohung oder katastrophenartigen Ausmaßes (kurz oder langanhaltend), die bei fast jedem eine tiefe Verzweiflung hervorrufen würde. Hierzu gehören eine durch Naturereignisse oder von Menschen verursachte Katastrophe, eine Kampfhandlung, ein schwerer Unfall oder Zeuge des gewaltsamen Todes anderer oder selbst Opfer von Folterung, Terrorismus, Vergewaltigung oder anderen Verbrechen zu sein. Prämorbide Persönlichkeitsfaktoren wie bestimmte Persönlichkeitszüge, (z.B. zwanghafte oder asthenische) oder neurotische Erkrankungen in der Vorgeschichte können die Schwelle für die Entwicklung dieses Syndroms senken und seinen Verlauf verstärken, aber die letztgenannten Faktoren sind weder nötig noch ausreichend, um das Auftreten der Störung zu erklären.

Typische Merkmale sind das wiederholte Erleben des Traumas in sich aufdrängenden Erinnerungen (Nachhallerinnerungen, flashbacks), oder in Träumen, vor dem Hintergrund eines andauernden Gefühls von Betäubtsein und emotionaler Stumpfheit, Gleichgültigkeit gegenüber anderen Menschen, Teilnahmslosigkeit der Umgebung gegenüber, Anhedonie sowie Vermeidung von Aktivitäten und Situationen, die Erinnerungen an das Trauma wachrufen könnten. Üblicherweise findet sich Furcht vor und Vermeidung von Stichworten, die den Leidenden an das ursprüngliche Trauma erinnern könnten. Selten kommt es zu dramatischen akuten Ausbrüchen von Angst, Panik oder Aggression, ausgelöst durch ein plötzliches Erinnern und intensives Wiedererleben des Traumas oder der ursprünglichen Reaktion darauf.

Gewöhnlich tritt ein Zustand vegetativer Übererregtheit mit Vigilanzsteigerung, einer übermäßigen Schreckhaftigkeit und Schlaflosigkeit auf. Angst und Depression sind häufig mit den genannten Symptomen und Merkmalen assoziiert und Suizidgedanken sind nicht selten. Drogeneinnahme oder übermäßiger Alkoholkonsum können als komplizierende Faktoren hinzukommen.

Die Störung folgt dem Trauma mit einer Latenz, die Wochen bis Monate dauern kann (doch selten mehr als 6 Monate nach dem Trauma). Der Verlauf ist wechselhaft, in der Mehrzahl der Fälle kann jedoch eine Heilung erwartet werden. Bei wenigen Patienten nimmt die Störung über viele Jahre einen chronischen Verlauf und geht dann in eine dauernde Persönlichkeitsänderung über (siehe F62.0).

Diagnostische Leitlinien:

Diese Störung soll nur dann diagnostiziert werden, wenn sie innerhalb von 6 Monaten nach einem traumatisierenden Ereignis von außergewöhnlicher Schwere aufgetreten ist. Eine «wahrscheinliche» Diagnose kann auch dann gestellt werden, wenn der Abstand zwischen dem Ereignis und dem Beginn der Störung mehr als 6 Monate beträgt, vorausgesetzt, die klinischen Merkmale sind typisch, und es kann keine andere Diagnose (wie Angst- oder Zwangsstörung oder depressive Episode) gestellt werden. Zusätzlich zu dem Trauma muß eine wiederholte unausweichliche Erinnerung oder Wiederinszenierung des Ereignisses in Gedächtnis, Tagträumen oder Träumen auftreten. Ein deutlicher emotionaler Rückzug, Gefühlsabstumpfung, Vermeidung von Reizen, die eine Wiedererinnerung an das Trauma hervorrufen könnten, sind häufig zu beobachten, aber für die Diagnose nicht wesentlich. Die vegetativen Störungen, die Beeinträchtigung der Stimmung und das abnorme Verhalten tragen sämtlich zur Diagnose bei, sind aber nicht von erstrangiger Bedeutung.

Späte, chronifizierte Folgen von extremer Belastung, d. h. solche, die noch Jahrzehnte nach der belastenden Erfahrung bestehen, sind unter F62.0 (andauernde Persönlichkeitsänderung nach Extrembelastung) zu klassifizieren.

Dazugehörige Begriffe:

- *Fremdneurose*
- traumatische Neurose

F43.2 Anpassungsstörungen

Hier handelt es sich um Zustände von subjektivem Leiden und emotionaler Beeinträchtigung, die soziale Funktionen und Leistungen behindern und während des Anpassungsprozesses nach einer entscheidenden Lebensveränderung, nach einem belastenden Lebensereignis oder auch nach schwerer körperlicher Krankheit auftreten. Die Belastung kann die Unversehrtheit des sozialen Netzes betroffen haben (bei einem Trauerfall oder Trennungserlebnis), das weitere Umfeld sozialer Unterstützung oder soziale Werte (wie bei Emigration oder nach Flucht). Die Belastung kann dabei nur den Einzelnen oder auch seine Gruppe oder Gemeinde betreffen.

Die individuelle Disposition oder Vulnerabilität spielt bei dem möglichen Auftreten und bei der Form der Anpassungsstörung eine größere Rolle als bei den anderen Krankheitsbildern von F43; es ist aber dennoch davon auszugehen, daß das Krankheitsbild ohne die Belastung nicht entstanden wäre. Die Anzeichen sind unterschiedlich und umfassen depressive Stimmung, Angst, Besorgnis (oder eine Mischung von diesen), ein Gefühl, unmöglich zurechtzukommen, vorausplanen oder in der gegenwärtigen Situation fortfahren zu können, ferner eine Einschränkung bei der Bewältigung der alltäglichen Routine. Der Betreffende kann sich so fühlen, als stehe er kurz vor dramatischem Verhalten oder Gewaltausbrüchen, wozu es aber selten kommt. Besonders bei Jugendlichen können jedoch Störungen des Sozialverhaltens, wie zum Beispiel aggressives oder dissoziales Verhalten, zu dieser Störung gehören. Keines der Symptome ist in diesen Fällen schwer genug oder an sich so markant, daß es eine spezifischere Diagnose rechtfertigt. Bei Kindern gehören regressive Phänomene, wie das Wiederauftreten von Bettnässen, Babysprache oder Daumenlutschen häufig zu diesem Syndrom. Wenn diese Merkmale vorherrschen, sollte F43.23 diagnostiziert werden.

Die Störung beginnt im allgemeinen innerhalb 1 Monats nach dem belastenden Ereignis oder der Lebensveränderung. Die Symptome halten meist nicht länger als 6 Monate an, außer bei der längeren depressiven Reaktion (F43.21). Dauern die Symptome an, sollte die Diagnose in Übereinstimmung mit dem gegenwärtigen klinischen Bild geändert und die andauernden Belastungen unter Verwendung der Z-Kodierungen, Kapitel XXI der ICD-10, gekennzeichnet werden.

Kontakte mit medizinischen oder psychiatrischen Diensten bei normalen Trauerreaktionen, die kulturspezifisch sind und meist nicht länger als 6 Monate dauern, sind nicht mit einer Kodierung des Kapitels V (F), sondern des Kapitels XXI der ICD-10, zu erfassen, wie etwa Z63.4 (Verschwinden oder Tod eines Familienmitgliedes) sowie Z71.9 (Beratungsgespräch) oder Z73.3 (Belastung, nicht andernorts klassifiziert). Trauerreaktionen jeder Dauer, die in Art oder Inhalt abnorm sind, sind unten zu kodieren (F43.22, F43.23, F43.24 oder F43.25). Sehr heftige und länger als 6 Monate andauernde, sind unter F43.21 (längere depressive Reaktion) zu verschlüsseln.

Diagnostische Leitlinien:

Die Diagnose hängt ab von einer sorgfältigen Bewertung der Beziehung zwischen:

1. Art, Inhalt und Schwere der Symptome;

2. Anamnese und Persönlichkeit und
3. belastendem Ereignis, Situation oder Lebenskrise.

Das Vorhandensein des dritten Kriteriums soll eindeutig nachgewiesen sein, und es müssen überzeugende, wenn auch vielleicht nur vermutete Gründe dafür sprechen, daß die Störung ohne Belastung nicht aufgetreten wäre. War die Belastung relativ gering, oder kann eine zeitliche Abhängigkeit (weniger als 3 Monate) nicht nachgewiesen werden, ist die Störung, entsprechend den vorhandenen Merkmalen, an anderer Stelle zu klassifizieren.

Wenn die Kriterien für eine Anpassungsstörung erfüllt sind, können das klinische Bild bzw. die vorwiegenden Merkmale mit der fünften Stelle näher gekennzeichnet werden.

F43.20 *Kurze depressive Reaktion*
Ein vorübergehender leichter depressiver Zustand, der nicht länger als 1 Monat dauert.

F43.21 *Längere depressive Reaktion*
Ein leichter depressiver Zustand als Reaktion auf eine länger anhaltende Belastungssituation, der aber nicht länger als 2 Jahre dauert.

F43.22 *Angst und depressive Reaktion gemischt*
Sowohl Angst als auch depressive Symptome sind vorhanden, aber nicht stärker ausgeprägt als bei Angst und depressive Störung, gemischt (F41.2) oder sonstige gemischte Angststörung (F41.3).

F43.23 *Mit vorwiegender Beeinträchtigung von anderen Gefühlen*
Die Symptome betreffen zumeist verschiedene affektive Qualitäten, wie Angst, Depression, Sorgen, Anspannung und Ärger. Die ängstlichen und depressiven Symptome können die Kriterien für die gemischte Angst- und depressive Störung (F41.2) oder sonstige gemischte Angststörung (F41.3) erfüllen, aber sie sind nicht so vorherrschend,daß andere, mehr spezifische depressive oder Angststörungen diagnostiziert werden können. Diese Kategorie soll auch für Reaktionen von Kindern mit regressivem Verhalten, wie etwa Bettnässen oder Daumenlutschen, verwendet werden.

F43.24 *Mit vorwiegender Störung des Sozialverhaltens*
Die hauptsächliche Störung betrifft das Sozialverhalten. Z.B. wenn sich eine Trauerreaktion eines Jugendlichen in aggressivem oder dissozialen Verhalten manifestiert.

F43.25 *Mit gemischter Störung von Gefühlen und Sozialverhalten*
Sowohl Störungen der Gefühle als auch des Sozialverhaltens sind führende Symptome.

F43.28 *Mit sonstigen spezifischen deutlichen Symptomen.*

Dazugehörige Begriffe:

- abnorme Trauerreaktion
- Hospitalismus bei Kindern
- Kulturschock

Ausschluß:

- Trennungsangst in der Kindheit (F93.0)

F43.8 sonstige Reaktionen auf schwere Belastung

F43.9 nicht näher bezeichnete Reaktion auf schwere Belastung

F44 dissoziative Störungen (Konversionsstörungen)

Das allgemeine Kennzeichen der dissoziativen oder Konversionsstörungen ist der teilweise oder völlige Verlust der normalen Integration von Erinnerungen an die Vergangenheit, des Identitätsbewußtseins, der unmittelbaren Empfindungen, sowie der Kontrolle von Körperbewegungen. Normalerweise besteht ein hoher Grad bewußter Kontrolle darüber, welche Erinnerungen und Empfindungen für die unmittelbare Aufmerksamkeit selektiert, und welche Bewegungen ausgeführt werden. Von den dissoziativen Störungen wird angenommen, daß die Fähigkeit zu bewußter und selektiver Kontrolle in einem Ausmaß gestört ist, das von Tag zu Tag oder sogar von Stunde zu Stunde wechselt. Es läßt sich nur sehr schwer feststellen, ob und in welchem Umfang dieser Funktionsverlust willkürlich kontrolliert werden kann.

Diese Störungen wurden früher als verschiedene Formen der Konversionsneurose oder Hysterie klassifiziert. Heute jedoch erscheint es günstiger, den Terminus Hysterie wegen seiner vielen unterschiedlichen Bedeutungen so weit wie möglich zu vermeiden. Die hier beschriebenen dissoziativen Störungen werden als psychogen angesehen. Das heißt, es besteht eine nahe zeitliche Verbindung zu traumatisierenden Ereignissen, unlösbaren oder unerträglichen Konflikten oder gestörten Beziehungen. Es können Interpretationen oder Mutmaßungen über die Bedeutung von Bewältigungsstrategien der Patienten gegenüber unerträglichen Belastungen angestellt werden, theoretische Konzepte wie «unbewußte Motivation» oder «sekundärer Krankheitsgewinn» sind jedoch nicht in die Leitlinien oder diagnostischen Kriterien eingegangen.

Der Begriff Konversion wird für einige dieser Störungen in einer weiter gefaßten Bedeutung verwendet und bedeutet, daß sich der durch die unlösbaren Schwierigkeiten und Konflikte hervorgerufene unangenehme Affekt in irgendeiner Weise in Symptome umsetzt.

Es wird meist von einem plötzlichen Beginn und Ende der dissoziativen Zustandsbilder berichtet. Sie sind aber selten zu beobachten, abgesehen von geplanten Interaktionen und Verfahren wie Hypnose und Abreagieren; Veränderung oder Abklingen eines dissoziativen Zustandes kann sich auf die Dauer solcher Verfahren beschränken. Alle dissoziativen Zustände tendieren dazu, nach einigen Wochen oder Monaten zu remittieren, besonders wenn der Beginn mit einem traumatisierenden Lebensereignis verbunden war. Eher chronische Zustände, besonders Lähmungen und Gefühlsstörungen, entwickeln sich manchmal recht langsam, vor allem wenn sie mit unlösbaren Problemen oder interpersonellen Schwierigkeiten verbunden sind. Dissoziative Zustände, die bereits länger als 1 bis 2 Jahre bestehen, bevor sie in psychiatrische Behandlung gelangen, sind häufig therapieresistent.

Patienten mit dissoziativen Störungen verleugnen oft auffallend ihre für andere ganz offensichtlichen Probleme und Schwierigkeiten. Alle Probleme, die sie selbst erkennen, werden von ihnen auf die dissoziativen Symptome zurückgeführt.

Depersonalisation und Derealisation sind hier nicht mit eingeschlossen, da in der Regel nur Teilbereiche der persönlichen Identität betroffen sind und diese Störungen nicht mit Leistungseinbußen in den Bereichen Wahrnehmung, Gedächtnis oder Bewegung einhergehen.

Diagnostische Leitlinien:

1. Klinische Charakteristika, wie sie für die einzelnen Störungen in F44 ausgeführt sind;
2. keine körperliche Erkrankung, welche die Symptome erklären könnte;
3. Beleg für eine psychische Verursachung, das heißt zeitlicher Zusammenhang mit Belastungen, Problemen oder gestörten Beziehungen (auch, wenn diese vom Patienten geleugnet werden).

Ein überzeugender Beleg für eine psychischen Verursachung kann, auch wenn vieles dafür spricht, schwierig zu erbringen sein. Bei Vorliegen bekannter Störungen des zentralen oder peripheren Nervensystems sollte die Diagnose einer dissoziativen Störung nur mit großer Vorsicht gestellt werden. Fehlt der Nachweis für eine psychische Verursachung, so muß die Diagnose vorläufig bleiben, und die Suche nach körperlichen und seelischen Aspekten fortgesetzt werden.

Dazugehörige Begriffe:

- Hysterie
- hysterische Psychose
- Konversionhysterie
- Konversionsreaktion

Ausschluß:

- Simulation (Z76.5)

F44.0 dissoziative Amnesie

Das wichtigste Kennzeichen ist der Erinnerungsverlust für meist wichtige, kurz zurück liegende Ereignisse, der nicht durch organische psychische Störungen bedingt und zu schwerwiegend ist, um durch übliche Vergeßlichkeit oder Ermüdung erklärt werden zu können. Die Amnesie zentriert sich gewöhnlich auf traumatische Ereignisse wie Unfälle oder unerwartete Trauerfälle und ist in der Regel unvollständig und selektiv. Ausmaß und Vollständigkeit der Amnesie variieren häufig von Tag zu Tag und bei verschiedenen Untersuchern. Es läßt sich aber ein beständiger Kern feststellen, der im Wachzustand nicht aufgehellt werden kann. Eine vollständige und generalisierte Amnesie ist selten, dann gewöhnlich Teil einer Fugue (F44.1) und ist dann als solche zu klassifizieren.

Die affektiven Erscheinungsbilder in Verbindung mit einer Amnesie sind unterschiedlich, eine schwere Depression ist jedoch selten. Ratlosigkeit, Gequältsein und aufmerksamkeitsuchendes Verhalten unterschiedlichen Ausmaßes, aber auch ruhiges Annehmen können vorkommen. Junge Erwachsene sind am häufigsten betroffen. Die schwersten Fälle treten bei Männern auf, die unter der Belastung von Kampfhandlungen stehen. Psychogene dissoziative Zustände sind bei Älteren selten. Zielloses Umherwandern kann auftreten; es geht in der Regel mit persönlicher Vernachlässigung einher und dauert selten länger als ein oder zwei Tage.

Diagnostische Leitlinien:

1. Partielle oder vollständige Amnesie für kürzliche traumatisierende oder belastende Ereignisse (diese Aspekte werden unter Umständen nur durch fremdanamnestische Angaben bekannt);
2. Fehlen von hirnorganischen Störungen, Intoxikation oder extremer Erschöpfung.

Differentialdiagnose:

Bei organisch bedingten psychischen Störungen finden sich in der Regel auch andere Störungen des Nervensystems und deutlich erkennbare beständige Symptome von Bewußtseinstrübung, Desorientiertheit und fluktuierender Bewußtseinsklarheit. Ein Verlust des Kurzzeitgedächtnisses ist typischer für organisch bedingte Störungen, unabhängig von möglichen traumatischen Ereignissen oder Problemen. «Black-outs» nach Alkohol- oder Drogenkonsum sind zeitlich eng mit dem Mißbrauch verbunden, und die verlorenen Erinnerungen können niemals wiedergewonnen werden. Ein Verlust des Kurzzeitgedächtnisses wie beim amnestischen Syndrom (Korsakow-Syndrom), bei dem die unmittelbare Wiedergabe normal, die Wiedererinnerung aber schon nach 2 oder 3 Minuten nicht mehr möglich ist, findet sich bei der dissoziativen Amnesie nicht.

Eine Amnesie nach Commotio cerebri oder schwerem Schädeltrauma ist meistens retrograd, obwohl in schweren Fällen auch eine anterograde Amnesie auftreten kann; eine dissoziative Amnesie ist überwiegend retrograd. Nur die dissoziative Amnesie kann durch Hypnose oder Abreaktion verändert werden. Postiktale Amnesien bei Epileptikern und andere stuporöse oder mutistische Zustände, die gelegentlich bei Schizophrenen oder Depressiven vorkommen, können im allgemeinen durch andere Charakteristika der zugrundeliegenden Krankheit differenziert werden.

Am schwierigsten ist es, eine bewußte Simulation der Amnesie auszuschließen; eine wiederholte und genaue Untersuchung der prämorbiden Persönlichkeit und einer möglichen Motivation ist notwendig. Eine bewußt simulierte Amnesie hängt gewöhnlich mit offensichtlichen finanziellen Problemen, Lebensgefahr in Kriegszeiten oder drohender Todes- oder Gefängnisstrafe zusammen.

Ausschluß:

- amnestisches Syndrom, durch Alkohol oder sonstige psychotrope Substanzen bedingt (F10.6-F19.6)
- anterograde Amnesie (R41.1)
- nicht näher bezeichnete Amnesie (R41.3)
- nichtalkoholbedingtes organisches amnestisches Syndrom (F04)
- postiktale Amnesie bei Epilepsie (G40)
- retrograde Amnesie (R41.2)

F44.1 dissoziative Fugue

Eine dissoziative Fugue ist eine zielgerichtete Ortsveränderung von zu Hause oder vom Arbeitsplatz fort, wobei die betreffende Person sich äußerlich geordnet verhält. Zusätzlich liegen alle Kennzeichen einer dissoziativen Amnesie vor. In einigen Fällen wird eine neue Identität angenommen, im allgemeinen nur für wenige Tage, aber gelegentlich auch für lange Zeiträume und erstaunlich vollständig. Es kann eine Reise zu früher bekannten Plätzen und Orten mit gefühlsmäßiger Bedeutung erfolgen. Obwohl für die Zeit der Fugue eine Amnesie besteht, kann das Verhalten des Patienten während dieser Zeit auf unabhängige Beobachter vollständig normal wirken.

Diagnostische Leitlinien:

1. Kennzeichen der dissoziativen Amnesie (F44.0);
2. zielgerichtete Ortsveränderung über den üblichen täglichen Aktionsbereich hinaus (die Unterscheidung zwischen einer zielgerichteten Ortsveränderung und ziellosem Umherwandern muß von Personen mit Ortskenntnissen getroffen werden);
3. Aufrechterhalten der einfachen Selbstversorgung (Essen, Waschen) und einfacher sozialer Interaktionen mit Fremden (wie Kauf von Fahrkarten oder Benzin, Fragen nach Richtungen, Bestellen von Mahlzeiten usw.).

Differentialdiagnose:

Die Unterscheidung gegenüber einer postiktalen Fugue, besonders bei Temporallappenepilepsie, ergibt sich meist eindeutig aus der Epilepsie-Anamnese, dem Fehlen von belastenden Ereignissen oder Problemen und dadurch, daß die Aktivitäten und Reisen des Epileptikers weniger zielgerichtet und fragmentarischer sind.

Wie bei der dissoziativen Amnesie kann die Unterscheidung von bewußter Simulation einer Fugue sehr schwierig sein.

F44.2 dissoziativer Stupor

Das Verhalten des Patienten erfüllt die Kriterien für einen Stupor, doch Untersuchung und Befragung lassen keinen Anhalt für eine körperliche Ursache erkennen. Wie auch bei anderen dissoziativen Störungen, findet sich zusätzlich ein Hinweis auf die psychogene Verursachung durch kurz vorausgegangene belastende Ereignisse oder im Vordergrund stehende interpersonale oder soziale Probleme.

Ein Stupor wird aufgrund einer beträchtlichen Verringerung oder des Fehlens willkürlicher Bewegungen und normaler Reaktionen auf äußere Reize wie Licht, Geräusche oder Berührung diagnostiziert. Der Patient liegt oder sitzt lange Zeit überwiegend bewegungslos. Sprache und spontane oder gezielte Bewegung fehlen oder sind fast nicht wahrzunehmen. Trotz Hinweisen für eine mögliche Bewußtseinsstörung verraten Muskeltonus, Haltung, Atmung, gelegentliches Öffnen der Augen und koordinierte Augenbewegungen, daß der Patient weder schläft noch bewußtlos ist.

Diagnostische Leitlinien:

1. Stupor wie oben beschrieben;
2. Fehlen körperlicher oder spezifischer psychiatrischer Störungen, die den Stupor erklären könnten;
3. kurz vorhergegangenes belastendes Ereignis oder gegenwärtige Probleme.

Differentialdiagnose:

Ein dissoziativer Stupor muß von einem katatonen, depressiven oder manischen Stupor differenziert werden. Dem Stupor des katatonen Schizophrenen gehen häufig Symptome oder Verhaltensweisen vorraus, die auf eine Schizophrenie hinweisen. Depressive oder manische Stupores entwickeln sich meist verhältnismäßig langsam, so daß die Fremdanamnese entscheidend ist. Depressiver wie auch manischer Stupor werden in vielen Ländern zunehmend seltener, da die Behandlung der affektiven Erkrankung immer häufiger in einem früheren Stadium einsetzt.

F44.3 Trance und Besessenheitszustände

Störungen, bei denen ein zeitweiliger Verlust der persönlichen Identität und der vollständigen Wahrnehmung der Umgebung auftritt; in einigen Fällen verhält sich ein Mensch so, als ob er von einer anderen Persönlichkeit, einem Geist, einer Gottheit oder einer «Kraft» beherrscht wird. Aufmerksamkeit und Bewußtsein können auf nur ein oder zwei Aspekte der unmittelbaren Umgebung begrenzt und konzentriert sein, und häufig findet sich eine eingeschränkte, aber wiederholte Folge von Bewegungen, Stellungen und Äußerungen. Hier sollen nur Trancezustände einbezogen werden, die unfreiwillig oder ungewollt sind, und sich innerhalb täglicher Aktivitäten abspielen, die also außerhalb religiöser oder anderer in diesem Sinn kulturell akzeptierter Situationen auftreten oder höchstens im Anschluß an diese.

Hier dürfen keine Trancezustände klassifiziert werden, die während schizophrener oder akuter Psychosen mit Halluzinationen oder Wahn oder im Rahmen einer multiplen Persönlichkeit auftreten. Diese Kategorie ist nicht zu verwenden, wenn der Trancezustand mit einer körperlichen Krankheit (wie etwa Temporallappenepilepsie oder einer Kopfverletzung) oder mit einer Intoxikation durch psychotrope Substanzen in Zusammenhang steht.

F44.4–F44.7 dissoziative Störungen der Bewegung und der Sinnesempfindung

Bei diesen Störungen findet sich ein Verlust oder eine Veränderung von Bewegungsfunktionen oder Empfindungen, meist Hautempfindungen, so daß der

Patient körperlich krank wirkt, ohne daß eine körperliche Ursache zur Erklärung der Symptome nachweisbar ist. Die Symptome folgen häufig den Vorstellungen des Patienten von einer körperlichen Krankheit, die von physiologischen oder anatomischen Gegebenheiten abweichen können. Zusätzlich verdeutlichen die Erhebung des psychopathologischen Befundes und der sozialen Situation meist, daß die Behinderung durch den Funktionsverlust dem Patienten hilft, einem unangenehmen seelischen Konflikt zu entgehen, oder indirekt Abhängigkeit oder Verstimmung auszudrücken. Obwohl die Probleme oder Konflikte anderen klar sein können, verleugnet die betroffene Person sie häufig und führt jegliches Leiden auf die Symptome oder die daraus entstehende Behinderung zurück.

Der Grad der Behinderung, der auf diese Symptome zurückzuführen ist, kann von Mal zu Mal wechseln und hängt von der Zahl und von der Art der anwesenden Personen, sowie vom emotionalen Zustand des Patienten ab; mit anderen Worten: neben einem zentralen und konstanten Kern von Symptomen mit Bewegungsverlust oder Empfindungsstörungen, ohne willentliche Kontrolle, kann zusätzlich aufmerksamkeitssuchendes Verhalten unterschiedlichen Ausmaßes vorkommen.

Bei einigen Patienten entwickeln sich die Symptome in enger Beziehung zu psychischem Streß, bei anderen aber läßt sich dieser Zusammenhang nicht feststellen. Das ruhige Annehmen («belle indifférence») einer ernsthaften Behinderung kann sehr auffallend wirken, ist aber nicht die Regel; dieses findet sich auch bei gut angepaßten Personen, die mit einer offensichtlichen und ernsten körperlichen Krankheit konfrontiert sind.

In der Regel sind prämorbide Auffälligkeiten in den persönlichen Beziehungen und in der Persönlichkeit festzustellen. Enge Verwandte oder Freunde haben vielleicht unter einer körperlichen Krankheit mit ähnlichen Symptomen gelitten wie jetzt der Patient. Leichte und vorübergehende Formen dieser Störungen findet man in der Jugend häufig, besonders bei Mädchen, längere Verläufe meist bei jungen Erwachsenen. Manche Menschen entwickeln mit Ausbildung dieser Symptome bei Belastung ein sich wiederholendes Reaktionsmuster, das auch noch im mittleren und hohen Alter auftreten kann.

Störungen, die sich auf den Verlust von Empfindungen beschränken, werden hier klassifiziert; treten zusätzlich Schmerzsensationen oder andere komplexe, durch das vegetative Nervensystem vermittelte Empfindungen hinzu, so sind diese unter den somatoformen Störungen (F45) zu klassifizieren.

Diagnostische Leitlinien:

1. Eine körperliche Krankheit als Verursachung muß ausgeschlossen werden.
2. Es muß ausreichend viel über den psychologischen und sozialen Hintergrund und die Beziehungen des Patienten bekannt sein, so daß eine über-

zeugende Erklärung für das Auftreten der Erkrankung gegeben werden kann.

Die Diagnose sollte bei neurologischen Erkrankungen oder bei einer früher gut angepaßten Person mit normalen Familien- und Sozialbeziehungen sehr zurückhaltend gestellt werden.

Es sollte bei einer Verdachts- oder vorläufigen Diagnose bleiben, wenn Zweifel über den Anteil vorhandener oder möglicher körperlicher Krankheiten bestehen, oder wenn es unmöglich ist herauszufinden, wodurch die Störung entstanden ist. In rätselhaften und unklaren Fällen ist immer das spätere Auftreten ernsthafter körperlicher oder spezifischer psychiatrischer Störungen zu bedenken.

Differentialdiagnose:

Die frühen Stadien progressiver neurologischer Störungen, insbesondere der multiplen Sklerose und des systemischen Lupus erythematodes können mit dissoziativen Störungen der Bewegung oder Empfindung verwechselt werden. Patienten, die auf frühe Stadien der multiplen Sklerose mit großer Besorgnis und aufmerksamkeitssuchendem Verhalten reagieren, bieten besonders große Probleme; vergleichsweise lange Untersuchungs- und Beobachtungszeiträume können erforderlich sein, bevor die Diagnose klar wird.

Multiple und schlecht definierte körperliche Beschwerden sind an anderer Stelle, unter somatoformen Störungen (F45) oder Neurasthenie (F48.0) zu klassifizieren.

Isolierte dissoziative Symptome können auch bei schweren psychischen Erkrankungen wie Schizophrenie oder schwerer Depression auftreten. Diese Diagnosen sind jedoch gewöhnlich eindeutig und sollten aus diagnostischen und klassifikatorischen Gründen gegenüber den dissoziativen Symptomen Vorrang haben.

Eine bewußte Simulation eines Bewegungs- oder des Empfindungsverlustes ist oft sehr schwer von dissoziativen Störungen zu unterscheiden; die Entscheidung wird von der genauen Beobachtung abhängen und von dem Verständnis der Persönlichkeit des Patienten, den auslösenden Umständen bei Beginn der Störung und den Folgen der Gesundung verglichen mit der ständigen Behinderung.

F44.4 dissoziative Bewegungsstörungen

Die häufigste Form der dissoziativen Bewegungsstörung ist der vollständige oder teilweise Verlust der Bewegungsfähigkeit eines oder mehrerer Körperglieder. Die Lähmung kann partiell, mit schwachen oder langsamen Bewegungen, oder vollständig sein. Unterschiedliche Formen und verschiedene Grade mangelnder Koordination (Ataxie) können besonders in den Beinen vorkommen, so daß es zu einem bizarren Gang kommt oder zur Unfähigkeit, ohne Hilfe zu stehen (Astasie, Abasie). Es kann auch ein übertriebenes Zittern oder Schütteln einer oder mehrerer Extremitäten bzw. des ganzen Körpers auftreten. Die Zustände haben große Ähnlichkeit mit fast jeder Form von Ataxie, Apraxie, Akinesie, Aphonie, Dysarthrie, Dyskinesie oder Paresen.

Dazugehörige Begriffe:

- psychogene Aphonie
- psychogene Dysphonie

F44.5 dissoziative Krampfanfälle

Dissoziative Krampfanfälle (Pseudoanfälle) können epileptische Anfälle in ihren Bewegungen sehr stark nachahmen, bei dissoziativen Krampfanfällen sind jedoch Zungenbiß, schwere Verletzungen beim Sturz oder Urininkontinenz selten, und statt des Bewußtseinsverlusts findet sich ein stupor- oder tranceähnlicher Zustand.

F44.6 dissoziative Sensibilitäts- und Empfindungsstörungen

Die Grenzen anästhetischer Hautareale entsprechen oft eher den Vorstellungen des Patienten über Körperfunktionen als medizinischem Wissen. Es können auch unterschiedliche Verluste der verschiedenen sensorischen Modalitäten angegeben werden, die nicht Folge einer neurologischen Läsion sein können. Sensorische Verluste können von Klagen über Parästhesien begleitet sein.

Ein vollständiger Visusverlust bei dissoziativen Störungen ist selten, visuelle Störungen bestehen häufiger im Verlust der Sehschärfe, im allgemeinen Verschwommen- oder «Tunnelsehen». Trotz der Klagen über Sehverlust sind die allgemeine Beweglichkeit und die motorischen Leistungen der betroffenen Person oft überraschend gut erhalten.

Dissoziative Taubheit und Anosmie sind weit weniger häufig als Empfindungs- oder Sehstörungen.

Dazugehöriger Begriff:

- psychogene Taubheit

F44.7 dissoziative Störungen (Konversionsstörungen), gemischt

Hier sind Kombinationen der oben näher bezeichneten Störungen (F44.0-F44.6) zu verschlüsseln.

F44.8 sonstige dissoziative Störungen (Konversionsstörungen)

F44.80 **Ganser Syndrom**
Hier wird eine komplexe Störung kodiert, die von Ganser beschrieben wurde und durch «Vorbeiantworten» gekennzeichnet ist, die gewöhnlich begleitet ist von mehreren anderen dissoziativen Symptomen und die oft unter Umständen auftritt, welche eine psychogene Ätiologie nahelegen.

F44.81 **multiple Persönlichkeitsstörung**
Diese Störung ist selten, und es wird kontrovers diskutiert, in welchem Ausmaß sie iatrogen oder kulturspezifisch ist. Das grundlegende Merkmal ist das offensichtliche Vorhandensein von zwei oder mehr verschiedenen Persönlichkeiten bei einem Individuum. Dabei ist zu einem Zeitpunkt jeweils nur eine sichtbar. Jede Persönlichkeit ist vollständig, mit ihren eigenen Erinnerungen, Verhaltensweisen und Vorlieben. Diese können in deutlichem Kontrast zu der prämorbiden Persönlichkeit stehen.
Bei der häufigsten Form mit zwei Persönlichkeiten ist meist eine von beiden dominant, keine hat Zugang zu den Erinnerungen der anderen, und die eine ist sich der Existenz der anderen fast niemals bewußt. Der Wechsel von der einen Persönlichkeit zur anderen vollzieht sich beim ersten Mal gewöhnlich plötzlich und ist eng mit traumatischen Erlebnissen verbunden. Spätere Wechsel sind oft begrenzt auf dramatische oder belastende Ereignisse oder treten in Therapiesitzungen auf, in denen der Therapeut Hypnose oder Techniken zur Entspannung oder zum Abreagieren anwendet.

F44.82 **vorübergehende dissoziative Störungen** (Konversionsstörungen) in der Kindheit und Jugend

F44.88 **sonstige näher bezeichnete dissoziative Störungen** (Konversionsstörungen)

Dazugehörige Begriffe:

- psychogener Dämmerzustand
- psychogene Verwirrtheit

F44.9 nicht näher bezeichnete dissoziative Störung (Konversionsstörung)

F45 somatoforme Störungen

Das Charakteristikum der somatoformen Störungen ist die wiederholte Darbietung körperlicher Symptome in Verbindung mit hartnäckigen Forderungen nach medizinischen Untersuchungen trotz wiederholter negativer Ergebnisse und Versicherung der Ärzte, daß die Symptome nicht körperlich begründbar sind. Sind aber irgendwelche körperlichen Symptome vorhanden, dann erklären sie nicht die Art und das Ausmaß der Symptome oder das Leiden und die innerliche Beteiligung des Patienten. Auch wenn Beginn und Fortdauer der Symptome eine enge Beziehung zu unangenehmen Lebensereignissen, Schwierigkeiten oder Konflikten aufweisen, widersetzt sich der Patient gewöhnlich den Versuchen, die Möglichkeit einer psychischen Ursache zu diskutieren; sogar bei offensichtlich depressiven und Angstsymptomen kann es sich so verhalten. Das zu erreichende Verständnis für die körperliche oder psychische Verursachung der Symptome ist häufig für Patienten und Arzt enttäuschend.

Bei diesen Störungen besteht häufig ein gewisses aufmerksamkeitsuchendes (histrionisches) Verhalten, besonders bei Patienten, die empfindlich darauf reagieren, daß es ihnen nicht gelungen ist, Ärzte von der grundsätzlich körperlichen Natur ihrer Erkrankung und von der Notwendigkeit weiterer Nachforschungen und Untersuchungen zu überzeugen.

Differentialdiagnose:

Die Abgrenzung vom hypochondrischen Wahn hängt gewöhnlich davon ab, wie gut man den Patienten kennt; auch wenn seine Überzeugungen schon lange bestehen und er gegen jeden vernünftigen Grund an ihnen festhält, so ist er trotz seiner Überzeugtheit meist bis zu einem gewissen Grad und zumindest kurzfristig zugänglich gegenüber einer Argumentation, wiederholter Versicherung und Durchführung noch einer weiteren Untersuchung oder Befragung. Zusätzlich können unangenehme und beängstigende Körperempfindungen als eine gesellschaftlich annehmbare Erklärung dafür angesehen werden, daß die Überzeugung von körperlicher Krankheit entwickelt und aufrechterhalten wird.

Ausschluß:

- Daumenlutschen (F98.8)
- dissoziative Störungen (F44)
- Haarezupfen (F98.4, stereotype Bewegungsstörungen)
- Lallen (F80.0)
- Lispeln (F80.8)
- Nägelkauen (F98.8)
- psychologische Faktoren oder Verhaltensfaktoren bei andernorts klassifizierten Krankheiten (F54)

- sexuelle Funktionsstörungen, nicht organisch bedingt (F52)
- Ticstörungen im Kindes- und Jugendalter (F95)
- Tourette-Syndrom (F95.2)
- Trichotillomanie (F63.3)

F45.0 Somatisierungsstörung

Charakteristisch sind multiple, wiederholt auftretende und häufig wechselnde körperliche Symptome, die meist bereits seit einigen Jahren bestanden haben, bevor der Patient zum Psychiater überwiesen wird. Die meisten haben in der Primärversorgung und in spezialisierten medizinischen Einrichtungen eine lange und komplizierte Anamnese hinter sich, mit vielen negativen Untersuchungen und ergebnislosen Operationen. Die Symptome können sich auf jeden Körperteil oder jedes Körpersystem beziehen. Zu den häufigsten gehören gastrointestinale Beschwerden (wie Schmerz, Aufstoßen, Rumination, Erbrechen, Übelkeit usw.) und abnorme Hautempfindungen (wie Jucken, Brennen, Prickeln, Taubheitsgefühl, Wundsein usw.) und Ausschlag. Auch sexuelle und menstruelle Störungen sind häufig.

Deutliche Depression und Angst kommen häufig vor und können eine spezifische Behandlung erfordern.

Der Verlauf der Störung ist chronisch fluktuierend und häufig mit einer langdauernden Störung des sozialen, interpersonalen und familiären Verhaltens verbunden. Die Störung ist weitaus häufiger bei Frauen als bei Männern und beginnt meist im frühen Erwachsenenalter.

Abhängigkeit oder Mißbrauch von Medikamenten (gewöhnlich Tranquilizer und Analgetika) resultieren häufig aus zahlreichen Verschreibungen.

Diagnostische Leitlinien:

1. Mindestens zwei Jahre anhaltende multiple und unterschiedliche körperliche Symptome, für die keine ausreichende somatische Erklärung gefunden wurde;
2. hartnäckige Weigerung, den Rat oder die Versicherung mehrerer Ärzte anzunehmen, daß für die Symptome keine körperliche Erklärung zu finden ist;
3. ein gewisse Beeinträchtigung familiärer und sozialer Funktionen durch die Art der Symptome und das daraus resultierende Verhalten.

Dazugehörige Begriffe:

- multiples Beschwerdesyndrom
- multiple psychosomatische Störung

Differentialdiagnose:

Für die Diagnosenstellung ist die Differenzierung von folgenden Störungen wichtig:

1. Körperliche Störungen: bei Patienten mit chronifizierten Somatisierungsstörungen besteht eine ebenso große Wahrscheinlichkeit, eine zusätzliche körperliche Krankheit zu entwickeln wie bei jeder anderen altersentsprechenden Person. Weitere Untersuchungen oder Beratungen sind zu erwägen, wenn sich die Klagen über somatische Beschwerden in ihrer Betonung oder Stetigkeit verändern und so auf eine mögliche körperliche Krankheit hinweisen.
2. Affektive (depressive) und ängstliche Störungen: unterschiedliche Schweregrade von Depression und Angst begleiten die Somatisierungsstörungen. Diese müssen nicht getrennt davon diagnostiziert werden, es sei denn, sie sind sehr deutlich und anhaltend, und rechtfertigen damit eine eigene Diagnose. Der Beginn multipler körperlicher Symptome nach dem 40. Lebensjahr kann eine frühe Manifestation einer primär depressiven Störung sein.
3. Hypochondrische Störung: bei den Somatisierungsstörungen liegt der Hauptakzent auf den Symptomen selbst und ihren individuellen Auswirkungen. Bei der hypochondrischen Störung ist die Aufmerksamkeit mehr auf das Vorhandensein eines zugrundeliegenden fortschreitenden und ernsthaften Krankheitsprozesses und seine Behinderungsfolgen gerichtet. Bei der hypochondrischen Störung neigt die betroffene Person dazu, Untersuchungen zu verlangen, welche die Art der zugrundeliegenden Krankheit bestimmen oder bestätigen sollen. Bei den Somatisierungsstörungen wird um eine Behandlung zur Beseitigung der Symptome nachgesucht. Außerdem liegt gewöhnlich ein ausgeprägter oder übertriebener Medikamentengebrauch und eine fehlende Compliance über längere Zeiträume vor, während sich die Patienten mit einer hypochondrischen Störung vor Medikamenten und ihren Nebenwirkungen fürchten und durch häufige Besuche bei verschiedenen Ärzten Beruhigung suchen.
4. Wahnhafte Störungen: z.B. Schizophrenie mit somatischem Wahn und depressive Störungen mit hypochondrischem Wahn. Die bizarren Züge der Überzeugungen zusammen mit der geringeren Anzahl und größeren Beständigkeit der körperlichen Symptome sind sehr typisch für wahnhafte Störungen.

Eine kurzdauernde (beispielsweise weniger als 2 Jahre) und weniger auffällige Symptomatik wird besser als undifferenzierte Somatisierungstörung (F45.1) klassifiziert.

F45.1 undifferenzierte Somatisierungsstörung

Wenn zahlreiche, unterschiedliche und hartnäckige körperliche Beschwerden vorliegen, das vollständige und typische klinische Bild der Somatisierungsstörung aber nicht erfüllt ist, dann sollte diese Kategorie erwogen werden. Beispielsweise kann die betonte und dramatische Art der Beschwerdeschilderung fehlen, es kann sich um eine vergleichsweise geringe Anzahl von Beschwerden handeln oder hinzukommende Einschränkungen der sozialen und familiären Funktionsfähigkeit können vollständig fehlen. Es können Hinweise auf eine psychologische Verursachung zu finden sein oder auch nicht; für die Symptome, auf die sich die psychiatrische Diagnose stützt, darf es jedoch keine somatische Ursache geben.

Falls eine zugrundeliegende körperliche Krankheit diagnostisch noch nicht ausgeschlossen ist, oder wenn die psychiatrische Untersuchung zum Zeitpunkt der Diagnosenstellung nicht abgeschlossen ist, soll die Einordnung in andere Kategorien der ICD-10 erfolgen.

Dazugehöriger Begriff:

- undifferenzierte psychosomatische Störung

Differentialdiagnose:

Diese ist dieselbe wie für das vollständige Syndrom der Somatisierungsstörung (F45.0).

F45.2 hypochondrische Störung

Vorherrschendes Kennzeichen ist die beharrliche Beschäftigung mit der Möglichkeit, an einer oder mehreren schweren und fortschreitenden körperlichen Krankheiten zu leiden, manifestiert durch anhaltende körperliche Beschwerden oder ständige Beschäftigung mit der eigenen körperlichen Erscheinung. Normale oder allgemeine Empfindungen und Erscheinungen werden von der betroffenen Person oft als abnorm und belastend interpretiert und die Aufmerksamkeit meist auf nur ein oder zwei Organe oder Organsysteme fokussiert. Die befürchtete körperliche Krankheit oder Entstellung kann von der betroffenen Person benannt werden. Zwischen den einzelnen Konsultationen variiert der Grad der Überzeugung, von ihr befallen zu sein, und die vorwiegende Betonung einer Erkrankung gegenüber einer anderen. Die betroffene Person wird also gewöhnlich die Möglichkeit in Erwägung ziehen, daß auch noch andere oder zusätzliche körperliche Krankheiten existieren können, abgesehen von der im Vordergrund stehenden.

Häufig finden sich beträchtliche Depression und Angst und können dann eine zusätzliche Diagnose rechtfertigen. Diese Störungen treten selten erstmals nach dem 50. Lebensjahr auf. Der Verlauf der Symptome sowie der Behinderung ist im allgemeinen chronisch und wechselhaft. Fixierte Wahnvorstellungen über körperliche Funktionen oder die Körperform dürfen nicht vorhanden sein. Furcht vor dem Bestehen einer oder mehrerer Krankheiten (Nosophobie) sollte hier klassifiziert werden.

Dieses Syndrom tritt bei Männern und bei Frauen auf; es lassen sich im Unterschied zu der Somatisierungsstörung keine besonderen Familienauffälligkeiten beschreiben.

Viele Patienten, besonders diejenigen mit leichterer Ausprägung dieser Störung, bleiben innerhalb der Primärversorgung oder anderer nichtpsychiatrischer medizinischer Spezialfächer. Die Überweisung in psychiatrische Behandlung wird häufig übelgenommen, es sei denn, man erreicht diese frühzeitig im Erkrankungsverlauf und in taktvoller Zusammenarbeit zwischen überweisendem Arzt und Psychiater. Der Grad der mit dieser Störung verbundenen Behinderung ist sehr unterschiedlich; einige Patienten dominieren und manipulieren Familie und soziales Umfeld infolge ihrer Symptome, ein kleiner Teil lebt dagegen fast normal.

Diagnostische Leitlinien:

1. Eine anhaltende Überzeugung vom Vorhandensein wenigstens einer ernsthaften körperlichen Krankheit, als Ursache für vorhandene Symptome, auch wenn wiederholte Untersuchungen keine ausreichende körperliche Erklärung erbracht haben; oder eine anhaltende Beschäftigung mit einer vermuteten Entstellung.
2. Ständige Weigerung, den Rat und die Versicherung mehrerer Ärzte zu akzeptieren, daß den Symptomen keine körperliche Krankheit zugrundeliegt.

Dazugehörige Begriffe:

- Dysmorphophobie (nicht wahnhaft)
- Hypochondrie
- hypochondrische Neurose
- körperdysmorphe Störung
- Nosophobie

Differentialdiagnose:

Für die Diagnosenstellung ist die Differenzierung von folgenden Störungen wesentlich:

1. Somatisierungsstörung: bei der hypochondrischen Störung liegt der Akzent mehr auf der Krankheit und ihren künftigen Folgen als auf den einzelnen

Symptomen wie bei der Somatisierungsstörung. Bei der Hypochondrie bezieht sich die innerliche Inanspruchnahme auf ein oder zwei körperliche Krankheiten, die benannt werden, während bei der multiplen Somatisierungsstörung zahlreiche, oft wechselnde Beschwerden bestehen. Bei der Hypochondrie finden sich keine deutliche Geschlechtspräferenz und keine besonderen familiären Auffälligkeiten.

2. Depressive Störungen: wenn depressive Symptome im Vordergrund stehen und der Entwicklung hypochondrischer Ideen vorausgehen, kann die depressive Störung primär sein.
3. Wahnhafte Störungen: die Überzeugungen bei der hypochondrischen Störung sind nicht so fixiert wie bei depressiven und schizophrenen Erkrankungen mit körperlichen Wahnideen. Wenn der Patient in wahnhafter Weise überzeugt ist, daß er eine unangenehme Erscheinung darstellt oder einen ungestalteten Körper hat, sollte diese Störung unter den wahnhaften Störungen (F22) klassifiziert werden.
4. Angst- und Panikstörung: die körperlichen Symptome der Angst werden manchmal als Zeichen einer ernsthaften körperlichen Krankheit interpretiert. Bei diesen Störungen lassen sich die Patienten aber gewöhnlich durch physiologische Erklärungen wieder beruhigen, und sie entwickeln nicht die Überzeugung, von einer körperlichen Krankheit befallen zu sein.

F45.3 somatoforme autonome Funktionstörung

Die Symptome werden vom Patienten so geschildert, als beruhten sie auf der körperlichen Krankheit eines Systems oder eines Organs, das weitgehend oder vollständig vegetativ innerviert und kontrolliert wird, so etwa des kardiovaskulären, gastrointestinalen oder des respiratorischen Systems. Einige Störungen des Urogenitalsystems sind hier ebenfalls einbezogen. Die häufigsten und auffallensten Beispiele beziehen sich auf das kardiovaskuläre System («Herzneurose»), das respiratorische System (psychogene Hyperventilation und Singultus) und das gastrointestinale System («Magenneurose» und «nervöser Durchfall»).

Es finden sich meist zwei Symptomgruppen, die beide nicht auf eine körperliche Krankheit des betreffenden Organs oder Systems hinweisen. Die erste Gruppe, auf der diese Diagnose hauptsächlich beruht, umfaßt Beschwerden, die objektivierbare Symptome der vegetativen Stimulation darstellen, wie etwa Herzklopfen, Schwitzen, Erröten, Zittern und ähnliches. Die zweite Gruppe ist mehr idiosynkratisch, subjektiv und unspezifischer und besteht etwa aus Gefühlen von fließenden Schmerzen, Brennen, Schwere, Enge und Gefühlen, aufgebläht oder auseinandergezogen zu werden. Diese werden von dem Patienten einem bestimmten Organ oder System, z.B. dem vegetativen Nervensystem, zugeordnet. Die Kombination einer eindeutigen vegetativen Beteiligung mit zusätzlichen nichtspezifischen subjektiven Klagen und einem hartnäckigen Beharren auf einem besonderen Organ oder Organsystem als Ursache der Störung, ergibt das typische klinische Bild.

Bei vielen Patienten mit dieser Störung kann man psychische Belastungsfaktoren oder gegenwärtige Schwierigkeiten und Probleme feststellen, die einen Bezug zur Störung zu haben scheinen. Bei zahlreichen Patienten, die dennoch eindeutig die Kriterien für dieses Krankheitsbild erfüllen, ist dies allerdings nicht der Fall.

Bei einigen dieser Störungen können auch verschiedene Begleitsymptome hinzukommen wie Singultus, Flatulenz und Hyperventilation, aber diese stören die wesentlichen physiologischen Funktionen des Organs oder des Systems nicht.

Die fünfte Stelle wird genutzt, um das Organ oder das Organsystem anzugeben, welches von den betroffenen Patienten als Ursprung ihrer Symptome angesehen wird.

F45.30 kardiovaskuläres System

Dazugehörige Begriffe:

- Herzneurose
- neurozirkulatorische Asthenie
- Da-Costa-Syndrom

F45.31 obererer Gastrointestinaltrakt

Dazugehörige Begriffe:

- psychogene Aerophagie
- psychogener Singultus
- Dyspepsie
- Pylorospasmus
- Magenneurose

F45.32 unterer Gastrointestinaltrakt

Dazugehörige Begriffe:

- psychogene Flatulenz
- psychogenes Colon irritable
- psychogene Diarrhoe

F45.33 respiratorisches System

Dazugehörige Begriffe:

- psychogene Hyperventilation
- psychogener Husten

F45.34 urogenitales System

Dazugehörige Begriffe:

- psychogene Pollakisurie
- Dysurie

F45.38 sonstige Organsysteme

Diagnostische Leitlinien:

1. Hartnäckige und störende Symptome der vegetativen Stimulation wie etwa Herzklopfen, Schwitzen, Zittern, Erröten.
2. Zusätzliche subjektive Symptome bezogen auf ein bestimmtes Organ oder System.
3. Intensive und quälende Beschäftigung mit der Möglichkeit einer ernsthaften, aber oft nicht näher bezeichneten Erkrankung des genannten Organs oder Organsystems; diese Beschäftigung wird auch nach wiederholten Erklärungen und Versicherungen der Ärzte nicht aufgegeben.
4. Kein Anhalt für eine eindeutige Störung der Struktur oder Funktion des betreffenden Systems oder Organs.

Differentialdiagnose:

Bei der generalisierten Angststörung überwiegen die psychischen Komponenten im Rahmen der autonomen Stimulation wie etwa Furcht und ängstliche Vorahnung und es fehlt ein konsistenter körperlicher Symptomfokus für die anderen Symptome. Bei den Somatisierungsstörungen kommen zwar auch vegetative Symptome vor; sie stehen aber verglichen mit den anderen Empfindungen und Gefühlen weder im Vordergrund noch dauern sie an. Die Symptome werden auch nicht so hartnäckig einem Organ oder Organsystem zugeordnet.

Ausschluß:

- psychologische Faktoren und Verhaltensfaktoren bei andernorts klassifizierten Krankheiten (F54)

F45.4 anhaltende somatoforme Schmerzstörung

Die vorherrschende Beschwerde ist ein andauernder, schwerer und quälender Schmerz, der durch einen physiologischen Prozeß oder eine körperliche Störung nicht vollständig erklärt werden kann. Der Schmerz tritt in Verbindung mit emotionalen Konflikten oder psychosozialen Problemen auf. Diese sollten schwerwiegend genug sein, um als entscheidende ursächliche Einflüsse zu gelten. Die Folge ist gewöhnlich eine beträchtliche persönliche oder medizinische Betreuung oder Zuwendung.

Hier nicht zu berücksichtigen ist ein vermutlich psychogener Schmerz im Verlauf einer depressiven Störung oder einer Schizophrenie. Schmerzen aufgrund bekannter oder vermuteter psychophysiologischer Mechanismen wie Muskelspannungsschmerzen oder Migräne, die wahrscheinlich auch psychogen sind, sollten unter Verwendung von F54 (psychische Faktoren oder Verhaltenseinflüsse bei andernorts klassifizierten Krankheiten) sowie einer zusätzlichen Kodierung aus einem anderen Teil der ICD-10 (z.B. Migräne, G43) klassifiziert werden.

Differentialdiagnose:

Das Hauptproblem ist die Differenzierung dieser Störung von der histrionischen Verarbeitung organisch verursachter Schmerzen. Patienten mit körperlichem Schmerz, bei denen eine eindeutige körperliche Diagnose noch nicht zu stellen ist, können leicht verängstigt oder vorwurfsvoll werden und schließlich ein aufmerksamkeitsuchendes Verhalten entwickeln. Bei den Somatisierungsstörungen treten vielerlei Schmerzen auf, die aber verglichen mit den anderen Beschwerden nicht so anhaltend und so vorrangig sind.

Dazugehörige Begriffe:

- Psychalgie
- psychogener Rücken- oder Kopfschmerz
- somatoforme Schmerzstörung

Ausschluß:

- nicht näher bezeichneter Rückenschmerz (M54.9)
- nicht näher bezeichneter Schmerz (akut oder chronisch)(R52)
- Spannungskopfschmerz (G44.2)

F45.8 sonstige somatoforme Störungen

Bei diesen Störungen sind die Beschwerden nicht durch das vegetative Nervensystem vermittelt. Sie beschränken sich auf bestimmte Systeme oder Teile des Körpers; dies steht im Gegensatz zu der vielfältigen und häufig wechselnden Zuordnung der Symptome und Beschwerden bei der Somatisierungsstörung (F45.0) und der undifferenzierten Somatisierungsstörung (F45.1). Gewebsschäden finden sich hier nicht.

Hier sind alle anderen Störungen der Empfindung zu klassifizieren, die nicht auf körperliche Störungen zurückzuführen sind, wenn sie mit belastenden Ereignissen oder Problemen in enger Verbindung stehen oder wenn sie zu beträchtlicher persönlicher oder medizinischer Aufmerksamkeit für den Patienten führen. Gefühle von Schwellung, Bewegung auf der Haut und Parästhesien wie Kribbeln und Taubheit sind typische Beispiele. Hierzu gehören auch Störungen wie

1. «Globus hystericus» (Kloßgefühl in der Kehle) und andere Formen von Schluckstörung (Dysphagie).
2. Psychogener Schiefhals (Torticollis) und andere Störungen mit krampfartigen Bewegungen (aber mit Ausschluß des Gilles-de-la-Tourette-Syndroms).
3. Psychogener Pruritus (aber unter Ausschluß von bestimmten Hautläsionen wie Alopezie, Dermatitis, Ekzem oder psychogener Urticaria, F54).
4. Psychogene Dysmenorrhoe mit Ausschluß von Dyspareunie (F52.6) und Frigidität (F52.0).
5. Zähneknirschen.

F45.9 nicht näher bezeichnete somatoforme Störung

Dazugehörige Begriffe:

- nicht näher bezeichnete psychophysiologische oder psychosomatische Störung

F48 sonstige neurotische Störungen

F48.0 Neurasthenie

Im Erscheinungsbild dieser Störung zeigen sich beträchtliche kulturelle Unterschiede. Zwei Hauptformen überschneiden sich dabei weitgehend. Bei einer Form ist das Hauptcharakteristikum die Klage über vermehrte Müdigkeit nach geistigen Anstrengungen, häufig mit einer abnehmenden Arbeitsleistung oder Effektivität bei der Bewältigung täglicher Aufgaben. Die geistige Ermüdbarkeit wird typischerweise als unangenehmes Eindringen ablenkender Assoziationen oder Erinnerungen beschrieben, als Konzentrationsschwäche und allgemein uneffektives Denken. Bei der anderen Form liegt das Schwergewicht auf Gefühlen körperlicher Schwäche und Erschöpfung nach nur geringer Anstrengung, begleitet von muskulären oder anderen Schmerzen und der Unfähigkeit, sich zu entspannen. Bei beiden Typen finden sich eine ganze Reihe von anderen unangenehmen körperlichen Empfindungen wie Schwindelgefühlen, Spannungskopfschmerzen, Gefühl einer allgemeinen Unsicherheit. Sorge über abnehmendes geistiges und körperliches Wohlbefinden, Reizbarkeit, Freudlosigkeit und unterschiedliche, leichtere Grade von Depression und Angst sind üblich. Der Schlaf ist häufig in der anfänglichen und mittleren Phase gestört, es kann aber auch Hypersomnie im Vordergrund stehen.

Diagnostische Leitlinien:

1. Entweder anhaltende und quälende Klagen über gesteigerte Ermüdbarkeit nach geistiger Anstrengung oder über körperliche Schwäche und Erschöpfung nach geringsten Anstrengungen.
2. Mindestens zwei der folgenden Empfindungen: Muskelschmerzen und -beschwerden, Schwindelgefühle, Spannungskopfschmerzen, Schlafstörungen, Unfähigkeit zu entspannen, Reizbarkeit und Dyspepsie.
3. Die vorliegenden autonomen oder depressiven Symptome sind nicht anhaltend und schwer genug, um die Kriterien für eine der spezifischeren Störungen in dieser Klassifikation zu erfüllen.

Differentialdiagnose:

In vielen Ländern wird Neurasthenie nicht mehr allgemein als diagnostische Kategorie verwendet, und viele früher so diagnostizierte Zustandsbilder würden heute die Kriterien für depressive Störung oder Angststörung erfüllen. Trotzdem gibt es eine kleine Anzahl von Fällen, die der Beschreibung der Neurasthenie mehr entsprechen als jedem anderen neurotischen Syndrom. Solche Fälle scheinen in manchen Kulturen häufiger zu sein als in anderen. Wenn die diagnostische Kategorie Neurasthenie verwendet wird, sollte man zunächst eine depressive Erkrankung oder eine Angststörung ausschließen. Das entscheidende Kennzeichen des Syndroms ist der Akzent, den der Patient auf Ermüdbarkeit und Schwäche legt und seine Sorge über die verminderte geistige und körperliche Leistungsfähigkeit, im Gegensatz zu den somatoformen Störungen, bei denen körperliche Beschwerden und die Beschäftigung mit einer körperlichen Krankheit das Bild beherrschen. Wenn sich das neurasthenische Syndrom im Anschluß an eine körperliche Krankheit, speziell Influenza, Virushepatitis oder infektiöse Mononukleose entwickelt, dann ist die Diagnose der Infektion etc. ebenso zu dokumentieren.

Dazugehöriger Begriff:

– Erschöpfungssyndrom

Ausschluß:

- Ausgebranntsein (Burn-out-Syndrom) (Z73.0)
- post-virales Erschöpfungssyndrom (benigne myalgische Enzephalomyelitis) (G93.3)
- Erschöpfung und Schwäche (R53)
- *Pseudoneurasthenie*
- Psychasthenia (F48.8)

F48.1 Depersonalisations-/Derealisationssyndrom

Eine Störung, bei der die Patienten beklagen, daß ihre geistige Aktivität, ihr Körper oder die Umgebung sich in ihrer Qualität verändert haben, und unwirklich, wie in weiter Ferne oder automatisiert erlebt werden. Sie können das Gefühl haben, nicht länger ihr eigenes Denken, ihre eigenen Vorstellungen oder Erinnerungen zu erleben; daß ihre Bewegungen und ihr Verhalten irgendwie nicht ihre eigenen seien; daß ihr Körper leblos, losgelöst oder sonst anormal sei; daß die Umgebung ohne Farbe und das Leben künstlich oder wie auf einer Bühne erscheint, auf der Menschen erfundene Rollen spielen. In einigen Fällen fühlen sich die Betroffenen, als ob sie sich mit Abstand selbst zuschauen, oder als ob sie tot seien. Am häufigsten ist bei diesen unterschiedlichen Phänomenen die Klage über den Gefühlsverlust.

Die Zahl der Patienten, die diese Störungen in reiner oder isolierter Form erleben, ist klein. Häufiger finden sich Depersonalisations- und Derealisationsphänomene bei depressiven Erkrankungen, phobischen Störungen und Zwangsstörungen. Elemente dieses Syndroms können auch bei geistig gesunden Menschen bei Müdigkeit, sensorischer Deprivation, Intoxikation mit Halluzinogenen oder als hypnagoges/hypnopompes Phänomen auftreten. Das Depersonalisations-/Derealisationssyndrom ist phänomenologisch auch den sogenannten todesnahen Erfahrungen in Momenten extremer Lebensgefahr ähnlich.

Diagnostische Leitlinien:

Für eine eindeutige Diagnose müssen zumindest eines der Kriterien 1 oder 2 sowie die Kriterien 3 und 4 erfüllt sein:

1. Depersonalisationssymptome, d. h. der Betroffene empfindet seine eigenen Gefühle und Erfahrungen als losgelöst, fern, nicht als seine eigenen, verloren usw.
2. Derealisationssymptome d.h., Objekte, Menschen oder die Umgebung erscheinen unwirklich und fern, künstlich, farblos, leblos usw.
3. Der Betreffende akzeptiert, daß hier ein subjektiver und spontaner Wechsel eingetreten ist, der nicht von äußeren Kräften oder anderen Personen verursacht ist (d.h. es besteht Krankheitseinsicht).

4. Klares Bewußtsein und Fehlen eines toxischen Verwirrtheitszustands oder Epilepsie.

Differentialdiagnose:

Andere Zustände, in denen eine Veränderung der Persönlichkeit erlebt wird, sind auszuschließen, wie z.B. bei Schizophrenie (Verwandlungswahn oder Erlebnisse von Passivität und Gelenktwerden), dissoziative Zustände (in denen die Änderung nicht bewußt wird) und einige Fälle früher Demenz. Die Aura bei der Temporallappenepilepsie und einige postiktale Zustände können Depersonalisation und Derealisation als sekundäre Phänomene aufweisen.

Wenn das Depersonalisations-/Derealisationsyndrom Teil einer depressiven, phobischen, zwanghaften oder schizophrenen Störung ist, gelten diese Störungen als Hauptdiagnose.

F48.8 sonstige näher bezeichnete neurotische Störungen

Diese Diagnose schließt gemischte Störungen des Verhaltens, der Überzeugung und der Emotionen ein, deren Ätiologie und nosologische Einordnung noch unbekannt sind und die in unterschiedlicher Häufigkeit in verschiedenen Kulturen vorkommen, wie etwa das Dhat-Syndrom (ungerechtfertigte Sorge um die schwächenden Wirkungen des Samenergusses), Koro (Angst vor der Retraktion des Penis ins Abdomen mit Todesfolge) und Latah (imitierendes und stereotypes Reaktionsverhalten im Sinne von Echolalie und Echopraxie). Die enge Verbindung dieser Syndrome mit örtlich akzeptierten kulturellen Glaubens- und Verhaltensmustern weisen darauf hin, daß sie wahrscheinlich nicht als wahnhaft zu betrachten sind.

Dazugehörige Begriffe:

- Beschäftigungsneurose, einschließlich Schreibkrämpfe
- Briquet-Syndrom
- Dhat-Syndrom
- Koro
- Latah
- Psychasthenia
- psychasthenische Neurose
- psychogene Synkope

F48.9 nicht näher bezeichnete neurotische Störung

Dazugehöriger Begriff:

- nicht näher bezeichnete Neurose

F5 Verhaltensauffälligkeiten mit körperlichen Störungen und Faktoren

Überblick über diesen Abschnitt:

F50 Eßstörungen

F50.0	Anorexia nervosa
F50.1	atypische Anorexia nervosa
F50.2	Bulimia nervosa
F50.3	atypische Bulimia nervosa
F50.4	Eßattacken bei sonstigen psychischen Störungen
F50.5	Erbrechen bei sonstigen psychischen Störungen
F50.8	sonstige Eßstörungen
F50.9	nicht näher bezeichnete Eßstörung

F51 nichtorganische Schlafstörungen

F51.0	Insomnie
F51.1	Hypersomnie
F51.2	Störung des Schlaf-Wach-Rhythmus
F51.3	Schlafwandeln (Somnambulismus)
F51.4	Pavor nocturnus
F51.5	Alpträume
F51.8	sonstige nichtorganische Schlafstörungen
F51.9	nicht näher bezeichnete nichtorganische Schlafstörung

F52 nichtorganische sexuelle Funktionsstörungen

F52.0	Mangel oder Verlust von sexuellem Verlangen
F52.1	sexuelle Aversion und mangelnde sexuelle Befriedigung
.10	sexuelle Aversion
.11	mangelnde sexuelle Befriedigung
F52.2	Versagen genitaler Reaktionen
F52.3	Orgasmusstörung
F52.4	Ejaculatio praecox
F52.5	Vaginismus
F52.6	Dyspareunie
F52.7	gesteigertes sexuelles Verlangen
F52.8	sonstige nichtorganische sexuelle Funktionsstörungen
F52.9	nicht näher bezeichnete nichtorganische sexuelle Funktionsstörung

F53 psychische und Verhaltensstörungen im Wochenbett, nicht andernorts klassifizierbar

F53.0 leichte psychische und Verhaltensstörungen im Wochenbett, nicht andernorts klassifizierbar
F53.1 schwere psychische und Verhaltensstörungen im Wochenbett, nicht andernorts klassifizierbar
F53.8 sonstige psychische und Verhaltensstörungen im Wochenbett, nicht andernorts klassifizierbar
F53.9 nicht näher bezeichnete psychische und Verhaltensstörung im Wochenbett, nicht andernorts klassifizierbar

F54 psychische Faktoren und Verhaltenseinflüsse bei andernorts klassifizierten Krankheiten

F55 Mißbrauch von nicht abhängigkeitserzeugenden Substanzen

F55.0 Antidepressiva
F55.1 Laxantien
F55.2 Analgetika
F55.3 Antazida
F55.4 Vitamine
F55.5 Steroide oder Hormone
F55.6 bestimmte Pflanzen oder Naturheilmittel
F55.8 sonstige Substanzen, die keine Abhängigkeit hervorrufen
F55.9 nicht näher bezeichnete Substanzen

F59 nicht näher bezeichnete Verhaltensauffälligkeiten mit körperlichen Störungen und Faktoren

F50-F59 Verhaltensauffälligkeiten mit körperlichen Störungen und Faktoren

F50 Eßstörungen

Unter dem Oberbegriff Eßstörungen werden zwei wichtige und eindeutige Syndrome beschrieben: Anorexia nervosa und Bulimia nervosa (Bulimie). Weniger spezifische bulimische Störungen wie übermäßiges Essen bei anderen psychischen Störungen werden ebenfalls erwähnt. Kurz wird auch auf Erbrechen bei sonstigen psychischen Störungen eingegangen.

Ausschluß:

- Fütterstörung im Kleinkind- und Kindesalter (F98.2)
- Fütterschwierigkeiten und Betreuungsfehler (R63.3)
- nicht näher bezeichnete Anorexia oder Appetitverlust (R63.0)
- Pica im Kindesalter (F98.3)

F5

F50.0 Anorexia nervosa

Die Anorexia nervosa ist durch einen absichtlich selbst herbeigeführten oder aufrechterhaltenen Gewichtsverlust charakterisiert. Am häufigsten ist die Störung bei heranwachsenden Mädchen und jungen Frauen; heranwachsende Jungen und junge Männer sind wie Kinder vor der Pubertät und ältere Frauen bis zur Menopause wesentlich seltener betroffen. Die Anorexia nervosa stellt in folgender Hinsicht ein eigenständiges Syndrom dar:

1. Die klinischen Merkmale des Syndroms sind leicht erkennbar, so daß die Diagnose mit einem hohen Grad an Übereinstimmung zwischen verschiedenen Klinikern zuverlässig gestellt werden kann.
2. Verlaufsstudien haben gezeigt, daß eine beträchtliche Anzahl nicht remittierter Patienten Hauptmerkmale der Anorexia nervosa weiter in einer chronischen Form aufweisen.

Obwohl die Ursachen der Anorexia nervosa noch wenig faßbar sind, wächst die Überzeugung, daß vor allem eine Interaktion soziokultureller und biologischer Faktoren, sowie auch unspezifische psychologische Mechanismen und die Vulnerabilität der Persönlichkeit eine Rolle spielen. Mit der Erkrankung ist eine Unterernährung unterschiedlichen Schweregrades verbunden, die sekundär zu endokrinen und metabolischen Veränderungen sowie anderen körperlichen Funktionsstörungen führt. Es bleiben einige Zweifel, ob die charakteristische endokrine Störung durch die Unterernährung und als direkte Folge der verschiedenen zugrundeliegenden Verhaltensweisen (z.B. eingeschränkte Nahrungsauswahl, exzessive Sportbetätigung und Änderung der Körperbeschaffenheit, induziertes Erbrechen und Abführen mit der Folge von Elektrolytentgleisungen) aufzufassen ist, oder ob andere noch ungeklärte Faktoren eine Rolle spielen.

Diagnostische Leitlinien:

1. Tatsächliches Körpergewicht mindestens 15 % unter dem erwarteten (entweder durch Gewichtsverlust oder nie erreichtes Gewicht) oder Quetelets-Index* von 17,5 oder weniger. Bei Patienten in der Vorpubertät kann die erwartete Gewichtszunahme während der Wachstumsperiode ausbleiben.
2. Der Gewichtsverlust ist selbst herbeigeführt durch:
   a. Vermeidung von hochkalorischen Speisen; sowie eine oder mehrere der folgenden Verhaltensweisen:
   b. selbst induziertes Erbrechen;
   c. selbst induziertes Abführen;
   d. übertriebene körperliche Aktivitäten;
   e. Gebrauch von Appetitzüglern oder Diuretika.
3. Körperschema-Störung in Form einer spezifischen psychischen Störung: die Angst, zu dick zu werden, besteht als eine tiefverwurzelte überwertige Idee; die Betroffenen legen eine sehr niedrige Gewichtsschwelle für sich selbst fest.
4. Eine endokrine Störung auf der Hypothalamus-Hypophysen-Gonaden-Achse. Sie manifestiert sich bei Frauen als Amenorrhoe und bei Männern als Libido- und Potenzverlust. (Eine Ausnahme ist das Persistieren vaginaler Blutungen bei anorektischen Frauen mit einer Hormonsubstitutionsbehandlung zur Kontrazeption.) Erhöhte Wachstumshormon- und Kortisolspiegel, Änderungen des peripheren Metabolismus von Schilddrüsenhormonen und Störungen der Insulinsekretion können gleichfalls vorliegen.
5. Bei Beginn der Erkrankung vor der Pubertät ist die Abfolge der pubertären Entwicklungsschritte verzögert oder gehemmt (Wachstumsstopp; fehlende Brustentwicklung und primäre Amenorrhoe beim Mädchen; bei Knaben bleiben die Genitalien kindlich). Nach Remission wird die Pubertätsentwicklung häufig normal abgeschlossen, die Menarche tritt aber verspätet ein.

* QUETELETS-Index: $\frac{W}{H^2}$

(W = Körpergewicht in Kilogramm, H = Körpergröße in Metern, ab dem 16. Lebensjahr)

Mit der fünften Stelle können näher gekennzeichnet werden:

F50.00 *Anorexie ohne aktive Maßnahmen zur Gewichtsabnahme (Erbrechen, Abführen etc.)*

Dazugehöriger Begriffe:

- *asketische Form der Anorexie*
- *passive Form der Anorexie*
- *restrictive Form der Anorexie*

F50.01 *Anorexie mit aktiven Maßnahmen zur Gewichtsabnahme (Erbrechen, Abführen etc. u.U. in Verbindung mit Heißhungerattacken)*

Dazugehöriger Begriffe:

- *aktive Form der Anorexie*
- *bulimische Form der Anorexie*

Differentialdiagnose:

Es können depressive und Zwangssymptome wie auch Merkmale einer Persönlichkeitsstörung vorkommen. Dann wird die Abgrenzung zu dieser Störung oder die Verwendung von mehr als einer diagnostischen Kodierung notwendig. Somatische Ursachen eines Gewichtsverlustes bei jungen Patienten müssen berücksichtigt werden wie z.B chronisch konsumierende Krankheiten, Hirntumoren, Darmerkrankungen wie Morbus Crohn oder ein Malabsorptionssyndrom.

Ausschluß:

- Appetitverlust (R63.0)
- psychogener Appetitverlust (F50.8)

F50.1 atypische Anorexia nervosa*

Diese Diagnose soll für Patientinnen verwendet werden, bei denen ein oder mehr Kernmerkmale der Anorexia nervosa (F50.0), z.B. Amenorrhoe oder signifikanter Gewichtsverlust fehlen, bei ansonsten ziemlich typischen klinischen Bild. Solche Patientinnen werden gewöhnlich in psychiatrischen Liaisondiensten in Allgemeinkrankenhäusern oder in der Primärversorgung angetroffen. Patientinnen, die alle Kernsymptome in einer leichten Ausprägung

* *Die Stellung dieser Diagnose wird eher nicht empfohlen!*

aufweisen, werden ebenfalls am besten mit dieser Diagnose beschrieben. Diese Kategorie ist nicht für anorexieähnliche Eßstörungen zu verwenden, die auf einer bekannten körperlichen Krankheit beruhen.

F50.2 Bulimia nervosa

Die Bulimia nervosa (Bulimie) ist durch wiederholte Anfälle von Heißhunger (Eßattacken) und eine übertriebene Beschäftigung mit der Kontrolle des Körpergewichts charakterisiert. Dies veranlaßt die Patientin, mit extremen Maßnahmen den dickmachenden Effekt der zugeführten Nahrung zu mildern. Der Terminus bezieht sich nur auf die Form der Störung, die psychopathologisch mit der Anorexia nervosa vergleichbar ist. Die Alters- und Geschlechtsverteilung ähnelt der Anorexia nervosa, das Alter bei Beginn liegt geringfügig höher. Die Störung kann nach einer Anorexia nervosa auftreten und umgekehrt. So erscheint eine vormals anorektische Patientin nach einer Gewichtszunahme oder durch Wiederauftreten der Menstruation zunächst gebessert, dann aber stellt sich ein schädliches Verhaltensmuster von Heißhunger (Eßattacken) und Erbrechen ein. Wiederholtes Erbrechen kann zu Elektrolytstörungen und körperlichen Komplikationen führen (Tetanie, epileptische Anfälle, kardiale Arrhythmien, Muskelschwäche), sowie zu weiterem starken Gewichtsverlust.

Diagnostische Leitlinien:

1. Eine andauernde Beschäftigung mit Essen, eine unwiderstehliche Gier nach Nahrungsmitteln; die Patientin erliegt Eßattacken, bei denen große Mengen Nahrung in sehr kurzer Zeit konsumiert werden.
2. Die Patientin versucht, dem dickmachenden Effekt der Nahrung durch verschiedene Verhaltensweisen entgegenzusteuern: selbstinduziertes Erbrechen, Mißbrauch von Abführmitteln, zeitweilige Hungerperioden, Gebrauch von Appetitzüglern, Schilddrüsenpräparaten oder Diuretika. Wenn die Bulimie bei Diabetikerinnen auftritt, kann es zu einer Vernachlässigung der Insulinbehandlung kommen.
3. Eine der wesentlichen psychopathologischen Auffälligkeiten besteht in der krankhaften Furcht davor, dick zu werden; die Patientin setzt sich eine scharf definierte Gewichtsgrenze, deutlich unter dem prämorbiden, vom Arzt als optimal oder «gesund» betrachteten Gewicht. Häufig läßt sich in der Vorgeschichte mit einem Intervall von einigen Monaten bis zu mehreren Jahren eine Episode einer Anorexia nervosa nachweisen. Diese frühere Episode kann voll ausgeprägt gewesen sein, oder war eine verdeckte Form mit mäßigem Gewichtsverlust oder einer vorübergehenden Amenorrhoe.

Differentialdiagnose:

Eine Bulimia nervosa muß differenziert werden von

1. Störungen des oberen Gastrointestinaltraktes mit wiederholtem Erbrechen (charakteristische psychopathologische Auffälligkeiten fehlen);
2. einer eher allgemeinen Störung der Persönlichkeit. Die Eßstörung kann etwa mit Alkoholabhängigkeit und kleineren Vergehen (z.B. Ladendiebstahl) verbunden sein.
3. Depressive Störung (bulimische Patientinnen erleben häufig depressive Symptome).

Dazugehörige Begriffe:

- nicht näher bezeichnete Bulimie
- Hyperorexia nervosa

F50.3 atypische Bulimia nervosa

Diese Diagnose soll für Patientinnen verwendet werden, bei denen ein oder mehr Kernmerkmale der Bulimia nervosa (F50.2) fehlen bei ansonsten recht typischem klinischen Bild. Meistens trifft dies auf Patientinnen mit Normalgewicht oder auch Übergewicht zu, die typische Perioden von Eßattacken mit anschließendem Erbrechen und Abführen aufweisen. Partialsyndrome mit depressiven Symptomen sind ebenfalls häufig. Wenn die depressiven Symptome aber die Diagnose einer depressiven Störung rechtfertigen, sind zwei Diagnosen zu kodieren.

Die Stellung dieser Diagnose wird eher nicht empfohlen!

F50.4 Eßattacken bei sonstigen psychischen Störungen

Hier soll übermäßiges Essen kodiert werden, das eine Reaktion auf belastende Ereignisse ist und zu Übergewicht geführt hat. Trauerfälle, Unfälle, Operationen und emotional belastende Ereignisse können von einem «reaktiven Übergewicht» gefolgt sein, insbesondere bei zur Gewichtszunahme disponierten Personen.

Übergewicht als Ursache seelischer Belastung sollte nicht hier klassifiziert werden. Übergewicht kann zu einer erhöhten Sensibilität bezogen auf das eigene Erscheinungsbild und zu einem Mangel an Selbstvertrauen in Beziehungen führen. Die subjektive Einschätzung der Körpermaße kann übersteigert sein. Übergewicht als Ursache einer psychischen Störung ist unter F38 (sonstige affektive Störungen), F41.2 (Angst und depressive Störung, gemischt) oder F48.9 (nicht näher bezeichnete neurotische Störung) zusammen mit einer Kodierung aus E66 der ICD-10 zu klassifizieren, die den Typus des Übergewichts bezeichnet.

Übergewicht als Nebenwirkung einer langdauernden Behandlung mit Neuroleptika, Antidepressiva oder einer anderen Medikation soll unter E66.1 (durch Medikamente bedingtes Übergewicht) klassifiziert werden. Das Medikament kann mit einer zusätzlichen Kodierung aus dem Kapitel XX (äußere Ursachen) der ICD-10 bezeichnet werden.

Übergewicht kann eine Motivation für Fasten (oder Diät) darstellen, was wiederum zu affektiven Symptomen geringeren Schweregrades führt wie Angst, Ruhelosigkeit, Schwäche und Reizbarkeit oder selten auch zu schweren depressiven Symptomen («Fasten-Depression»). Zur Erfassung der angegebenen Symptome ist eine Kodierung aus F30-F39 oder F40-F48 zu verwenden. Das Fasten sollte zusätzlich unter F50.8 («sonstige Eßstörungen») klassifiziert werden, die Form des Übergewichts ist mit einer Kodierung aus E66 zu versehen.

Dazugehöriger Begriff:

- psychogene Eßattacken

Ausschluß:

- nicht näher bezeichnete Polyphagie (R63.2)
- Obesitas (E66)

F50.5 Erbrechen bei sonstigen psychischen Störungen

Außer dem selbstinduzierten Erbrechen bei der Bulimia nervosa kann wiederholtes Erbrechen bei folgenden Störungen auftreten:

1. Dissoziative Störungen (F44).
2. Hypochondrische Störungen (F45.2); Erbrechen kann eines von mehreren körperlichen Symptomen sein.
3. In der Schwangerschaft können emotionale Faktoren zu wiederholter Übelkeit und Erbrechen führen.

Dazugehörige Begriffe:

- psychogenes Erbrechen
- psychogene Hyperemesis gravidarum

Ausschluß:

- nicht näher bezeichnete Übelkeit und Erbrechen (R11)

F50.8 sonstige Eßstörungen

Dazugehörige Begriffe:

- psychogener Appetitverlust
- nicht organische Pica (Essen von Papier, Sand etc.) bei Erwachsenen

F50.9 nicht näher bezeichnete Eßstörung

F51 nichtorganische Schlafstörungen

Diese Gruppe von Störungen umfaßt

a. Dyssomnien: primär psychogene Zustandsbilder mit einer Störung von Dauer, Qualität oder Zeitpunkt des Schlafs aufgrund emotionaler Ursachen d.h. Insomnie, Hypersomnie und Störungen des Schlaf-Wach-Rhythmus.
b. Parasomnien: abnorme Episoden, die während des Schlafs auftreten; in der Kindheit haben sie meist Bezug zur kindlichen Entwicklung, während sie im Erwachsenenalter vorwiegend psychogen sind, d.h. Schlafwandeln, Pavor nocturnus und Alpträume.

Dieser Abschnitt beinhaltet nur Schlafstörungen, bei denen emotionale Ursachen einen primären Faktor darstellen. Schlafstörungen organischen Ursprungs wie das Kleine-Levin-Syndrom (G47.8) werden in dem Kapitel VI (G47) der ICD-10 klassifiziert. Nichtpsychogene Störungen, einschließlich Narkolepsie und Kataplexie (G47.4) und Störungen des Schlaf-Wach-Rhythmus' (G47.2) werden ebenfalls im Kapitel VI der ICD-10 aufgeführt, ebenso wie Schlafapnoe (G47.3), sowie episodische Bewegungsstörungen mit nächtlichen Myoklonien (G25.3). Die Enuresis (F98.0) ist bei sonstigen Verhaltens- und emotionalen Störungen mit Beginn in der Kindheit und Jugend aufgeführt. Eine primäre Enuresis nocturna (R33.8) dagegen, die als Folge einer verzögerten Reifung der Blasenkontrolle während des Schlafes anzusehen ist, ist im Kapitel XVIII der ICD-10 unter den Symptomen des urogenitalen Systems zu klassifizieren.

In vielen Fällen ist die Schlafstörung Symptom einer anderen psychischen oder körperlichen Krankheit. Selbst wenn klinisch eine spezifische Schlafstörung besteht, können eine Reihe von zusätzlichen psychiatrischen oder körperlichen Faktoren zu ihrem Auftreten beitragen. Ob eine Schlafstörung bei einer bestimmten Person ein eigenständiges Krankheitsbild oder einfach Merkmal einer anderen Erkrankung (klassifiziert andernorts in Kapitel V oder in anderen Kapiteln der ICD-10) ist, kann nur aufgrund des klinischen Erscheinungsbildes, des Verlaufs sowie therapeutischer Überlegungen und Prioritäten zum Zeitpunkt der Konsultation entschieden werden. Wenn die Schlafstörung eine Hauptbeschwerde des Patienten ist, sollte eine Diagnose aus diesem Abschnitt gestellt werden. Die Diagnose einer spezifischen Schlafstörung ist durch so viele weitere Diagnosen zu ergänzen, daß Psychopathologie oder Pathophysiologie eines bestimmten Falles angemessen beschrieben werden.

Ausschluß:

- organische Schlafstörungen (G47)

F51.0 nichtorganische Insomnie

Insomnie ist ein Zustandsbild mit einer ungenügenden Dauer oder Qualität des Schlafs, die über einen beträchtlichen Zeitraum bestehen bleibt. Die tatsächliche Abweichung von der allgemein als normal geltende Schlafdauer, sollte nicht das Hauptkriterium für die Diagnose einer Insomnie sein, da manche Menschen nur sehr wenig Schlaf brauchen und sich nicht als schlafgestört betrachten (sogenannte Kurzschläfer). Im Gegensatz dazu gibt es Patienten, die unter der schlechten Qualität ihres Schlafes leiden, trotz subjektiv oder objektiv normaler Schlafdauer.

Die schlafgestörten Personen klagen am häufigsten über Einschlafstörungen, gefolgt von Durchschlafstörungen und morgendlichem Früherwachen. Häufig ist die Kombination mehrerer dieser Beschwerden. Eine Insomnie entwickelt sich typischerweise in zeitlichem Zusammenhang mit stärkeren Belastungen im Leben und tritt gehäuft bei Frauen, älteren Menschen, psychisch gestörten und sozioökonomisch benachteiligten Personen auf. Bei wiederholt erlebter Insomnie kann es zu einer erhöhten Angst vor Schlaflosigkeit und zu einer ständigen Beschäftigung mit ihren Konsequenzen kommen. Dies führt zu einem Circulus vitiosus mit der Neigung zur Chronifizierung.

Patienten mit Insomnie fühlen sich zur Schlafenszeit angespannt, ängstlich, besorgt oder depressiv und empfinden ein Gedankenrasen. Häufig denken sie über ausreichenden Schlaf, persönliche Probleme, die Gesundheit und sogar den Tod nach. Oft versuchen sie, ihre Anspannung mit der Einnahme von Medikamenten oder Alkohol zu bekämpfen. Sie berichten, daß sie sich morgens körperlich und geistig müde fühlen und während des Tages depressiv, besorgt, angespannt, reizbar und übermäßig mit sich selbst beschäftigt sind.

Von Kindern sagt man oft, daß sie Schlafstörungen haben, wenn in Wirklichkeit das Problem eher im Umgang mit dem Zubettgehen als mit dem eigentlichen Schlaf besteht; Schwierigkeiten mit dem Zubettgehen sollten nicht hier, sondern in Kapitel XXI der ICD-10 (Z62.0, unzureichende elterliche Betreuung und Kontrolle) verschlüsselt werden.

Diagnostische Leitlinien:

1. Klagen über Einschlafstörungen, Durchschlafstörungen oder eine schlechte Schlafqualität.
2. Die Schlafstörungen treten wenigstens dreimal pro Woche mindestens 1 Monat lang auf.
3. Es besteht ein überwiegendes Beschäftigtsein mit der Schlafstörung und nachts und während des Tages eine übertriebene Sorge über deren negative Konsequenzen.
4. Die unbefriedigende Schlafdauer oder -qualität verursacht entweder einen deutlichen Leidensdruck oder wirkt sich störend auf die Alltagsaktivitäten aus.

Immer wenn eine unzulängliche Schlafdauer oder Qualität des Schlafs die einzige Klage der Betroffenen sind, sollte die Störung hier klassifiziert werden. Andere psychiatrische Symptome wie Depression, Angst, Zwänge usw. entkräften die Diagnose einer Insomnie nicht, vorausgesetzt, die Insomnie ist die Hauptbeschwerde oder die Chronizität und Schwere der Insomnie ist für die betreffende Person die hauptsächliche Störung. Andere gleichzeitig auftretende Störungen sollten kodiert werden, wenn sie hinreichend deutlich und anhaltend genug sind, eine eigene Behandlung zu rechtfertigen. Zu beachten ist, daß die meisten chronisch schlaflosen Personen mit ihrer Schlafstörung meist stark beschäftigt sind und andere emotionale Probleme verneinen. Oft ist eine sorgfältige klinische Untersuchung notwendig, um die psychologische Ursache für die Beschwerden herauszufinden.

Differentialdiagnose:

Insomnie ist ein häufiges Symptom anderer psychischer Störungen wie z.B. affektiver, neurotischer, organischer, schizophrener Störungen, Eßstörungen, Abhängigkeit, anderer Schlafstörungen wie z.B. Alpträume. Insomnie kann auch bei körperlichen Krankheiten auftreten, bei denen es zu Schmerzen, Mißempfindungen oder Einnahme von bestimmten Medikamenten kommt. Wenn Insomnie als eines von vielen Symptomen einer psychischen oder körperlichen Krankheit auftritt, und nicht das klinische Bild bestimmt, wird nur die Diagnose der zugrundeliegenden psychischen oder körperlichen Krankheit gestellt. Darüberhinaus soll die Diagnose einer anderen Schlafstörung - Alpträume, Störung des Schlaf-Wach-Rhythmus, Schlafapnoe und nächtliche Myoklonien - nur gestellt werden, wenn diese zu einer Verminderung der Schlafdauer oder -qualität führt. Wenn die Insomnie bei den oben angegebenen Störungen eine Hauptbeschwerde ist und als eigenständiges Zustandsbild aufgefaßt wird, kann man die Insomnie zusätzlich zur Hauptdiagnose kodieren.

Die vorliegende Kodierung wird nicht bei der sogenannten «vorübergehenden Schlaflosigkeit» angewendet. Vorübergehende Störungen des Schlafes gehören zum täglichen Leben. Einige schlaflose Nächte im Zusammenhang mit psychosozialen Belastungen werden hier nicht mit einer Diagnose versehen. Nur im Zusammenhang mit anderen klinisch bedeutsamen Symptomen können sie als Teil einer akuten Belastungsreaktion (F43.0) oder einer Anpassungsstörung (F43.2) aufgefaßt werden.

F51.1 nichtorganische Hypersomnie

Hypersomnie ist definiert entweder als exzessive Schläfrigkeit während des Tages und Schlafanfälle, die nicht durch eine unzureichende Schlafdauer erklärbar sind, oder als verlängerte Übergangszeiten vom Aufwachen aus dem Schlaf bis zum völligen Wachsein. Bei Fehlen einer organischen Ursache ist dieses Zustandsbild gewöhnlich mit psychischen Störungen verbunden. Häufig ist es ein Symptom einer bipolaren affektiven Störung, gegenwärtig depressiv (F31.3, 31.4 oder 31.5), einer rezidivierenden depressiven Störung (F33) oder einer depressiven Episode (F32). Zeitweilig werden die Kriterien für eine andere psychische Störung allerdings nicht erfüllt, auch wenn oft Hinweise für eine psychopathologische Ursache der Beschwerden zu finden sind.

Manche Patienten stellen selbst die Verbindung zwischen ihrer Neigung, zu unangemessener Zeit einzuschlafen, und bestimmten unangenehmen Erlebnissen während des Tages her. Andere verleugnen einen solchen Zusammenhang, selbst wenn ein erfahrener Kliniker solche Erlebnisse feststellt. In manchen Fällen können emotionale oder andere psychologische Faktoren nicht festgestellt werden, das Fehlen organischer Faktoren macht aber einen psychogenen Ursprung der Hypersomnie wahrscheinlich.

Diagnostische Leitlinien:

1. Übermäßige Schlafneigung oder Schlafanfälle während des Tages, nicht erklärbar durch eine unzureichende Schlafdauer oder einen verlängerten Übergang zum vollen Wachzustand (Schlaftrunkenheit).
2. Diese Schlafstörung tritt täglich, länger als 1 Monat oder in wiederkehrenden Perioden kürzerer Dauer auf und verursacht eine deutliche Erschöpfung oder eine Beeinträchtigung der Alltagsaktivitäten.
3. Keine zusätzlichen Symptomen einer Narkolepsie (Kataplexie, Wachanfälle, hypnagoge Halluzinationen) und keine klinischen Hinweise für Schlafapnoe (nächtliche Atempausen, typische intermittierende Schnarchgeräusche, etc.).
4. Fehlen eines neurologischen oder internistischen Zustandsbildes, für das die Somnolenz während des Tages symptomatisch sein kann.

Wenn Hypersomnie nur als Symptom einer anderen psychischen Störung wie z.B. einer affektiven Störung auftritt, ist die Diagnose der zugrundeliegenden Störung zu stellen. Die Diagnose einer psychogenen Hypersomnie sollte jedoch hinzugefügt werden, wenn sie die vorherrschende Klage der betroffenen Person ist. Wenn eine andere Diagnose nicht gestellt werden kann, soll diese Kodierung allein verwendet werden.

Differentialdiagnose:

Die Hypersomnie ist von einer Narkolepsie zu unterscheiden. Bei der Narkolepsie (G47.4) sind gewöhnlich ein oder mehrere zusätzliche Symptome vorhanden wie Kataplexie, Schlaflähmung und hypnagoge Halluzinationen; den Schlafanfällen kann nicht widerstanden werden, sie sind erholsam, der Nachtschlaf dagegen ist fragmentiert und verkürzt. Im Gegensatz dazu treten bei einer Hypersomnie weniger Schlafanfälle pro Tage auf, sie sind jedoch von längerer Dauer. Die betroffene Person ist häufig in der Lage, sie zu verhindern; der Nachtschlaf ist meist verlängert, es besteht eine deutliche Schwierigkeit nach dem Aufwachen, den vollen Wachzustand zu erreichen (Schlaftrunkenheit).

Es ist wichtig, die nichtorganische Hypersomnie von Hypersomnie bei Schlafapnoe und anderen organischen Hypersomnien zu unterscheiden. Die meisten betroffenen Personen mit Schlafapnoe haben zusätzlich zu der übermäßigen Schlafneigung während des Tages nächtliche Apnoephasen in der Vorgeschichte, typische intermittierende Schnarchgeräusche, Adipositas, Hochdruck, Impotenz, kognitive Beeinträchtigungen, nächtliche Hypermotilität, übermäßiges Schwitzen, morgendliche Kopfschmerzen und Koordinationsstörungen. Bei Verdacht auf Schlafapnoe, kann die Bestätigung der Diagnose und die Quantifizierung der Apnoephasen durch Untersuchungen in einem Schlaflabor erfolgen.

Hypersomnie als Folge einer definierbaren organischen Ursache (Enzephalitis, Meningitis, Commotio cerebri und andere Hirnschädigungen, Hirntumoren, zerebrovaskuläre Läsionen, degenerative und andere neurologische Krankheiten, metabolische Störungen, toxische Zustandsbilder, endokrine Störungen, Bestrahlungs-Syndrom) kann durch den schädigenden organischen Faktor, durch das klinische Bild und die Ergebnisse entsprechender Laboruntersuchungen von einer nichtorganischen Hypersomnie differenziert werden.

F51.2 nichtorganische Störung des Schlaf-Wach-Rhythmus

Eine Störung des Schlaf-Wach-Rhythmus ist definiert als Mangel an Synchronizität zwischen dem individuellen Schlaf-Wach-Rhythmus und dem erwünschten Schlaf-Wach-Rhythmus der Umgebung. Dies führt zu Klagen über Schlaflosigkeit und Hypersomnie. Diese Störung kann psychogenen oder auch möglicherweise organischen Ursprungs sein, abhängig von der relativen Verteilung psychologischer oder organischer Faktoren.

Personen mit fragmentierten und wechselnden Schlaf- und Wachzeiten weisen meist erhebliche psychische Störungen auf, gewöhnlich in Verbindung mit verschiedenen psychiatrischen Zustandsbildern wie Persönlichkeitsstörungen und affektiven Störungen. Bei Patienten, die häufig die Arbeitsschicht wechseln oder über Zeitzonen hinweg reisen, ist die zirkadiane Dysregulation maßgeblich biologischer Natur. Eine starke emotionale Komponente kann ebenfalls wirksam sein, da diese Patienten in vielen Fällen erschöpft sind. Schließlich gibt es bei einigen Patienten eine Phasenverschiebung gegenüber dem erwünschten Schlaf-Wach-Rhythmus, als Folge einer intrinsischen Funktionsstörung des zirkadianen Oszillators (biologische Uhr) oder einer abnormen Verarbeitung der Zeithinweise, die die biologischen Uhren antreiben. Letzteres kann zu emotionalen oder kognitiven Störungen in Beziehung stehen.

Diese Kodierung ist den Störungen des Schlaf-Wach-Rhythmus vorbehalten, bei denen die psychologischen Faktoren im Vordergrund stehen, während Fälle mit mutmaßlich organischem Ursprung unter G47.2, d.h. als organische Störungen des Schlaf-Wach-Rhythmus, zu klassifizieren sind. Die Entscheidung, ob die psychologischen Faktoren im Vordergrund stehen oder nicht und ob diese Kodierung oder G47.2 verwendet werden sollte, hängt von der klinischen Beurteilung ab.

Diagnostische Leitlinien:

1. Das individuelle Schlaf-Wach-Muster ist nicht synchron mit dem Schlaf-Wach-Rhythmus, der für eine bestimmte Gesellschaft normal ist und von den meisten Menschen der gleichen Kultur geteilt wird.
2. Als Folge dieser Störung erlebt die betroffene Person Schlaflosigkeit während der Hauptschlafperiode und Hypersomnie während der Wachperiode, fast täglich für mindestens 1 Monat lang oder wiederkehrend für kürzere Zeiträume.
3. Ungenügende Dauer, Qualität und der Zeitpunkt des Schlafs verursachen deutliche Erschöpfung oder behindern die Alltagsaktivitäten.

Wenn keine psychiatrische oder körperliche Ursache der Störung gefunden wird, ist diese Kodierung allein zu verwenden. Das Vorliegen psychiatrischer Symptome wie Angst, Depression, Hypomanie macht die Diagnose einer nicht-organischen Störung des Schlaf-Wach-Rhythmus nicht ungültig, vorausgesetzt, die Schlafstörung herrscht im klinischen Bild des Patienten vor. Wenn psychische Symptome hinreichend ausgeprägt und andauernd vorhanden sind, ist die ensprechende Störung gesondert zu diagnostizieren.

Dazugehörige Begriffe:

- psychogene Umkehr des circadianen Rhythmus
- psychogene Umkehr des Nacht-Tag-Rhythmus
- psychogene Schlafumkehr

F51.3 Schlafwandeln (Somnambulismus)

Schlafwandeln oder Somnambulismus ist ein Zustand veränderter Bewußtseinslage, in dem Phänomene von Schlaf und Wachsein kombiniert sind. Während des Schlafwandelns verläßt der Patient das Bett, meist während des ersten Drittels des Nachtschlafs, geht umher und zeigt eine niedrige Schwelle des Bewußtseins, der Reaktivität und motorischer Fertigkeiten. Schlafwandler verlassen manchmal ihr Schlafzimmer und zeitweilig auch das Haus. Sie sind dabei einem beträchtlichen Verletzungsrisiko ausgesetzt. Meist kehren sie jedoch ruhig zu ihrem Bett zurück, ohne Hilfe oder von einer anderen Person geführt. Nach dem Erwachen oder am nächsten Morgen besteht meist keine Erinnerung an das Schlafwandeln mehr.

Schlafwandeln und Pavor nocturnus (F51.4) hängen eng zusammen. Beide werden als Aufwachstörungen angesehen, die meistens aus den tiefsten Schlafstadien heraus auftreten (Stadien 3 und 4). Zahlreiche Patienten haben eines dieser Krankheitsbilder in der Familienanamnese und erleben auch beide Zustandsbilder. Beide Störungen sind in der Kindheit viel häufiger, was auf die Rolle von Entwicklungsfaktoren für die Ätiologie hinweist. Manchmal fällt das Auftreten dieser Störungen mit einer fiebrigen Erkrankung zusammen. Wenn sie über das Kindesalter hinaus fortbestehen oder während des Erwachsenenalters erstmals beobachtet werden, gehen beide Störungen meist mit deutlichen seelischen Schwierigkeiten einher. Solche Zustandsbilder können auch im höheren Lebensalter oder im Anfangsstadium einer Demenz erstmals auftreten. Aufgrund der klinischen und pathogenetischen Ähnlichkeiten zwischen Schlafwandeln und Pavor nocturnus und wegen der Tatsache, daß die Differentialdiagnose zwischen diesen Störungen im allgemeinen davon abhängt, welches der beiden Bilder vorherrscht, sind sie in letzter Zeit als Teil des gleichen nosologischen Kontinuums betrachtet worden. In Übereinstimmung mit der Tradition und um die Unterschiede in der Intensität ihrer klinischen Erscheinungsbilder zu betonen, sind in dieser Klassifikation getrennte Kodierungen vorgesehen.

Diagnostische Leitlinien:

1. Das vorherrschende Symptom ist ein- oder mehrmaliges Verlassen des Bettes und Umhergehen meist während des ersten Drittels des Nachtschlafs.
2. Während der Episode hat die betreffende Person meistens einen leeren, starren Gesichtsausdruck, reagiert verhältnismäßig wenig auf die Bemühung anderer, das Geschehen zu beeinflussen oder mit ihr Kontakt aufzunehmen und ist schwer aufzuwecken.
3. Nach dem Erwachen (entweder nach dem Schlafwandeln oder am nächsten Morgen) besteht keine Erinnerung an die Episode.
4. Innerhalb weniger Minuten nach dem Aufwachen von der Episode besteht keine Beeinträchtigung der psychischen Aktivität oder des Verhaltens, obgleich anfänglich eine kurze Phase von Verwirrung und Desorientiertheit auftreten kann.

5. Kein Hinweis auf eine organisch bedingte psychische Störung wie Demenz oder eine körperliche Störung wie Epilepsie.

Differentialdiagnose:

Schlafwandeln ist von psychomotorischen epileptischen Anfällen zu unterscheiden. Psychomotorische Anfälle treten selten nur nachts auf. Während eines epileptischen Anfalls besteht keine Reaktion auf Umweltreize, perseverierende Bewegungen wie Schlucken und Reiben der Hände sind häufig. Epiletische Entladungsmuster im EEG bestätigen die Diagnose, obwohl ein Anfallsleiden gleichzeitiges Schlafwandeln nicht ausschließt.

Eine dissoziative Störung (F44.1) muß gleichfalls vom Schlafwandeln abgegrenzt werden. Bei dissoziativen Störungen dauern die Episoden viel länger, die Betroffenen sind wach und zu komplexen zielgerichteten Verhaltensweisen imstande. Diese Störungen beginnen typischerweise im Wachzustand. Bei Kindern sind sie selten.

F51.4 Pavor nocturnus

Beim Pavor nocturnus bestehen nächtliche Episoden äußerster Furcht und Panik mit heftigem Schreien, Bewegungen und starker autonomer Erregung. Die betroffene Person setzt sich oder steht mit einem Panikschrei meist während des ersten Drittels des Nachtschlafes auf. Häufig stürzt sie zur Tür, wie um zu entfliehen, aber nur selten verläßt sie den Raum. Bemühungen anderer, dieses Ereignis zu beeinflussen, können zu noch heftigerer Angst führen, da die Person nicht nur wenig auf solche Bemühungen reagiert, sondern für einige Minuten desorientiert sein kann; nach dem Erwachen besteht meistens keine Erinnerung an die Episode. Wegen dieser Charakteristika besteht während der Episoden von Pavor nocturnus ein großes Verletzungsrisiko.

Der Pavor nocturnus ist mit dem Schlafwandeln (F51.3) eng verwandt. Genetische, entwicklungsbedingte, organische und psychologische Faktoren spielen eine Rolle in ihrer Entwicklung und beide Zustandsbilder haben die gleichen klinischen und pathophysiologischen Charakteristika. Aufgrund ihrer vielen Ähnlichkeiten betrachtet man diese beiden Zustandsbilder in letzter Zeit als Teil des gleichen nosologischen Kontinuums.

Diagnostische Leitlinien:

1. Das vorherrschende Symptom sind ein- oder mehrmalige Epsisoden von Erwachen aus dem Schlaf, die mit einem Panikschrei beginnen und charakterisiert sind durch heftige Angst, Körperbewegungen und vegetative Übererregbarkeit wie Tachykardie, schnelle Atmung, Pupillenerweiterung und Schweißausbruch.

2. Diese wiederholten Episoden dauern typischerweise 1 bis 10 Minuten und treten zumeist während des ersten Drittels des Nachtschlafs auf.
3. Es besteht relative Unzugänglichkeit auf die Bemühungen anderer, den Pavor nocturnus zu beeinflussen und fast ausnahmslos folgen solchen Bemühungen zumindest einige Minuten von Desorientiertheit und perseverierenden Bewegungen.
4. Die Erinnerung an das Geschehen ist gewöhnlich auf ein oder zwei fragmentarische Vorstellungen begrenzt oder fehlt völlig.
5. Fehlen eines Hinweises auf eine körperliche Krankheit wie Hirntumor oder Epilepsie.

Differentialdiagnose:

Pavor nocturnus ist von Alpträumen zu differenzieren. Letztere sind die bekannten «schweren Träume» mit eventuell auftretendem Schreien und Körperbewegungen. Im Gegensatz zum Pavor nocturnus treten sie zu jeder Nachtzeit auf, der Patient erwacht leicht und hat eine detaillierte und lebendige Erinnerung an den Traum.

Bei der Differenzierung von Pavor nocturnus und epileptischen Anfällen ist zu beachten, daß epileptische Anfälle sehr selten nur während der Nacht auftreten; ein auffälliges EEG spricht allerdings für die Diagnose einer Epilepsie.

F51.5 Alpträume (Angstträume)

Alpträume sind Traumerleben voller Angst und Furcht mit sehr detaillierter Erinnerung an den Trauminhalt. Das Traumerleben ist sehr lebhaft, Themen sind Bedrohung des Lebens, der Sicherheit oder der Selbstachtung. Oft besteht eine Wiederholung derselben oder ähnlicher erschreckender Alptraumthemen. Während einer typischen Episode besteht eine autonome Stimulation, aber kein wahrnehmbares Schreien oder Körperbewegungen. Nach dem Aufwachen wird die betroffene Person rasch munter und orientiert. Sie kann gut mit anderen sprechen und sofort oder am nächsten Morgen den Traum meist detailliert schildern.

Bei Kindern müssen keine zusätzlichen psychopathologischen Auffälligkeiten bestehen, da Alpträume während der Kindheit mit einer spezifischen Phase der emotionalen Entwicklung in Zusammenhang stehen. Im Gegensatz dazu finden sich bei Erwachsenen mit Alpträumen häufig besondere psychische Auffälligkeiten, meist in Form einer Persönlichkeitsstörung. Daneben kann auch die Einnahme bestimmter psychotroper Medikamente, wie Reserpin, Thioridazin, trizyklischer Antidepressiva und Benzodiazepine, zu Alpträumen führen. Weiterhin kann das plötzliche Absetzen von Medikamenten, wie nichtbenzodiazepinhaltiger Hypnotika, die den REM-Schlaf unterdrücken (also das Schlafstadium, in dem Träume auftreten) durch REM-rebound verstärkte Träume und Alpträume auslösen.

Diagnostische Leitlinien:

1. Aufwachen aus dem Nachtschlaf oder nach kurzem Schlafen mit detaillierter und lebhafter Erinnerung an heftige Angstträume, meistens mit Bedrohung des Lebens, der Sicherheit oder des Selbstwertgefühls. Das Aufwachen erfolgt dazu zeitunabhängig, typischerweise aber während der zweiten Hälfte des Nachtschlafes.
2. Nach dem Aufwachen aus ängstigenden Träumen wird die betroffene Person rasch orientiert und munter.
3. Das Traumerlebnis und die daraus resultierende Schlafsstörung verursachen einen deutlichen Leidensdruck.

Dazugehöriger Begriff:

- Angsttraumstörung

Differentialdiagnose:

Alpträume sind von Pavor nocturnus zu unterscheiden. Bei letzterem treten die Episoden während des ersten Drittels des Schlafs auf mit intensiver Angst, Panikschreien, übermäßigen Körperbewegungen und außerordentlich starker vegetativer Erregung. Beim Pavor nocturnus liegt sowohl unmittelbar nach der Episode als auch beim Erwachen am Morgen keine detaillierte Traumerinnerung vor.

F51.8 sonstige nichtorganische Schlafstörungen

F51.9 nicht näher bezeichnete nichtorganische Schlafstörung

Dazugehöriger Begriff:

- nicht näher bezeichnete emotional bedingte Schlafstörung

F52 nichtorganische sexuelle Funktionsstörungen

Sexuelle Funktionsstörungen verhindern die von der betroffenen Person gewünschte sexuelle Beziehung. Es können ein Mangel an sexuellem Verlangen oder Befriedigung, ein Ausfall der für den Geschlechtsakt notwendigen physiologischen Reaktionen (z.B. Erektion) oder eine Unfähigkeit, den Orgasmus zu steuern oder zu erleben, auftreten.

Die sexuelle Reaktion ist ein psychosomatischer Prozeß, das heißt bei der Entstehung von sexuellen Funktionsstörungen sind psychische und somatische Prozesse meist gemeinsam beteiligt. Es können eindeutige psychogene oder organische ätiologische Faktoren identifiziert werden. Im allgemeinen ist es aber eher schwierig, ihre jeweilige Bedeutung abzuschätzen, insbesondere bei Erektionsstörungen oder Dyspareunie. Dann kann das Zustandsbild als Störung mit gemischter oder unsicherer Ätiologie kategorisiert werden.

Einige Formen sexueller Funktionsstörungen (z.B. Mangel an sexuellem Verlangen) treten bei Männern und Frauen auf. Frauen klagen im allgemeinen eher über die subjektive Qualität des sexuellen Erlebens (z.B. über mangelnde Genußfähigkeit oder Interessenlosigkeit) als über den Ausfall spezifischer Reaktionen. Klagen über Orgasmusstörungen sind nicht ungewöhnlich. Ist ein Bereich weiblicher sexueller Reaktionen betroffen, sind andere wahrscheinlich ebenfalls beeinträchtigt. Bei einer Orgasmusstörung genießt die betroffene Frau oft auch andere Bereiche der Sexualität nicht und verspürt kaum sexuelles Verlangen. Männer mit einem Ausfall spezifischer Reaktionen wie der Erektion oder der Ejakulation berichten oft über ein weiterbestehendes sexuelles Verlangen. Es ist daher notwendig, über die gegenwärtigen Klagen hinaus, die geeignetste diagnostische Kategorie zu finden.

Ausschluß:

- Dhat-Syndrom (F48.8)
- Koro (F48.8)

F52.0 Mangel oder Verlust von sexuellem Verlangen

Der Verlust des sexuellen Verlangens ist das Grundproblem und beruht nicht auf anderen sexuellen Schwierigkeiten wie Erektionsstörungen oder Dyspareunie. Mangel an sexuellem Verlangen schließt sexuelle Befriedigung oder Erregung nicht aus, sondern bedeutet, daß sexuelle Aktivitäten seltener initiiert werden.

Dazugehörige Begriffe:

- Frigidität
- sexuelle Hypoaktivität

F52.1 sexuelle Aversion und mangelnde sexuelle Befriedigung

F52.10 sexuelle Aversion
Die Vorstellung von einer sexuellen Partnerbeziehung ist stark mit negativen Gefühlen verbunden und erzeugt soviel Furcht oder Angst, daß sexuelle Handlungen vermieden werden.

F51.11 mangelnde sexuelle Befriedigung
Sexuelle Reaktionen verlaufen normal, aber der Orgasmus wird ohne entsprechendes Lustgefühl erlebt. Frauen klagen häufiger darüber als Männer.

Dazugehöriger Begriff:

- (sexuelle) Anhedonie

F52.2 Versagen genitaler Reaktionen

Bei Männern ist die Erektionsstörung das häufigste Problem, d.h. die Schwierigkeit, die für einen befriedigenden Geschlechtsverkehr notwendige Erektion zu erlangen oder aufrechtzuerhalten. Wenn die Erektion in bestimmten Situationen normal auftritt, z.B. bei der Masturbation, im Schlaf oder mit einem anderen Partner, dann ist die Ursache sehr wahrscheinlich psychogen. Andernfalls sollte die korrekte Diagnose einer psychogenen Erektionsstörung auf Spezialuntersuchungen (z.B. Penisplethysmographie) oder auf dem Erfolg einer psychologischen Behandlung beruhen.

Bei Frauen ist der Mangel oder der Ausfall der vaginalen Lubrikation das häufigste Problem. Dies kann psychisch bedingt oder Folge einer lokalen Krankheit (z.B. Infektion) oder eines Östrogenmangels (z.B. in der Postmenopause) sein. Frauen klagen selten über einen primären Mangel an vaginaler Lubrikation, außer im Rahmen eines Östrogenmangels in der Postmenopause.

Dazugehörige Begriffe:

- Erektionsstörungen (beim Mann)
- psychogene Impotenz
- Störungen der sexuellen Erregung (bei der Frau)

F52.3 Orgasmusstörung

Der Orgasmus tritt nicht oder nur stark verzögert ein. Dies kann situativ, d.h. nur in bestimmten Situationen mit psychogener Verursachung auftreten. Bei ständig vorhandener Orgasmusstörung können körperliche oder konstitutionelle Faktoren schwer ausgeschlossen werden, außer durch eine positive Reaktion auf eine psychologische Behandlung. Orgasmusstörungen finden sich bei Frauen häufiger als bei Männern.

Dazugehöriger Begriff:

- gehemmter Orgasmus (männlich, weiblich)
- psychogene Anorgasmie

F52.4 Ejaculatio praecox

Es handelt sich dabei um die Unfähigkeit, die Ejakulation so zu kontrollieren, so daß der Geschlechtsverkehr für beide Partner befriedigend ist. In schweren Fällen kann die Ejakulation vor der Immissio in die Vagina erfolgen oder auch ohne Erektion. Eine Ejaculatio praecox ist selten organisch bedingt, aber sie kann als psychische Reaktion auf eine organische Beeinträchtigung auftreten, wie z.B. bei einer Erektionsschwäche oder Schmerzen. Eine Ejakulation kann auch nur scheinbar vorzeitig erfolgen, wenn für die Erektion eine verlängerte Stimulation nötig ist. Dies führt zu einem verkürzten Zeitintervall zwischen dem Erreichen einer ausreichenden Erektion und der Ejakulation. Das primäre Problem in derartigen Fällen ist die verzögerte Erektion.

F52.5 nichtorganischer Vaginismus

Es handelt sich dabei um einen Spasmus der die Vagina umgebenden Beckenbodenmuskulatur, wodurch der Introitus vaginae verschlossen wird. Die Immissio ist unmöglich oder schmerzhaft. Wenn der Vaginismus eine sekundäre Reaktion auf lokale Schmerzen ist, sollte diese Diagnose nicht verwendet werden.

Dazugehöriger Begriff:

- psychogener Vaginismus

F52.6 nichtorganische Dyspareunie

Eine Dyspareunie (Schmerzen während des Sexualverkehrs) tritt sowohl bei Männern als auch bei Frauen auf. Sie kann häufig einem lokalen krankhaften

Geschehen zugeordnet werden und sollte dann entsprechend klassifiziert werden. In einigen Fällen gibt es keine eindeutige Ursache. Dann dürften emotionale Faktoren eine Rolle spielen. Diese Kategorie sollte nur dann verwendet werden, wenn keine andere primäre Sexualstörung vorliegt (z.B. Vaginismus oder Mangel bzw. Ausfall der vaginalen Lubrikation).

Dazugehöriger Begriff:

- psychogene Dyspareunie

F52.7 gesteigertes sexuelles Verlangen

Männer und Frauen (meist Teenager oder junge Erwachsene) klagen gelegentlich über ein gesteigertes sexuelles Verlangen als eigenständiges Problem. Handelt es sich um ein sekundär gesteigertes sexuelles Verlangen bei einer affektiven Störung (F30-F39) oder in frühen Stadien einer Demenz (F00-F03), ist die zugrundeliegende Störung zu kodieren.

Dazugehörige Begriffe:

- Nymphomanie
- Satyriasis

F52.8 sonstige nichtorganische sexuelle Funktionsstörungen

F52.9 nicht näher bezeichnete nichtorganische sexuelle Funktionsstörung

F53 psychische oder Verhaltensstörungen im Wochenbett, nicht andernorts klassifizierbar

Hier sind nur psychische Störungen im Zusammenhang mit dem Wochenbett zu klassifizieren (Beginn innerhalb eines 6-Wochen-Zeitraums nach der Entbindung), die nicht die Kriterien für andere in diesem Buch klassifizierte Störungen erfüllen; entweder weil nur ungenügende Informationen verfügbar sind, oder weil man annimmt, daß spezielle zusätzliche klinische Aspekte vorliegen, die ihre Klassifikation an anderer Stelle unangemessen erscheinen lassen. Psychische Störungen im Wochenbett lassen sich meist mit zwei Kodierungen der ICD-10 verschlüsseln. Eine erste für die spezifische psychische Störung (meist aus dem Abschnitt F30-F39) und eine zweite, O99.3 (psychische Krankheiten und Erkrankungen des Nervensystems, die zu Komplikationen im Wochenbett führen).

F53.0 leichte psychische und Verhaltensstörungen im Wochenbett, nicht anderenorts klassifizierbar

Dazugehörige Begriffe:

- nicht näher bezeichnete postnatale Depression
- nicht näher bezeichnete postpartum Depression

F53.1 schwere psychische und Verhaltensstörungen im Wochenbett, nicht andernorts klassifizierbar

Dazugehöriger Begriff:

- nicht näher bezeichnete Puerperalpsychose

F53.8 sonstige psychische und Verhaltensstörungen im Wochenbett, nicht andernorts klassifizierbar

F53.9 nicht näher bezeichnete psychische Störung im Wochenbett

F54 psychologische Faktoren und Verhaltensfaktoren bei andernorts klassifizierten Krankheiten

Diese Kategorie soll verwendet werden, um psychische und Verhaltenseinflüsse zu erfassen, die wahrscheinlich eine wesentliche Rolle in der Manifestation körperlicher Krankheiten spielen, welche in anderen Kapiteln der ICD-10 klassifiziert werden. Diese psychischen Störungen sind meist langanhaltend (wie Sorgen, emotionale Konflikte, Erwartungsangst) und rechtfertigen nicht die Zuordnung zu einer anderen Kategorie in diesem Buch. Eine zusätzliche Kodierung ist zur Bezeichnung der körperlichen Störung zu verwenden. (In den seltenen Fällen, in denen eine psychiatrische Störung vermutlich die Ursache für eine körperliche Störung darstellt, ist für die psychiatrische Störung eine zweite zusätzliche Kodierung anzugeben).

Beispiele für die Verwendung dieser Kategorie sind:

Asthma (F54 und J45);
Dermatitis und Ekzem (F54 und L23-L25);
Magenulkus (F54 und K25);
Colitis mucosa (F54 und K58);
Colitis ulcerosa (F54 und K51)
Urticaria (F54 und L50).

Dazugehöriger Begriff:

- psychische Faktoren, die körperliche Störungen bewirken

Ausschluß:

- Spannungskopfschmerz (G44.2)

F55 Mißbrauch von nicht abhängigkeitserzeugenden Substanzen

Es werden eine große Zahl von Medikamenten, gesetzlich erlaubten Substanzen und Naturheilmitteln konsumiert.

Die drei wichtigsten Gruppen sind:

1. psychotrope, nicht abhängigkeitserzeugende Substanzen, wie Antidepressiva
2. Laxantien
3. Analgetika, die ohne ärztliche Verordnung erworben werden können wie Aspirin und Paracetamol.

Die Medikamente werden möglicherweise zunächst ärztlich verordnet oder empfohlen. Es entwickelt sich dann aber eine unnötig verlängerte Einnahme mit oft exzessiver Dosierung. Diese wird dadurch erleichtert, wenn die Substanzen leicht, ohne ärztliches Rezept, erhältlich sind.

Der anhaltende ungerechtfertigte Gebrauch dieser Substanzen ist gewöhnlich mit unnötigen Ausgaben sowie mit überflüssigen Arztbesuchen und Kontakten zu Hilfseinrichtungen verbunden. Durch die betreffenden Substanzen kommt es typischerweise häufig zu schädlichen körperlichen Auswirkungen. Der Versuch, den Gebrauch der Substanz auszureden oder zu verbieten, stößt oft auf Widerstand. Bei Laxantien und Analgetika geschieht dies trotz der Warnungen vor körperlichen Schäden, wie Nierenfunktions- oder Elektrolytstörungen oder sogar trotz der Entwicklung derselben. Auch bei einem starken Verlangen nach der Substanz, entwickeln sich keine Abhängigkeits- (F1x.2) bzw. Entzugssymptome (F1x.3) wie bei den unter F10-F19 klassifizierten psychotropen Substanzen.

Mit der vierten Stelle kann die Art der Substanz gekennzeichnet werden:

F55.0 Antidepressiva (trizyklische und tetrazyklische Antidepressiva und Monoaminooxidasehemmer)
F55.1 Laxantien
F55.2 nicht psychotrope Analgetika (z.b. Acetylsalicylsäure, Paracetamol, Phenacetin)
F55.3 Antacida
F55.4 Vitamine
F55.5 Steroide oder Hormone
F55.6 bestimmte Pflanzen oder Naturheilmittel
F55.8 sonstige nicht abhängigkeitserzeugende Substanzen (z.B. Diuretika)
F55.9 nicht näher bezeichnete nicht abhängigkeitserzeugende Substanzen

Ausschluß:

- Mißbrauch abhängigkeitserzeugender psychotroper Substanzen (F10-F19)

F5

F59 nicht näher bezeichnete Verhaltensauffälligkeiten bei körperlichen Störungen und Faktoren

Dazugehöriger Begriff:

- nicht näher bezeichnete psychogene körperliche Funktionsstörung

F6 Persönlichkeits- und Verhaltensstörungen

Überblick über diesen Abschnitt:

F60 spezifische Persönlichkeitsstörungen

- F60.0 paranoide Persönlichkeitsstörung
- F60.1 schizoide Persönlichkeitsstörung
- F60.2 dissoziale Persönlichkeitsstörung
- F60.3 emotional instabile Persönlichkeitsstörung
  - .30 impulsiver Typus
  - .31 Borderline Typus
- F60.4 histrionische Persönlichkeitsstörung
- F60.5 anankastische Persönlichkeitsstörung
- F60.6 ängstliche (vermeidende) Persönlichkeitsstörung
- F60.7 abhängige Persönlichkeitsstörung
- F60.8 sonstige näher bezeichnete Persönlichkeitsstörungen
- F60.9 nicht näher bezeichnete Persönlichkeitsstörung

F61 kombinierte und sonstige Persönlichkeitsstörungen

- F61.0 kombinierte Persönlichkeitsstörungen
- F61.1 störende Persönlichkeitsänderungen

F62 andauernde Persönlichkeitsänderungen, nicht Folge einer Schädigung oder Krankheit des Gehirns

- F62.0 andauernde Persönlichkeitsänderung nach Extrembelastung
- F62.1 andauernde Persönlichkeitsänderung nach psychischer Krankheit
- F62.8 sonstige andauernde Persönlichkeitsänderungen
- F62.9 nicht näher bezeichnete andauernde Persönlichkeitsänderung

F63 abnorme Gewohnheiten und Störungen der Impulskontrolle

- F63.0 pathologisches Glücksspiel
- F63.1 pathologische Brandstiftung (Pyromanie)
- F63.2 pathologisches Stehlen (Kleptomanie)
- F63.3 Trichotillomanie
- F63.8 sonstige abnorme Gewohnheiten und Störungen der Impulskontrolle
- F63.9 nicht näher bezeichnete abnorme Gewohnheit und Störung der Impulskontrolle

F64 Störungen der Geschlechtsidentität

F64.0 Transsexualismus
F64.1 Transvestitismus unter Beibehaltung beider Geschlechtsrollen
F64.2 Störung der Geschlechtsidentität des Kindsalters
F64.8 sonstige Störungen der Geschlechtsidentität
F64.9 nicht näher bezeichnete Störung der Geschlechtsidentität

F65 Störungen der Sexualpräferenz

F65.0 Fetischismus
F65.1 fetischistischer Transvestitismus
F65.2 Exhibitionismus
F65.3 Voyeurismus
F65.4 Pädophilie
F65.5 Sadomasochismus
F65.6 multiple Störungen der Sexualpräferenz
F65.8 sonstige Störungen der Sexualpräferenz
F65.9 nicht näher bezeichnete Störung der Sexualpräferenz

F66 psychische und Verhaltensstörungen in Verbindung mit der sexuellen Entwicklung und Orientierung

F66.0 sexuelle Reifungskrise
F66.1 ichdystone Sexualorientierung
F66.2 sexuelle Beziehungsstörung
F66.8 sonstige psychosexuelle Entwicklungsstörungen
F66.9 nicht näher bezeichnete psychosexuelle Entwicklungsstörung

Die fünfte Stelle bezeichnet die sexuelle Orientierung

.x0 Heterosexualität
.x1 Homosexualität
.x2 Bisexualität
.x8 sonstige, einschließlich präpubertär

F68 sonstige Persönlichkeits- und Verhaltensstörungen

F68.0 Entwicklung körperlicher Symptome aus psychischen Gründen
F68.1 artifizielle Störung (absichtliches Erzeugen oder Vortäuschen von körperlichen oder psychischen Symptomen oder Behinderungen)
F68.8 sonstige näher bezeichnete Persönlichkeits- und Verhaltensstörungen

F69 nicht näher bezeichnete Persönlichkeits- und Verhaltensstörung

Software zu ICD-10

Carsten Malchow, Rolf-Dieter Kanitz und Horst Dilling
Computerisiertes Tutorial zum Kapitel V(F) der ICD-10
Klinisch-diagnostische Leitlinien
Diskette (incl. Manual), etwa Fr. 142,– / DM 148,–
ISBN 3-456-82433-5

Das Tutorial ist eine didaktisch ausgefeilte Arbeits- und Kodierhilfe für Ärzte, Psychologen und andere im Gesundheitswesen Tätige zur neuen psychiatrischen Diagnosenklassifikation der WHO. Der Text der Klinisch-diagnostischen Leitlinien zum Kapitel V der ICD-10 wird in einem Hypertext-Programm unter Windows 3 zur Verfügung gestellt. Mehr als 1000 Stichworte, vielfältige Querverweise und die anderen (Hypertext-)Funktionen des WinHelp-Hilfesystems erlauben es, gezielt auf spezifische Informationen zuzugreifen. Das Programm kann zu Lehr- und Lernzwecken und als Nachschlagewerk eingesetzt werden. Besondere Vorkenntnisse sind nicht erforderlich. Das Handbuch umfaßt eine Gebrauchsanleitung, eine Einführung in Hypertext und Hinweise zur Handhabung des diagnostischen Systems der ICD-10.
Das Programm belegt max. 3 MB Speicherplatz auf der Festplatte (je nach Installation).
Es wird in komprimierter Form auf einer 3½″-Diskette (1,44 MB) geliefert.
Systemanforderungen: 386er Rechner (oder höher), DOS-Betriebssystem,
MS-Windows (Version 3.0 oder höher), Maus (dringend empfohlen)

Testzentrale
Robert-Bosch-Breite 25
37079 Göttingen

F60-F69 Persönlichkeits- und Verhaltensstörungen

Dieser Abschnitt enthält eine Reihe von klinisch wichtigen, meist lang anhaltenden Zustandsbildern und Verhaltensmustern. Sie sind Ausdruck des charakteristischen, individuellen Lebensstils, des Verhältnisses zur eigenen Person und zu anderen Menschen. Einige dieser Zustandsbilder und Verhaltensmuster entstehen früh im Verlauf der individuellen Entwicklung als Folge konstitutioneller Faktoren wie auch sozialer Erfahrungen, während andere später im Leben erworben werden.

F60-F62 spezifische Persönlichkeitsstörungen, kombinierte und sonstige Persönlichkeitsstörungen und anhaltende Persönlichkeitsänderungen

Diese Störungen umfassen tief verwurzelte, anhaltende Verhaltensmuster, die sich in starren Reaktionen auf unterschiedliche persönliche und soziale Lebenslagen zeigen. Dabei findet man bei Personen mit Persönlichkeitsstörungen gegenüber der Mehrheit der betreffenden Bevölkerung deutliche Abweichungen im Wahrnehmen, Denken, Fühlen und in Beziehungen zu anderen. Solche Verhaltensmuster sind meistens stabil und beziehen sich auf vielfältige Bereiche von Verhalten und psychischen Funktionen. Häufig gehen sie mit persönlichem Leiden und gestörter sozialer Funktions- und Leistungsfähigkeit einher.

Persönlichkeitsstörungen unterscheiden sich von Persönlichkeitsänderungen durch den Zeitpunkt und die Art und Weise ihres Auftretens. Sie beginnen in der Kindheit oder Adoleszenz und dauern bis ins Erwachsenenalter an. Sie beruhen nicht auf einer anderen psychischen Störung oder einer Hirnerkrankung, obwohl sie anderen Störungen voraus- und mit ihnen einhergehen können. Persönlichkeitsänderungen dagegen werden im Erwachsenenalter erworben, in Folge schwerer oder anhaltender Belastungen, extremer, umweltbedingter Deprivation, schwerwiegenden psychiatrischen Störungen und Hirnerkrankungen oder -verletzungen (siehe F07).

Die Zustandsbilder können nach den vorherrschenden Verhaltensweisen klassifiziert werden. Gegenwärtig kann diese Klassifikation aber über eine Beschreibung von Typen und Untertypen, die sich gegenseitig nicht vollständig ausschließen und in einigen ihrer Merkmale überschneiden, nicht hinausgehen.

Persönlichkeitsstörungen werden somit anhand von Merkmalsgruppen, die den häufigsten oder auffälligsten Verhaltensmustern entsprechen, unterteilt. Die so beschriebenen Subtypen werden als Hauptformen der Persönlichkeitsabweichungen angesehen. Bei der Diagnose einer Persönlichkeitsstörung sollte der Kliniker alle Aspekte des individuellen Lebens und der persönlichen Funktionen berücksichtigen, obwohl in der Diagnosenbeschreibung - aus Gründen der Einfachheit und Effizienz - nur solche Dimensionen oder Eigenschaften berücksichtigt werden, für die der vorgeschlagene Schweregrad erreicht wird.

Die Einschätzung muß auf möglichst vielen Informationen beruhen. Auch wenn ein Persönlichkeitsbild manchmal durch ein einziges Interview deutlich wird, müssen oft mehr als ein Interview durchgeführt und fremdanamnestische Angaben eingeholt werden.

Die bislang als Persönlichkeitsstörungen eingeordnete Zyklothymia und schizotype Störung, werden jetzt unter F3 und F2 aufgeführt, da sie in vielen Merkmalen anderen Störungen in diesen Abschnitten ähneln (z.B. Phänomenologie, Familienanamnese).

Die Unterteilung der Persönlichkeitsänderungen beruht auf ursächlichem oder zeitlichen Zusammenhang mit Extrembelastung, mit anhaltender Belastung oder Anspannung und mit psychiatrischen Erkrankungen (ausgenommen sind Residualzustände der Schizophrenie, die unter F20.5 klassifiziert werden).

Die Trennung zwischen Störungen der Persönlichkeit und den in weiteren Abschnitten dieses Buches beschriebenen Störungen ist wichtig. Wenn eine Persönlichkeitsstörung einer zeitlich begrenzten oder chronischen psychiatrischen Störung vorausgeht oder ihr folgt, sind beide Diagnosen zu stellen. Das multiaxiale System und die Nennung psychosozialer Faktoren erleichtern die Einordnung von Zustandsbildern und Störungen, die zusätzlich zur Hauptklassifikation psychischer Störungen erfolgen kann.

Kulturelle oder regionale Unterschiede beeinflussen die Entwicklung von Persönlichkeitseigenschaften, doch das spezifische Wissen in diesem Bereich ist noch spärlich. Die in einem bestimmten Teil der Welt häufigen Persönlichkeitsstörungen, die den hier beschriebenen Typen nicht entsprechen, können als «sonstige» Persönlichkeitsstörungen klassifiziert werden. Eine ergänzende Kennzeichnung für das betreffende Land oder die Region kann durch eine fünfte Ziffer erfolgen. Regionale Besonderheiten einer Persönlichkeitsstörung können auch im Text der jeweiligen speziellen diagnostischen Leitlinien berücksichtigt werden.

F60 spezifische Persönlichkeitsstörungen

Hier liegt eine schwere Störung der charakterlichen Konstitution und des Verhaltens vor, die mehrere Bereiche der Persönlichkeit betrifft. Sie geht meist mit persönlichen und sozialen Beeinträchtigungen einher. Persönlichkeitsstörungen treten häufig erstmals in der Kindheit oder in der Adoleszenz in Erscheinung und manifestieren sich endgültig im Erwachsenenalter. Daher ist die Diagnose einer Persönlichkeitsstörung vor dem Alter von 16 oder 17 Jahren wahrscheinlich unangemessen.

Zunächst folgen die allgemeinen diagnostischen Leitlinien für Persönlichkeitsstörungen. Für jede Untergruppe werden dann zusätzliche Beschreibungen gegeben.

Diagnostische Leitlinien:

Die Zustandsbilder sind nicht direkt auf beträchtlichere Hirnschädigungen oder -krankheiten oder auf eine andere psychiatrische Störung zurückzuführen und erfüllen die folgenden Kriterien:

1. Deutliche Unausgeglichenheit in den Einstellungen und im Verhalten in mehreren Funktionsbereichen wie Affektivität, Antrieb, Impulskontrolle, Wahrnehmen und Denken sowie in den Beziehungen zu anderen.
2. Das auffällige Verhaltensmuster ist andauernd und gleichförmig und nicht auf Episoden psychischer Krankheiten begrenzt.
3. Das auffällige Verhaltensmuster ist tiefgreifend und in vielen persönlichen und sozialen Situationen eindeutig unpassend.
4. Die Störungen beginnen immer in der Kindheit oder Jugend und manifestieren sich auf Dauer im Erwachsenenalter.
5. Die Störung führt zu deutlichem subjektiven Leiden, manchmal jedoch erst im späteren Verlauf.
6. Die Störung ist meistens mit deutlichen Einschränkungen der beruflichen und sozialen Leistungsfähigkeit verbunden.

Für die Diagnose der meisten Untergruppen müssen mindestens drei der jeweils genannten Eigenschaften oder Verhaltensweisen vorliegen.

In unterschiedlichen Kulturen müssen unter Umständen besondere Kriterien in Hinsicht auf soziale Normen, Regeln und Verpflichtungen entwickelt werden.

F60.0 paranoide Persönlichkeitsstörung

1. Übertriebene Empfindlichkeit bei Rückschlägen und Zurücksetzung.
2. Neigung zu ständigem Groll, wegen der Weigerung, Beleidigungen, Verletzungen oder Mißachtungen zu verzeihen.

3. Mißtrauen und eine starke Neigung, Erlebtes zu verdrehen, indem neutrale oder freundliche Handlungen anderer als feindlich oder verächtlich mißgedeutet werden.
4. Streitsüchtiges und beharrliches, situationsunangemessenes Bestehen auf eigenen Rechten.
5. Häufiges ungerechtfertigtes Mißtrauen gegenüber der sexuellen Treue des Ehe- oder Sexualpartners.
6. Tendenz zu stark überhöhtem Selbstwertgefühl, das sich in ständiger Selbstbezogenheit zeigt.
7. Inanspruchnahme durch ungerechtfertigte Gedanken an Verschwörungen als Erklärungen für Ereignisse in der näheren Umgebung und in aller Welt.

Dazugehörige Begriffe:

- expansiv-paranoische Persönlichkeit(sstörung)
- fanatische Persönlichkeit(sstörung)
- querulatorische Persönlichkeit(sstörung)
- sensitiv-paranoische Persönlichkeit(sstörung)

Ausschluß:

- Schizophrenie (F20)
- wahnhafte Störung (F22)

F60.1 schizoide Persönlichkeitsstörung

1. Wenige oder überhaupt keine Tätigkeiten bereiten Vergnügen.
2. Emotionale Kühle, Distanziertheit oder flache Affektivität.
3. Geringe Fähigkeit, warme, zärtliche Gefühle oder auch Ärger anderen gegenüber zu zeigen.
4. Anscheinende Gleichgültigkeit gegenüber Lob oder Kritik.
5. Wenig Interesse an sexuellen Erfahrungen mit einer anderen Person (unter Berücksichtigung des Alters).
6. Übermäßige Vorliebe für einzelgängerische Beschäftigungen.
7. Übermäßige Inanspruchnahme durch Phantasie und Introspektion.
8. Mangel an engen Freunden oder vertrauensvollen Beziehungen (oder höchstens zu einer Person) und fehlender Wunsch nach solchen Beziehungen.
9. Deutlich mangelnde Sensibilität im Erkennen und Befolgen gesellschaftlicher Regeln.

Ausschluß:

- Asperger-Syndrom (schizoide Störung in der Kindheit)(F84.5)
- Schizophrenie (F20)

- schizotype Störung (F21)
- wahnhafte Störung (F22)

F60.2 dissoziale Persönlichkeitsstörung

Diese Persönlichkeitsstörung fällt durch eine große Diskrepanz zwischen dem Verhalten und den geltenden sozialen Normen auf und ist charakterisiert durch:

1. Herzloses Unbeteiligtsein gegenüber den Gefühlen anderer.
2. Deutliche und andauernde Verantwortungslosigkeit und Mißachtung sozialer Normen, Regeln und Verpflichtungen.
3. Unvermögen zur Beibehaltung längerfristiger Beziehungen, aber keine Schwierigkeiten, Beziehungen einzugehen.
4. Sehr geringe Frustrationstoleranz und niedrige Schwelle für aggressives, auch gewalttätiges Verhalten.
5. Unfähigkeit zum Erleben von Schuldbewußtsein oder zum Lernen aus Erfahrung besonders aus Bestrafung.
6. Neigung, andere zu beschuldigen oder vordergründige Rationalisierungen für das eigene Verhalten anzubieten, durch welches die Person in einen Konflikt mit der Gesellschaft geraten ist.

Anhaltende Reizbarkeit kann ein zusätzliches Merkmal sein. Eine Störung des Sozialverhaltens in der Kindheit und Jugend stützt die Diagnose, muß aber nicht vorgelegen haben.

Dazugehörige Begriffe:

- amoralische Persönlichkeit(sstörung)
- antisoziale Persönlichkeit(sstörung)
- asoziale Persönlichkeit(sstörung)
- psychopathische Persönlichkeit(sstörung)
- soziopathische Persönlichkeit(sstörung)

Ausschluß:

- emotional instabile Persönlichkeit(-störung)(F60.3)
- Störungen des Sozialverhaltens (F91)

F60.3 emotional instabile Persönlichkeitsstörung

Eine Persönlichkeitsstörung mit deutlicher Tendenz, impulsiv zu handeln ohne Berücksichtigung von Konsequenzen, und mit wechselnder, instabiler Stimmung. Die Fähigkeit, vorauszuplanen, ist gering und Ausbrüche intensiven Ärgers können zu oft gewalttätigem und explosiblem Verhalten führen; dieses

Verhalten wird leicht ausgelöst, wenn impulsive Handlungen von anderen kritisiert oder behindert werden. Zwei Erscheinungsformen dieser Persönlichkeitsstörung können näher beschrieben werden, bei beiden finden sich Impulsivität und mangelnde Selbstkontrolle.

F60.30 impulsiver Typus

Die wesentlichen Charakterzüge sind emotionale Instabilität und mangelnde Impulskontrolle. Ausbrüche von gewalttätigem und bedrohlichem Verhalten sind häufig, vor allem bei Kritik durch andere.

Dazugehörige Begriffe:

- aggressive Persönlichkeit(sstörung)
- reizbare (explosible) Persönlichkeit(sstörung)

Ausschluß:

- dissoziale Persönlichkeit(sstörung)(F60.2)

F60.31 Borderline Typus

Einige Kennzeichen emotionaler Instabilität sind vorhanden, zusätzlich sind oft das eigene Selbstbild, Ziele und «innere Präferenzen» (einschließlich der sexuellen) unklar und gestört. Meist besteht ein chronisches Gefühl innerer Leere. Die Neigung zu intensiven, aber unbeständigen Beziehungen kann zu wiederholten emotionalen Krisen führen mit übermäßigen Anstrengungen, nicht verlassen zu werden, und mit Suiziddrohungen oder selbstschädigenden Handlungen (diese können auch ohne deutliche Auslöser vorkommen).

Dazugehöriger Begriff:

- Borderline Persönlichkeit(sstörung)

F60.4 histrionische Persönlichkeitsstörung

1. Dramatisierung bezüglich der eigenen Person, theatralisches Verhalten, übertriebener Ausdruck von Gefühlen.
2. Suggestibilität, leichte Beeinflußbarkeit durch andere Personen oder Umstände.
3. Oberflächliche und labile Affektivität.
4. Andauerndes Verlangen nach Aufregung, Anerkennung durch andere und Aktivitäten, bei denen die betreffende Person im Mittelpunkt der Aufmerksamkeit steht.

5. Unangemessen verführerisch in Erscheinung und Verhalten.
6. Übermäßiges Interesse an körperlicher Attraktivität.

Egozentrik, Selbstbezogenheit, anhaltendes Verlangen nach Anerkennung, erhöhte Kränkbarkeit und andauernd manipulatives Verhalten zur Befriedigung eigener Bedürfnisse können zusätzliche Merkmale sein.

Dazugehörige Begriffe:

- hysterische Persönlichkeit(sstörung)
- infantile Persönlichkeit(sstörung)

F60.5 anankastische Persönlichkeitsstörung

1. Übermäßiger Zweifel und Vorsicht.
2. Ständige Beschäftigung mit Details, Regeln, Listen, Ordnung, Organisation oder Plänen.
3. Perfektionismus, der die Fertigstellung von Aufgaben behindert.
4. Übermäßige Gewissenhaftigkeit, Skrupelhaftigkeit und unverhältnismäßige Leistungsbezogenheit unter Vernachlässigung von Vergnügen und zwischenmenschlichen Beziehungen.
5. Übermäßige Pedanterie und Befolgung von Konventionen.
6. Rigidität und Eigensinn.
7. Unbegründetes Bestehen auf der Unterordnung anderer unter eigene Gewohnheiten oder unbegründetes Zögern, Aufgaben zu delegieren.
8. Andrängen beharrlicher und unerwünschter Gedanken oder Impulse.

Dazugehörige Begriffe:

- *zwanghafte Persönlichkeit(sstörung)*
- Zwangspersönlichkeit(sstörung)

Ausschluß:

- Zwangsstörung (F42)

F60.6 ängstliche (vermeidende) Persönlichkeitsstörung

1. Andauernde und umfassende Gefühle von Anspannung und Besorgtheit.
2. Überzeugung, selbst sozial unbeholfen, unattraktiv und minderwertig im Vergleich mit anderen zu sein.
3. Ausgeprägte Sorge, in sozialen Situationen kritisiert oder abgelehnt zu werden.

4. Abneigung, sich auf persönliche Kontakte einzulassen, außer man ist sicher, gemocht zu werden.
5. Eingeschränkter Lebensstil wegen des Bedürfnisses nach körperlicher Sicherheit.
6. Vermeidung sozialer und beruflicher Aktivitäten, die zwischenmenschliche Kontakte voraussetzen, aus Furcht vor Kritik, Mißbilligung oder Ablehnung.

Überempfindlichkeit gegenüber Ablehnung und Kritik können zusätzliche Merkmale sein.

Dazugehöriger Begriff:

- *selbstunsichere Persönlichkeit(sstörung)*

F60.7 abhängige Persönlichkeitsstörung

1. Bei den meisten Lebensentscheidungen wird an die Hilfe anderer appelliert oder die Entscheidung wird anderen überlassen.
2. Unterordnung eigener Bedürfnisse unter die anderer Personen, zu denen eine Abhängigkeit besteht, und unverhältnismäßige Nachgiebigkeit gegenüber den Wünschen anderer.
3. Mangelnde Bereitschaft zur Äußerung angemessener Ansprüche gegenüber Personen, zu denen eine Abhängigkeit besteht.
4. Unbehagliches Gefühl beim Alleinsein aus übertriebener Angst, nicht für sich allein sorgen zu können.
5. Häufige Angst von einer Person verlassen zu werden, zu der eine enge Beziehung besteht, und auf sich selbst angewiesen zu sein.
6. Eingeschränkte Fähigkeit, Alltagsentscheidungen zu treffen ohne ein hohes Maß an Ratschlägen und Bestätigung von anderen.

Zusätzlich können sich die Betreffenden selbst hilflos, inkompetent und nicht leistungsfähig fühlen.

Dazugehörige Begriffe:

- asthenische Persönlichkeit(sstörung)
- inadäquate Persönlichkeit(sstörung)
- passive Persönlichkeit(sstörung)
- selbstschädigende (behindernde) Persönlichkeit(sstörung)

F60.8 sonstige spezifische Persönlichkeitsstörungen

Persönlichkeitsstörungen, für die keine der spezifischen Kategorien (F60.0-F60.7) zutreffen.

Dazugehörige Begriffe:

- exzentrische Persönlichkeit(sstörung)
- haltlose Persönlichkeit(sstörung)
- narzißtische Persönlichkeit(sstörung)
- passiv-aggressive Persönlichkeit(sstörung)
- (psycho)neurotische Persönlichkeit(sstörung)
- unreife Persönlichkeit(sstörung)

F60.9 nicht näher bezeichnete Persönlichkeitsstörung

Dazugehörige Begriffe:

- nicht näher bezeichnete Charakterneurose
- nicht näher bezeichnete pathologische Persönlichkeit

F61 kombinierte und sonstige Persönlichkeitsstörungen

Diese Kategorie ist vorgesehen für Persönlichkeitsstörungen und Persönlichkeitsanomalien, die häufig zu Beeinträchtigungen führen, aber nicht die spezifischen Symptombilder der in F60 beschriebenen Störungen aufweisen. Daher sind sie häufig schwerer als die Störungen in F60 zu diagnostizieren.

Zwei Formen werden durch eine 4. Stelle näher charakterisiert, alle anderen müssen mit F60.8 kodiert werden.

F61.0* kombinierte Persönlichkeitsstörungen

Merkmale mehrerer verschiedener Störungen des Abschnittes F60, jedoch kein vorherrschendes Symptombild, das eine spezifischere Diagnose erlauben würde.

F61.1* störende Persönlichkeitsänderungen

Persönlichkeitsänderungen, die nicht unter F60 oder F62 klassifiziert werden

* Diese vierstellige Kodierung ist in der Gesamtausgabe der ICD-10 nicht enthalten.

können und als sekundär bei einer gleichzeitig bestehenden affektiven oder Angststörung angesehen werden.

Auschluß:

- akzentuierte Persönlichkeitszüge (Z73.1)

F62 andauernde Persönlichkeitsänderungen, nicht Folge einer Schädigung oder Krankheit des Gehirns

Es handelt sich um Persönlichkeits- und Verhaltensstörungen, die sich bei Personen ohne vorbestehende Persönlichkeitsstörung nach extremer oder übermäßig, anhaltender Belastung entwickelt haben oder nach schwerer psychiatrischer Krankheit. Diese Diagnosen sollten nur dann gestellt werden, wenn bei einer Person Hinweise auf eine eindeutige und andauernde Veränderung im Wahrnehmen, Denken und Verhalten bezüglich der Umwelt und der eigenen Person vorliegen. Die Persönlichkeitsänderungen sollen deutlich ausgeprägt und mit unflexiblem und fehlangepaßtem Verhalten verbunden sein, das vor der belastenden Erfahrung nicht bestanden hat. Die Änderung sollte nicht Ausdruck einer anderen psychischen Störung oder Residualsymptom einer vorangegangenen psychischen Störung sein. Eine derartige andauernde Persönlichkeitsänderung wird meist als Folge verheerender traumatischer Erfahrungen gesehen, kann sich aber auch nach einer schweren, wiederholt aufgetretenen oder langdauernden psychischen Störung entwickeln. Die Unterscheidung zwischen einer erworbenen Persönlichkeitsänderung und dem Zutagetreten oder der Verschlimmerung einer Persönlichkeitsstörung nach Belastung (Stress oder Strain) oder dem Erlebnis einer Psychose kann sehr schwierig sein. Eine andauernde Persönlichkeitsänderung sollte nur diagnostiziert werden, wenn diese als anhaltend und lebensverändernd anzusehen ist und ätiologisch auf eine tiefgreifende, existentiell extreme Erfahrung zurückgeführt werden kann.

Ausschluß:

- Persönlichkeits- und Verhaltensstörung aufgrund einer Krankheit, Schädigung oder Funktionsstörung des Gehirns (F07)

F62.0 andauernde Persönlichkeitsänderung nach Extrembelastung

Eine andauernde Persönlichkeitsänderung kann der Erfahrung von extremer

Belastung folgen. Die Belastung muß so extrem sein, daß die Vulnerabilität der betreffenden Person als Erklärung für die tiefgreifende Auswirkung auf die Persönlichkeit als Erklärung nicht ausreicht. Beispiele hierfür sind Erlebnisse in einem Konzentrationslager, Folter, Katastrophen, andauernde lebensbedrohliche Situationen (als Geisel, langandauernde Gefangenschaft mit drohender Todesgefahr). Eine posttraumatische Belastungsstörung (F43.1) kann dieser Form der Persönlichkeitsänderung vorangehen. Sie wird dann als eine chronische, irreversible Folge von Belastung angesehen. Eine andauernde Persönlichkeitsänderung kann sich auch ohne vorangegangene posttraumatische Belastungsstörung entwickeln.

Langanhaltende Änderungen der Persönlichkeit nach einer kurzzeitigen Lebensbedrohung wie bei einem Autounfall, sind jedoch nicht unter dieser Kategorie einzuordnen, da neuere Forschungsergebnisse bei solchen Entwicklungen auf eine vorbestehende psychische Vulnerabilität hinweisen.

Diagnostische Leitlinien:

Die Persönlichkeitsänderung muß andauernd sein und sich in unflexiblem und unangepaßten Verhalten äußern, das zu Beeinträchtigungen in den zwischenmenschlichen, sozialen und beruflichen Beziehungen führt. Die Persönlichkeitsänderung sollte fremdanamnestisch bestätigt werden.

Zur Diagnosenstellung müssen folgende, bei dem Betreffenden zuvor nicht beobachtete Merkmale vorliegen:

1. Eine feindliche oder mißtrauische Haltung der Welt gegenüber.
2. Sozialer Rückzug.
3. Gefühle der Leere oder Hoffnungslosigkeit.
4. Ein chronisches Gefühl von Nervosität wie bei ständigem Bedrohtsein.
5. Entfremdung.

Die Persönlichkeitsänderung muß über mindestens 2 Jahre bestehen und nicht auf eine vorher bestehende Persönlichkeitsstörung oder auf eine andere psychische Störung außer einer posttraumatischen Belastungsstörung (F43.1) zurückzuführen sein. Eine schwere Schädigung oder Krankheit des Gehirns, die gleiche klinische Bilder verursachen können, muß ausgeschlossen werden.

Dazugehörige Begriffe:

- Persönlichkeitsänderung nach Konzentrationslagererfahrungen, nach Katastrophen, nach längerer Gefangenschaft mit der ständigen Drohung getötet zu werden, nach längerem Ausgesetztsein gegenüber lebensbedrohlichen Situationen, wie z.B. als Terrorismus- oder Folteropfer

Ausschluß:

- posttraumatische Belastungsstörung (F43.1)

F62.1 andauernde Persönlichkeitsveränderung nach psychischer Erkrankung

Eine auf der traumatischen Erfahrung einer schweren psychiatrischen Erkrankung beruhende Persönlichkeitsänderung. Die Änderung kann nicht durch eine vorbestehende Persönlichkeitsstörung erklärt werden und ist vom Residualzustand der Schizophrenie und anderen Zustandsbildern unvollständiger Rückbildung einer vorausgegangenen psychischen Störung zu unterscheiden.

Diagnostische Leitlinien:

Die Persönlichkeitsänderung muß andauern, sich als unflexibles und unangepaßtes Muster des Erlebens und der Funktionsfähigkeit manifestieren und zu langfristiger zwischenmenschlicher, sozialer und beruflicher Beeinträchtigung und subjektivem Leiden führen. Es liegen keine Hinweise auf eine vorbestehende Persönlichkeitsstörung vor, welche die Persönlichkeitsänderung erklären könnte. Die Diagnose basiert nicht auf Residualsymptomen einer vorausgegangenen psychischen Störung. Die Änderung der Persönlichkeit entwickelt sich nach der klinischen Rückbildung einer psychiatrischen Störung, die als emotional extrem belastend und als zerstörerisch für das Selbstbild des Individuums erlebt wurde. Die Haltungen oder Reaktionen anderer Personen gegenüber dem Patienten im Anschluß an die Krankheit sind wichtig, um den persönlich erlebten Grad der Belastung einzuschätzen und abzusichern. Diese Form einer Persönlichkeitsänderung kann ohne Berücksichtigung des subjektiven, gefühlsmäßigen Erlebens und der prämorbiden Persönlichkeit, ihrer Anpassung und ihrer spezifischen Vulnerabilität nicht vollständig erklärt werden.

Zu den diagnostischen Hinweisen für diesen Typ der Persönlichkeitsänderung sollten folgende klinische Merkmale gehören:

1. Hochgradige Abhängigkeit sowie Anspruchshaltung gegenüber anderen.
2. Überzeugung, durch die vorangegangene Krankheit verändert oder stigmatisiert worden zu sein. Infolgedessen Unfähigkeit zur Aufnahme und Beibehaltung enger und vertrauensvoller persönlicher Beziehungen sowie soziale Isolation.
3. Passivität, verminderte Interessen und Vernachlässigung von Freizeitbeschäftigungen.
4. Ständige Klagen, krank zu sein, oft verbunden mit hypochondrischen Beschwerden und kränkelndem Verhalten.
5. Dysphorische oder labile Stimmung, die nicht auf dem Vorliegen einer ge-

genwärtigen psychischen Störung oder einer vorausgegangenen psychischen Störung mit affektiven Residualsymptomen beruht.
6. Im Vergleich zum prämorbiden Niveau eine deutliche Störung der sozialen und beruflichen Funktionsfähigkeit.

Die genannten Kriterien müssen über einen Zeitraum von 2 oder mehr Jahren vorliegen. Die Änderung ist nicht auf eine schwere Hirnschädigung oder Krankheit des Gehirns zurückzuführen. Eine frühere Diagnose einer Schizophrenie schließt die vorliegende Diagnose nicht aus.

F62.8 sonstige andauernde Persönlichkeitsänderungen

Andauernde Persönlichkeitsänderungen nach Erlebnissen, die nicht unter F62.0 und F62.1 erwähnt wurden, wie Persönlichkeit bei chronischem Schmerzsyndrom und andauernde Persönlichkeitsänderung nach einem Trauerfall.

F62.9 nicht näher bezeichnete andauernde Persönlichkeitsänderung

F63 abnorme Gewohnheiten und Störungen der Impulskontrolle

In dieser Kategorie sind verschiedene nicht an anderer Stelle klassifizierbare Verhaltensstörungen zusammengefaßt. Charakteristisch sind wiederholte Handlungen ohne vernünftige Motivation, die im allgemeinen die Interessen der betroffenen Person oder anderer Menschen schädigen. Die Betroffenen berichten von unkontrollierbaren Impulsen. Die Ursachen dieser Störungen sind unbekannt; sie sind wegen gewisser Ähnlichkeiten in der Beschreibung, nicht wegen wesentlicher anderer gemeinsamer Charakteristika hier zusammen aufgeführt. Vereinbarungsgemäß sind hier der gewohnheitsmäßige exzessive Gebrauch von Alkohol und psychotropen Substanzen (F10-F19) sowie Störungen des Eß- oder Sexualverhaltens (F52, F65) ausgeschlossen.

F63.0 pathologisches Glücksspiel

Die Störung besteht in häufig wiederholtem episodenhaftem Glücksspiel, das die Lebensführung der betroffenen Person beherrscht und zum Verfall der sozialen, beruflichen, materiellen und familiären Werte und Verpflichtungen führt.

Die Betroffenen setzen ihren Beruf und ihre Anstellung aufs Spiel, machen hohe Schulden und lügen oder handeln ungesetzlich, um an Geld zu kommen oder um die Bezahlung von Schulden zu umgehen. Sie beschreiben einen intensiven, kaum kontrollierbaren Drang zum Glücksspiel, der verbunden ist mit einer gedanklichen und bildlichen Beschäftigung mit dem Glücksspiel und seinen Begleitumständen. Die gedankliche Beschäftigung und die Drangzustände verstärken sich häufig in belastenden Lebenssituationen.

Die hierfür häufig auch verwendete Bezeichnung «zwanghaftes» Glücksspiel ist weniger zutreffend, denn das Verhalten ist weder im engeren Sinne zwanghaft noch steht es mit der Zwangsneurose in Beziehung.

Diagnostische Leitlinien:

Das Hauptmerkmal dieser Störung ist beharrliches, wiederholtes Glücksspiel, das anhält und sich oft noch trotz negativer sozialer Konsequenzen, wie Verarmung, gestörte Familienbeziehungen und Zerrüttung der persönlichen Verhältnisse steigert.

Dazugehörige Begriffe:

- *pathologisches Spielen*
- *Spielsucht*
- zwanghaftes Glücksspiel

Differentialdiagnose:

Das pathologische Glücksspiel ist abzugrenzen von:

a. Gewohnheitsmäßigem Spielen und Wetten (Z72.6): Häufiges Spielen wegen der aufregenden Spannung oder um damit Geld zu verdienen; bei schweren Verlusten oder anderen negativen Auswirkungen schränken diese Personen ihre Gewohnheit zumeist ein.
b. Exzessivem Spielen manischer Patienten (F30).
c. Spielen bei Personen mit soziopathischer bzw. dissozialer Persönlichkeit (F60.2): diese Menschen weisen eine weitreichende und dauernde Störung des Sozialverhaltens auf, die sich in aggressiven Handlungen oder einem fehlenden Gefühl für das Wohlergehen und die Gefühle anderer Menschen äußert.

F63.1 pathologische Brandstiftung (Pyromanie)

Dieses Verhalten ist zum einen durch häufige anscheinend unmotivierte vollendete oder versuchte Brandstiftung an Häusern oder anderen Objekten charakterisiert; zum anderen durch eine Beschäftigung mit allem, was mit Feuer und Brand in Zusammenhang steht. Die betreffenden Personen interessieren sich auch übermäßig für Löschfahrzeuge und Gegenstände zur Brandbekämpfung sowie für andere mit Feuer in Verbindung stehende Themen und alarmieren die Feuerwehr.

Diagnostische Leitlinien:

Die Hauptmerkmale sind:

1. Wiederholte Brandstiftung ohne erkennbare Motive wie materieller Gewinn, Rache oder politischer Extremismus.
2. Starkes Interesse an der Beobachtung von Bränden.
3. Die betreffende Person berichtet über Gefühle wachsender Spannung vor der Handlung und starker Erregung sofort nach ihrer Ausführung.

Differentialdiagnose:

Die Pyromanie ist abzugrenzen von:

a. Vorsätzlicher Brandstiftung ohne deutliche psychische Störung: in diesen Fällen gibt es ein offensichtliches Motiv. Untersuchung wegen des Verdachtes einer psychischen Störung (Z03.2).
b. Brandstiftung einer jugendlichen Person mit Störung des Sozialverhaltens (F91.1) mit Vorliegen anderer Verhaltensstörungen wie Diebstahl, Aggressivität oder Schulschwänzen.
c. Brandstiftung eines Erwachsenen mit soziopathischer bzw. dissozialer Persönlichkeitsstörung (F60.2) mit Vorliegen anderer andauernder Störungen des Sozialverhaltens, wie Aggressivität oder anderer Hinweise auf mangelndes Einfühlungsvermögen für die Interessen und Gefühle anderer Menschen.
d. Brandstiftung bei Schizophrenen (F20), wenn die Brandstiftung typischerweise in Zusammenhang mit Wahnideen oder Befehlen halluzinierter Stimmen steht.
e. Brandstiftung bei organisch-bedingten psychiatrischen Störungen (F00-F09) wenn es zufällig aufgrund von Verwirrtheitszuständen, Gedächtnisstörungen oder fehlender Vergegenwärtigung der Folgen der Handlung zu Bränden kommt oder auch eine Kombination dieser Faktoren.

Demenz oder akute organische Zustandsbilder können ebenso zu solch unbeabsichtigter Brandstiftung führen. Akute Trunkenheit, chronischer Alkoholismus oder Drogen- und Medikamentenintoxikationen (F10-19) sind andere Ursachen.

F63.2 pathologisches Stehlen (Kleptomanie)

Diese Störung ist charakterisiert durch häufiges Nachgeben gegenüber Impulsen, Dinge zu stehlen, die nicht zum persönlichen Gebrauch oder der Bereicherung dienen. Die Gegenstände werden häufig weggeworfen, weggegeben oder gehortet.

Diagnostische Leitlinien:

Die betroffene Person beschreibt gewöhnlich eine steigende Spannung vor der Handlung und ein Gefühl der Befriedigung während und sofort nach der Tat. Zwar versucht sie im allgemeinen, die Tat zu verbergen, ohne jedoch alle Möglichkeiten hierzu auszunutzen. Der Diebstahl (in Geschäften oder an anderen Orten) wird allein, ohne Komplizen durchgeführt. Die Betroffenen können Angst, Verzagtheit und Schuldgefühle zwischen den einzelnen Diebstählen zeigen, aber das verhindert den Rückfall nicht. Fälle, auf die diese Beschreibung zutrifft, und die nicht sekundär, bei einer der unten angegebenen Störungen auftreten, sind selten.

Differentialdiagnose:

Das pathologische Stehlen ist abzugrenzen von:

a. Wiederholtem Ladendiebstahl ohne deutliche psychische Störung: in diesen Fällen sind die Handlungen sorgfältiger geplant und der persönliche Nutzen ist offensichtlich: Untersuchung wegen des Verdachts einer psychischen Störung (Z03.2).
b. Organisch bedingte psychische Störung (F00-F09): wiederholtes Nichtbezahlen von Waren als Folge schlechten Gedächtnisses und anderer Arten intellektueller Beeinträchtigungen.
c. Depressive Störung mit Diebstahl (F30-F33): Einige depressive Patienten stehlen wiederholt, so lange die depressive Störung anhält.

63.3 Trichotillomanie

Die Störung ist durch einen sichtbaren Haarverlust charakterisiert, infolge einer Unfähigkeit, ständigen Impulsen zum Haareausreißen zu widerstehen. Vor dem Haareausreißen besteht meist eine zunehmende Spannung, danach folgt ein Gefühl von Entspannung oder Befriedigung. Die Diagnose soll nicht gestellt werden, wenn eine Hautentzündung besteht oder das Haareausreißen auf Wahn oder Halluzinationen beruht.

Ausschluß:

- stereotype Bewegungsstörung mit Haarezupfen (F98.4)

F63.8 sonstige abnorme Gewohnheiten und Störungen der Impulskontrolle

In diese Kategorie fallen andere Arten sich dauernd wiederholenden schlecht angepaßten Verhaltens, welches nicht Folge eines anderen psychiatrischen Syndroms ist. Die betroffene Person kann des öfteren den Impulsen, sich auf eine bestimmte Art zu verhalten, nicht widerstehen. Der Handlung geht eine Anspannung voraus, der während des Handlungsablaufs ein Gefühl der Erleichterung folgt.

Dazugehöriger Begriff:

- Störung mit intermittierend auftretender Reizbarkeit

F63.9 nicht näher bezeichnete abnorme Gewohnheit und Störung der Impulskontrolle

F64 Störungen der Geschlechtsidentität

F64.0 Transsexualismus

Es besteht der Wunsch, als Angehöriger des anderen anatomischen Geschlechtes zu leben und anerkannt zu werden. Dieser geht meist mit dem Gefühl des Unbehagens oder der Nichtzugehörigkeit zum eigenen Geschlecht einher. Es besteht der Wunsch nach hormoneller und chirurgischer Behandlung, um den eigenen Körper dem bevorzugten Geschlecht soweit wie möglich anzugleichen.

F6

Diagnostische Leitlinien:

Die transsexuelle Identität muß mindestens 2 Jahre durchgehend bestanden haben und darf nicht ein Symptom einer anderen psychischen Störung, wie z.B. einer Schizophrenie, sein. Ein Zusammenhang mit intersexuellen, genetischen oder geschlechtschromosomalen Anomalien muß ausgeschlossen sein.

F64.1 Transvestitismus unter Beibehaltung beider Geschlechtsrollen

Dabei wird gegengeschlechtliche Kleidung getragen (Cross-dressing), um zeitweilig die Erfahrung der Zugehörigkeit zum anderen Geschlecht zu erleben. Der Wunsch nach langfristiger Geschlechtsumwandlung oder chirurgischer

Korrektur besteht nicht. Diese Störung ist dadurch vom fetischistischen Transvestitismus zu unterscheiden, daß das Umkleiden nicht von sexueller Erregung begleitet ist.

Dazugehöriger Begriff:

- Störung der Geschlechtsidentität in der Adoleszenz oder im Erwachsenenalter, nicht-transsexueller Typus

Ausschluß:

- fetischistischer Transvestitismus (F65.1)

F64.2 Störung der Geschlechtsidentität des Kindesalters

Diese Störung zeigt sich meist während der frühen Kindheit (und immer lange vor der Pubertät). Sie ist durch ein anhaltendes und starkes Unbehagen über das angeborene Geschlecht charakterisiert, zusammen mit dem starken Wunsch (oder der Beteuerung), zum anderen Geschlecht zu gehören. Es besteht eine beständige Beschäftigung mit der Kleidung oder den Aktivitäten des anderen Geschlechtes oder eine Ablehnung des eigenen Geschlechtes. Man nimmt an, daß diese Störungen relativ selten sind, und sie sind nicht mit der viel häufigeren fehlenden Anpassung an das stereotype sexuelle Rollenverhalten zu verwechseln. Um die Diagnose zu stellen, muß eine tiefgreifende Störung des normalen Gefühls für Männlichkeit oder Weiblichkeit vorliegen, bloße Knabenhaftigkeit bei Mädchen und ein mädchenhaftes Verhalten bei Jungen ist nicht ausreichend. Nach Erreichen der Pubertät kann diese Diagnose nicht mehr gestellt werden.

Da die Störung der Geschlechtsidentität des Kindesalters vieles gemeinsam hat mit den anderen in diesem Abschnitt besprochenen Identitätsstörungen, wird sie hier unter F64.2 beschrieben und nicht unter F9.

Diagnostische Leitlinien:

Das wesentliche diagnostische Merkmal ist der dringliche und anhaltende Wunsch (oder die feste Überzeugung), zum anderen als dem angeborenen Geschlecht zu gehören, zusammen mit einer starken Ablehnung des Verhaltens, der Merkmale oder der Kleidung des angeborenen Geschlechtes. Typischerweise zeigt sich dieses Verhalten erstmals im Vorschulalter. Um die Diagnose stellen zu können, muß es vor Eintritt der Pubertät aufgetreten sein. Bei beiden Geschlechtern kann ein Nichtanerkennenwollen der eigenen Geschlechtsanatomie vorliegen; dies ist jedoch eine wahrscheinlich seltene Manifestationsform. Charakteristischerweise behaupten Kinder mit einer Störung der Geschlechtsidentität, dadurch nicht beunruhigt zu sein, trotzdem können sie durch Konflikte mit den Erwartungen ihrer Familie und ihrer Altersgenossen oder durch Neckereien bzw. Ablehnung unter Druck geraten.

Man weiß mehr über diese Störungen bei Jungen als bei Mädchen. Typischerweise beschäftigen sich Jungen vom Vorschulalter an mit mädchenspezifischen Spielen und Aktivitäten und oft tragen sie gerne Mädchen- oder Frauenkleider. Solches Verkleiden erzeugt jedoch keine sexuelle Erregung (im Unterschied zum fetischistischen Transvestitismus bei Erwachsenen (F65.1)). Sie haben ein sehr starkes Verlangen, an den Spielen und dem Zeitvertreib von Mädchen teilzunehmen. Weibliche Puppen sind oft ihr Lieblingsspielzeug und Mädchen gewöhnlich ihre liebsten Spielgefährten. Während der ersten Schuljahre kommt es meist zu einer sozialen Ächtung, die in den späteren Jahren der Kindheit durch demütigenden Spott der anderen Jungen ihren Höhepunkt erreicht. Offenkundig feminines Verhalten kann während der frühen Adoleszenz nachlassen. Nachuntersuchungen zeigen, daß etwa ein bis zwei Drittel der Jungen mit einer Störung der Geschlechtsidentität in der Kindheit während und nach der Adoleszenz eine homosexuelle Orientierung aufweisen. Im Erwachsenenleben entwickeln sehr wenige einen Transsexualismus, obwohl die meisten transsexuellen Erwachsenen angeben, in der Kindheit Probleme mit der Geschlechtsidentität gehabt zu haben.

In Beratungsstellen, Polikliniken oder Arztpraxen kommen Störungen der Geschlechtsidentität bei Mädchen seltener als bei Jungen vor, aber es ist unbekannt, ob sich diese Geschlechtsverteilung auch in der Durchschnittsbevölkerung findet. Wie bei Jungen gibt es bei Mädchen eine frühe Erscheinungsform, bei der sie ein eigentlich gegengeschlechtliches Verhalten zeigen. Mädchen mit diesen Störungen haben typischerweise männliche Spielkameraden und zeigen ein lebhaftes Interesse an Sport, rauhem Spiel und Raufereien; sie haben kein Interesse an Puppen und daran, in Phantasiespielen wie «Vater und Mutter» oder «Küche und Kinderstube», weibliche Rollen zu übernehmen. Mädchen mit Störung der Geschlechtsidentität erleben meist nicht denselben Grad von sozialer Ächtung wie Jungen, obwohl auch sie unter Neckereien in der späten Kindheit oder der Adoleszenz leiden können. Die meisten geben das übertriebene Verlangen nach männlichen Aktivitäten oder Kleidung auf, wenn sie sich der Adoleszenz nähern, einige behalten eine männliche Identifikation und können später eine homosexuelle Orientierung zeigen.

Selten ist die Störung der Geschlechtsidentität verbunden mit einer anhaltenden Nichtanerkennung des angeborenen Geschlechts. Bei Mädchen kann sich dies in der wiederholten Behauptung äußern, daß sie einen Penis haben, oder daß einer wachsen wird. Sie lehnen es ab, sitzend zu urinieren, Brüste zu bekommen und zu menstruieren. Bei Jungen kann sich dies in der wiederholten Behauptung äußern, daß sie sich körperlich zu Frauen entwickeln werden, daß Penis und Hoden abstoßend seien und verschwinden werden, und daß es besser wäre, keinen Penis und keine Hoden zu haben.

Ausschluß:

- ichdystone sexuelle Orientierung (F66.1)
- sexuelle Reifungsstörung (F66.0)

F64.8 sonstige Störungen der Geschlechtsidenität

F64.9 nicht näher bezeichnete Störung der Geschlechtsidentität

Dazugehöriger Begriff:

- nicht näher bezeichnete Störung der Geschlechtsrolle

F65 Störungen der Sexualpräferenz

Dazugehöriger Begriff:

- Paraphilie

Ausschluß:

- Probleme im Zusammenhang mit der sexuellen Orientierung (F66)

F65.0 Fetischismus

Gebrauch gegenständlicher Objekte als Stimuli für die sexuelle Erregung und zur sexuellen Befriedigung. Viele Fetische stellen einen Ersatz für den menschlichen Körper dar, z.B. Kleidungsstücke oder Schuhwerk. Andere gebräuchliche Beispiele sind Gegenstände aus Gummi, Plastik oder Leder. Die Fetischobjekte haben individuell wechselnde Bedeutung. In einigen Fällen dienen sie lediglich der Verstärkung der auf üblichen Wegen erreichten sexuellen Erregung (z.B. wenn der Partner ein bestimmtes Kleidungsstück tragen soll).

Diagnostische Leitlinien:

Fetischismus soll nur dann diagnostiziert werden, wenn der Fetisch die wichtigste Quelle sexueller Erregung darstellt oder für die sexuelle Befriedigung unerläßlich ist. Fetischistische Phantasien sind häufig und stellen keine Störung dar, außer sie münden in Rituale aus, die so zwingend und inakzeptabel werden, daß sie den Geschlechtsverkehr beeinträchtigen und für die betroffene Person zur Qual werden. Fetischismus kommt fast ausschließlich bei Männern vor.

F65.1 fetischistischer Transvestitismus

Kleidung des anderen Geschlechts wird hauptsächlich zur Erreichung sexueller Erregung getragen.

Diagnostische Leitlinien:

Diese Störung unterscheidet sich vom einfachen Fetischismus dadurch, daß Fetischgegenstände oder Kleidung nicht nur getragen werden, sondern auch den Anschein erwecken sollen, daß es sich um eine Person des anderen Geschlechts handelt. Meistens wird mehr als ein Gegenstand getragen und oft handelt es sich um eine vollständige Ausstattung mit Perücke und Make up. Fetischistischer Transvestitismus unterscheidet sich vom transsexuellem Transvestitismus durch die deutliche Koppelung an sexuelle Erregung und das starke Verlangen, die Kleidung nach dem eingetretenen Orgasmus und dem Nachlassen der sexuellen Erregung abzulegen. Häufig berichten Transsexuelle über eine frühere Phase von fetischistischem Transvestitismus, und wahrscheinlich stellt dieser in solchen Fällen eine Zwischenstufe in der Entwicklung zum Transsexualismus dar.

Dazugehöriger Begriff:

- transvestitischer Fetischismus

F65.2 Exhibitionismus

Es besteht die wiederholte oder ständige Neigung, das Genitale vor meist gegengeschlechtlichen Fremden in der Öffentlichkeit zu entblößen, ohne zu einem näheren Kontakt aufzufordern oder diesen zu wünschen. Meist wird das Zeigen von sexueller Erregung begleitet und meist kommt es zur Masturbation. Diese Neigung kann eventuell nur in Zeiten emotionaler Belastung oder in Krisensituationen manifest werden, dazwischen können lange Perioden ohne solches Verhalten vorkommen.

Diagnostische Leitlinien:

Exhibitionismus beschränkt sich praktisch auf heterosexuelle Männer, die sich in der Öffentlichkeit vor erwachsenen oder heranwachsenden Frauen entblößen und dabei meist einen sicheren Abstand beibehalten. Für einige ist der Exhibitionismus die einzige sexuelle Betätigung, während andere zur gleichen

Zeit ein aktives Geschlechtsleben mit langdauernden Beziehungen haben; allerdings kann sich der innere Drang bei Konflikten in diesen Beziehungen verstärken. Die meisten Exhibitionisten empfinden ihren inneren Drang als schwer kontrollierbar und persönlichkeitsfremd. Wenn das Opfer erschrocken, ängstlich oder beeindruckt ist, erhöht dies häufig die Erregung des Exhibitionisten.

F65.3 Voyeurismus

Wiederholt auftretender oder ständiger Drang, anderen Menschen bei sexuellen Aktivitäten oder Intimitäten wie z.B. beim Entkleiden, zuzusehen. Dies passiert in der Regel heimlich und führt zu sexueller Erregung und Masturbation.

F65.4 Pädophilie

Sexuelle Präferenz für Kinder, die sich zumeist in der Vorpubertät oder im frühen Stadium der Pubertät befinden. Manche Pädophile haben nur an Mädchen, andere nur an Knaben Interesse. Wieder andere sind sowohl an Mädchen als auch an Knaben interessiert.

Pädophilie kommt selten bei Frauen vor. Kontakte zwischen Erwachsenen und bereits geschlechtsreifen Jugendlichen werden gesellschaftlich nicht gebilligt, vor allem, wenn es sich um gleichgeschlechtliche Kontakte handelt; diese sind aber nicht notwenigerweise gleichbedeutend mit pädophilen Kontakten. Ein einzelner Vorfall erfüllt die für die Diagnosenstellung geforderte anhaltende oder vorherrschende Veranlagung nicht, insbesondere wenn der Handelnde selbst noch ein Jugendlicher ist. Unter den Pädophilen gibt es auch Männer, die eigentlich erwachsene Sexualpartner vorziehen, bei der Aufnahme geeigneter Kontakte aber dauernd frustriert werden und sich deshalb ersatzweise Kindern zuwenden. Männer, die ihre eigenen Kinder im Alter der Vorpubertät sexuell belästigen, nähern sich manchmal auch anderen Kindern, in beiden Fällen handelt es sich um Pädophilie.

F65.5 Sadomasochismus

Es werden sexuelle Aktivitäten mit Zufügung von Schmerzen, Erniedrigung oder Fesseln bevorzugt. Wenn die betreffende Person diese Art der Stimulation gerne erleidet, handelt es sich um Masochismus; wenn sie sie jemand anderem zufügt, um Sadismus. Oft empfindet die betreffende Person sowohl bei masochistischen als auch sadistischen Aktivitäten sexuelle Erregung.

Gering ausgeprägte sadomasochistische Stimulation kommt zur Steigerung einer im übrigen normalen Sexualität häufig vor. Diese diagnostische Kategorie soll nur dann verwendet werden, wenn die sadomasochistischen Betätigungen die hauptsächliche Quelle der Erregung oder für die sexuelle Befriedigung unerläßlich sind.

Sexueller Sadismus läßt sich manchmal schwer unterscheiden von Grausamkeit in sexuellen Situationen oder Wut, die nichts mit Erotik zu tun haben. Wenn Gewalt zur Stimulation erotischer Gefühle notwendig ist, ist diese Diagnose zu stellen.

Dazugehörige Begriffe:

- Masochismus
- Sadismus

F65.6 multiple Störungen der Sexualpräferenz

In manchen Fällen liegen bei einer Person mehrere abnorme sexuelle Präferenzen vor, wobei keine im Vordergrund steht. Die häufigste Kombination besteht aus Fetischismus, Transvestitismus und Sadomasochismus.

F65.8 sonstige Störungen der Sexualpräferenz

Es gibt eine Vielzahl anderer relativ ungewöhnlicher sexueller Präferenzen und Aktivitäten. Hierzu gehören obszöne Telefonanrufe, das Pressen des eigenen Körpers an andere Menschen in Menschenansammlungen oder öffentlichen Verkehrsmitteln zum Zweck der sexuellen Erregung (Frotteurismus), sexuelle Handlungen an Tieren (Sodomie), Strangulation und Nutzung der Anoxie zur Steigerung der sexuellen Erregung oder eine Vorliebe für Partner mit bestimmten anatomischen Abnormitäten, wie z.B. amputierten Gliedmaßen.

Die erotischen Praktiken sind zu vielfältig, viele kommen zu selten vor oder stehen für sich allein, als daß für jede eine eigene Benennung gerechtfertigt wäre. Das Schlucken von Urin, Verschmieren von Kot oder das Durchstechen von Vorhaut oder Brustwarzen können zu den sadomasochistischen Verhaltensweisen gezählt werden. Es gibt viele verschiedene Masturbationsrituale. Ausgefallenere Praktiken wie das Einführen von Gegenständen in das Rektum oder die männliche Urethra oder die unvollständige Eigenstrangulation erreichen dann das Stadium der Abweichung, wenn sie anstelle gebräuchlicher sexueller Praktiken stehen. Auch Nekrophilie ist hier zu verschlüsseln.

Dazugehörige Begriffe:

- Frotteurismus
- Nekrophilie
- *Sodomie*

F65.9 nicht näher bezeichnete Störungen der Sexualpräferenz

Dazugehöriger Begriff:

- nicht näher bezeichnete sexuelle Deviation

F66 psychische und Verhaltensstörungen in Verbindung mit der sexuellen Entwicklung und Orientierung

Beachte: Die sexuelle Orientierung an sich wird nicht als Störung angesehen.

Mit der fünften Stelle können die Variationen der sexuellen Entwicklung und Orientierung, die für die betroffene Person problematisch sind, gekennzeichnet werden:

F66.x0 heterosexuell
F66.x1 homosexuell
F66.x2 bisexuell
(nur bei eindeutiger sexueller Anziehung zu beiden Geschlechtern)
F66.x8 sonstige, einschließlich präpubertär

F66.0 sexuelle Reifungskrise

Die betroffene Person leidet unter einer Unsicherheit hinsichtlich ihrer Geschlechtsidentität oder der sexuellen Orientierung, was zu Ängsten oder Depressionen führt. Dies kommt meist bei Heranwachsenden vor, die sich hinsichtlich ihrer homo-, hetero- oder bisexuellen Orientierung nicht sicher sind, aber auch bei Menschen, die nach einer Zeit scheinbar stabiler sexueller Orientierung - oftmals einer lange dauernden Beziehung - die Erfahrung machen, daß sich ihre sexuelle Orientierung ändert.

F66.1 ichdystone Sexualorientierung

Die Geschlechtsidentität oder sexuelle Ausrichtung ist eindeutig, aber die betroffene Person hat den Wunsch, diese wäre wegen der damit verbundenen psychischen oder Verhaltensstörungen anders und unterzieht sich möglicherweise einer Behandlung, um diese zu ändern.

F66.2 sexuelle Beziehungsstörung

Die Geschlechtsidentität oder die Störung der sexuellen Präferenz bereitet bei der Aufnahme und der Aufrechterhaltung einer Beziehung mit einem Sexualpartner Probleme.

F66.8 sonstige psychosexuelle Entwicklungsstörungen

F66.9 nicht näher bezeichnete psychosexuelle Entwicklungsstörung

F68 sonstige Persönlichkeits- und Verhaltensstörungen

F68.0 Entwicklung körperlicher Symptome aus psychischen Gründen

Körperliche Symptome, vereinbar mit und ursprünglich verursacht durch eine gesicherte körperliche Störung, Krankheit oder Behinderung werden wegen des psychischen Zustandes des Betroffenen aggraviert oder halten länger an. Es entwickelt sich ein aufmerksamkeitsuchendes (histrionisches) Verhalten mit zusätzlichen (und gewöhnlich unspezifischen) Beschwerden nicht körperlichen Ursprungs. Der Patient ist meist durch seine Schmerzen oder die Behinderung beeinträchtigt und von möglicherweise berechtigten Sorgen über eine längerdauernde oder zunehmende Behinderung oder Schmerzen beherrscht. Unzufriedenheit mit dem Ergebnis der Behandlungen und der Untersuchungen oder Enttäuschung über mangelnde persönliche Zuwendung auf den Stationen oder in den Ambulanzen können ebenfalls motivierende Faktoren für die Störung sein. Einige betroffene Personen scheinen auch durch die Möglichkeit, eine finanzielle Entschädigung nach Unfällen oder Verletzungen zu erhalten, motiviert zu sein, aber das Syndrom verschwindet selbst dann nicht, wenn ein Rechtsstreit erfolgreich beendet ist.

Dazugehöriger Begriff:

- Rentenneurose

F68.1 artifizielle Störung (absichtliches Erzeugen oder Vortäuschen von körperlichen oder psychischen Symptomen oder Behinderungen)

Bei Fehlen einer gesicherten körperlichen oder psychischen Störung, Krankheit oder Behinderung täuscht der Patient häufig und beständig Symptome vor. Bei körperlichen Symptomen kann dies sogar soweit gehen, daß die betreffende Person sich selber Schnittverletzungen oder Schürfwunden zufügt, um Blutungen zu erzeugen, oder sich selbst toxische Substanzen injiziert. Die Nachahmung von Schmerzen und das Bestehen auf dem Vorhandensein von Blutungen können so überzeugend und hartnäckig sein, daß wiederholt Untersuchungen und sogar Operationen in verschiedenen Krankenhäusern oder Ambulanzen durchgeführt werden, trotz mehrfach negativer Befunde.

Die Motivation für dieses Verhalten ist fast immer unklar und wahrscheinlich durch innerseelische Gründe bedingt. Am besten wird dieses Zustandsbild als eine Störung im Umgang mit Krankheit und der Krankenrolle interpretiert. Patienten mit diesem Verhaltensmuster zeigen meist deutliche Symptome einer ganzen Reihe anderer Störungen ihrer Persönlichkeit und ihrer Beziehungen.

Simulation, definiert als absichtliches Hervorrufen oder Vortäuschung körperlicher oder psychischer Symptome oder Behinderungen in Belastungssituationen oder aus anderen äußeren Gründen, sollte unter Z76.5 verschlüsselt werden und nicht mit einer Kodierung aus diesem Abschnitt des Kapitels V versehen werden. Zu den häufigsten Gründen für Simulation gehören die Vermeidung von Strafverfolgung, Erlangen illegaler Drogen, Vermeiden von Militärdienst oder gefahrvollen militärischen Einsätzen sowie der Versuch, finanzielle Vorteile durch das Kranksein oder bessere Lebensbedingungen (z.B. Wohnung) zu erreichen. Simulation ist im gerichtlichen und militärischen Umfeld vergleichsweise häufig und im gewöhnlichen zivilen Leben ziemlich selten.

Dazugehörige Begriffe:

- Hospital-hopper-Syndrom
- Münchhausen-Syndrom
- (durch Institutionen) «wandernder» Patient (peregrinating patient)

Ausschluß:

- Dermatitis factitia (unbeabsichtigt) (L98.1)
- Münchhausen by proxy (Kindesmißhandlung, T74.8)
- nicht näher bezeichnete Kindesmißhandlung (battered-child-Syndrom) (T74.1)
- Simulation (eine Person, die Krankheit vortäuscht)(Z76.5)

F68.8 sonstige näher bezeichnete Persönlichkeits- und Verhaltensstörungen

Diese Kategorie soll zur Verschlüsselung jeder näher bezeichneten Persönlichkeits- und Verhaltensstörung verwendet werden, die nicht unter einer der vorangehenden Rubriken aufgeführt werden kann.

Dazugehörige Begriffe:

- nicht näher bezeichnete Beziehungsstörung
- nicht näher bezeichnete Charakterstörung

F69 nicht näher bezeichnete Persönlichkeits- und Verhaltensstörung

Diese Kategorie soll nur dann verwendet werden, wenn zwar das Vorliegen einer Persönlichkeits- oder Verhaltensstörung angenommen werden kann, aber die für eine Diagnose und Zuordnung zu einer spezifischen Kategorie nötigen Informationen fehlen.

F7 Intelligenzminderung

Überblick über diesen Abschnitt:

Mit der vierten Stelle kann das Ausmaß der Verhaltensstörung klassifiziert werden:

F7x.0	keine oder geringfügige Verhaltensstörung
F7x.1	deutliche Verhaltensstörung, die Beobachtung oder Behandlung erfordert
F7x.8	sonstige Verhaltensstörungen
F7x.9	nicht näher bezeichnete Verhaltensstörung

F70-F79
Intelligenzminderung

Eine Intelligenzminderung ist eine sich in der Entwicklung manifestierende, stehen gebliebene oder unvollständige Entwicklung der geistigen Fähigkeiten, mit besonderer Beeinträchtigung von Fertigkeiten, die zum Intelligenzniveau beitragen, wie z.B. Kognition, Sprache, motorische und soziale Fähigkeiten. Eine Intelligenzminderung kann allein oder zusammen mit einer anderen psychischen oder körperlichen Störung auftreten. Intelligenzgeminderte Personen können an allen psychiatrischen Störungen erkranken; in dieser Population ist die Prävalenzrate für andere psychiatrische Störungen mindestens drei- bis viermal so hoch wie in der Allgemeinbevölkerung. Außerdem besteht für intelligenzgeminderte Personen ein größeres Risiko, ausgenutzt sowie körperlich und sexuell mißbraucht zu werden. Das Anpassungsverhalten ist stets beeinträchtigt, eine solche Anpassungsstörung muß aber bei Personen mit leichter Intelligenzminderung in geschützter Umgebung mit Unterstützungsmöglichkeiten nicht auffallen.

Mit der vierten Stelle kann das Ausmaß der Verhaltensbeeinträchtigung klassifiziert werden, wenn diese sich nicht auf eine andere Störung bezieht.

F7x.0 keine oder geringfügige Verhaltensstörung
F7x.1 deutliche Verhaltensstörung, die Beobachtung oder Behandlung erfordert
F7x.8 sonstige Verhaltensstörung
F7x.9 nicht näher bezeichnete Verhaltensstörung

Wenn die Ursache der Intelligenzminderung bekannt ist, dann hat eine zusätzliche Kodierung mittels einer anderen ICD-10-Diagnose zu erfolgen (z.B. F72 schwere Intelligenzminderung plus E00 kongenitales Jodmangelsyndrom).

Eine Intelligenzminderung schließt zusätzliche Diagnosen der anderen Abschnitte des Kapitels V (F) nicht aus. Kommunikationsschwierigkeiten machen es aber mehr als sonst nötig, die Diagnose auf objektiv beobachtbare Symptome zu stützen, wie bei einer depressiven Episode z.B. auf psychomotorische Verlangsamung, Appetit- und Gewichtsverlust und Schlafstörung.

Diagnostische Leitlinien:

Intelligenz ist kein einheitliches Phänomen, sondern setzt sich mehr oder weniger aus einer großen Anzahl verschiedener, spezifischer Fertigkeiten zusammen. Trotz der generellen Tendenz aller dieser Fertigkeiten, sich bei jedem Individuum zu einem vergleichbaren Niveau zu entwickeln, können vor allem bei Personen mit Intelligenzminderung große Unterschiede bestehen. So können auf dem Hintergrund schwerer Intelligenzminderung in einem bestimmten Bereich (beispielsweise der Sprache) schwere Beeinträchtigungen und in einem anderen (beispielsweise bei einfachen visuellen, räumlichen Aufgaben) eine besondere Geschicklichkeit feststellbar sein. Dies führt zu Problemen bei der Bestimmung der diagnostischen Kategorie, der ein Intelligenzgeminderter zuzuordnen ist. Die Einschätzung der Intelligenz sollte auf allen verfügbaren Informationen beruhen. Dazu gehören klinischer Eindruck, Anpassungsverhalten, gemessen am kulturellen Hintergrund des Individuums und die psychometrische Leistungsfähigkeit.

Für die endgültige Diagnose muß ein vermindertes Intelligenzniveau mit der Folge der erschwerten Anpassung an die Anforderungen des alltäglichen Lebens bestehen. Begleitende psychische oder köperliche Krankheiten haben einen großen Einfluß auf das klinische Bild und auf den Einsatz jedweder Fertigkeiten. Die gewählte diagnostische Kategorie soll sich deshalb auf eine umfassende Einschätzung der Fähigkeiten und nicht auf einen einzelnen Bereich spezifischer Beeinträchtigung oder Fertigkeit stützen. Die angegebenen IQ-Werte sind als Richtlinien gemeint und sollten im Hinblick auf die Problematik der transkulturellen Vergleichbarkeit nicht zu starr angewendet werden. Die unten angegebenen Kategorien stellen eine willkürliche Einteilung eines komplexen Kontinuums dar und können nicht mit absoluter Genauigkeit voneinander abgegrenzt werden. Der IQ sollte anhand von standardisierten, auf die jeweiligen kulturellen Gegebenheiten adaptierten, individuell angewandten Intelligenztests bestimmt werden. Der jeweilige Test ist unter Berücksichtigung des individuellen Leistungsniveaus und zusätzlicher spezifischer Behinderungen, wie Sprachproblemen, Hörverminderung und körperlichen Schwierigkeiten auszuwählen. Mit Skalen zur Beurteilung der sozialen Reife oder Anpassung, ebenfalls mit kulturspezifischen Normen, erhält man durch Interviews mit Eltern und Betreuern zusätzliche Informationen, die mit den Fertigkeiten des Betreffenden im alltäglichen Leben vertraut sind. Ohne die Anwendung standardisierter Verfahren muß die Diagnose vorläufig bleiben.

F70 leichte Intelligenzminderung

Leicht intelligenzgeminderte Personen erwerben Sprache verzögert, jedoch meist in einem für die täglichen Anforderungen, für eine normale Konversation und für ein klinisches Interview ausreichenden Umfang. Die meisten dieser Personen erlangen eine volle Unabhängigkeit in der Selbstversorgung (Essen, Waschen, Anziehen, Darm- und Blasenkontrolle) und in praktischen und häuslichen Tätigkeiten, wenn auch das Entwicklungstempo deutlich langsamer ist als normalerweise üblich. Die Hauptschwierigkeiten treten bei der Schulausbildung auf, viele Betroffene haben besondere Probleme beim Lesen und Schreiben. Immerhin erfahren leicht intelligenzgeminderte Personen die größte Hilfe durch eine Ausbildung, die ihre Fertigkeiten weiter entwickelt und ihre Defizite ausgleicht. Die Mehrzahl der in den oberen Bereichen der leichten Intelligenzminderung Eingestuften sind für eine Arbeit anlernbar, die eher praktische als schulische Fähigkeiten, einschließlich ungelernter oder angelernter Handarbeit, verlangt. In einem soziokulturellen Umfeld, in dem wenig Wert auf schulische Ausbildung gelegt wird, stellt ein gewisses Ausmaß an leichter Intelligenzminderung an sich kein Problem dar. Wenn zusätzlich eine deutliche emotionale und soziale Unreife besteht, werden die Konsequenzen der Behinderung offenkundig; beispielsweise können die Betreffenden dann den Anforderungen einer Ehe oder der Kindererziehung nicht nachkommen, ebensowenig wie sie sich an kulturelle Überlieferungen und Erwartungen anpassen können. Die emotionalen und sozialen Schwierigkeiten der leicht Intelligenzgeminderten sowie ihre Behandlung und Betreuung ähneln denjenigen bei Personen mit normaler Intelligenz mehr als den spezifischen Problemen der mittelgradig und schwer Intelligenzgeminderten. Bei einer steigenden Zahl der Betroffenen, wenngleich nicht bei der Mehrzahl, läßt sich eine organische Ätiologie nachweisen.

Diagnostische Leitlinien:

Wenn ausreichend standardisierte Intelligenztests angewendet werden, ist der IQ-Bereich von 50-69 ein Hinweis auf eine leichte Intelligenzminderung. Sprachverständnis und Sprachgebrauch sind oft in unterschiedlichem Ausmaß verzögert, und Probleme beim Sprechen, welche die Entwicklung zur Selbständigkeit behindern, können bis ins Erwachsenenleben andauern. Eine organische Ursache ist bei einer Minderheit der Betroffenen festzustellen. Begleiterkrankungen, wie Autismus, andere Entwicklungsverzögerungen, Epilepsie, Störungen des Sozialverhaltens oder körperliche Behinderungen, stellt man in unterschiedlicher Anzahl fest. Wenn solche Störungen vorhanden sind, sind sie gesondert zu kodieren.

Dazugehörige Begriffe:

- leichte geistige Behinderung
- leichte Oligophrenie
- Debilität
- Schwachsinn

F71 mittelgradige Intelligenzminderung

Personen in dieser Kategorie zeigen eine verlangsamte Entwicklung von Sprachverständnis und Sprachgebrauch, ihre mögliche Leistungsfähigkeit in diesem Bereich ist begrenzt. Der Erwerb von Fähigkeiten im Bereich der Selbstversorgung und der motorischen Fertigkeiten ist ebenso verzögert, und einige Betroffene benötigen lebenslange Beaufsichtigung. Ihr schulisches Vorankommen ist begrenzt. Einige lernen die grundlegenden Fertigkeiten, die zum Lesen, Schreiben und Zählen gebraucht werden. Lernprogramme können diesen Personen ermöglichen, ihr begrenztes Potential zu entwickeln und einige grundlegende Fertigkeiten zu erwerben. Sie sind anwendbar für Lernbehinderte mit niedriger Leistungsfähigkeit. Als Erwachsene sind mittelgradig intelligenzgeminderte Menschen gewöhnlich in der Lage, einfache praktische Tätigkeiten zu verrichten, wenn die Aufgaben sorgsam strukturiert sind und für eine ausreichende Beaufsichtigung gesorgt ist. Ein vollständig unabhängiges Leben im Erwachsenenalter wird nur selten erreicht. Die Betroffenen sind jedoch in der Regel voll beweglich und körperlich aktiv; bei der Mehrzahl finden sich Anzeichen für eine soziale Entwicklung, so in der Fähigkeit, Kontakt aufzunehmen, mit anderen zu kommunizieren und einfache soziale Aktivitäten zu erbringen.

Diagnostische Leitlinien:

Der IQ liegt gewöhnlich im Bereich zwischen 35 und 49. Unterschiedliche Leistungsprofile sind in dieser Gruppe üblich, wobei einige Individuen größere Fertigkeiten bei visuell-räumlichen als bei sprachabhängigen Aufgaben aufweisen, andere sind auffällig ungeschickt, haben aber Freude an sozialer Interaktion und einfacher Unterhaltung. Das Ausmaß der Sprachentwicklung ist unterschiedlich und reicht von der Fähigkeit, an einfachen Unterhaltungen teilzunehmen, bis hin zu einem Sprachgebrauch, der lediglich zur Mitteilung der Basisbedürfnisse ausreicht. Einige lernen niemals sprechen, wenn sie auch einfache Anweisungen verstehen, andere lernen Handzeichen, um in einem gewissen Ausmaß das Sprachproblem zu kompensieren. Eine organische Ursache kann bei der Mehrzahl der Personen in dieser Gruppe ausgemacht werden. Frühkindlicher Autismus oder andere tiefgreifende Entwicklungsstörungen sind bei einer nicht zu vernachlässigenden Minderheit vorhanden und haben großen Einfluß auf das klinische Bild und die notwendige Behandlung. Epilepsie und neurologische und körperliche Behinderungen sind ebenso häufig, die meisten Betroffenen sind aber in der Lage selbstständig zu gehen. Manchmal ist es möglich, andere psychiatrische Störungen festzustellen. Das niedrige Sprachniveau erschwert jedoch die Diagnosenstellung, die von den fremdanamnestischen Informationen aus der direkten Umgebung der Betroffenen abhängt. Jede begleitende Krankheit ist getrennt zu kodieren.

Dazugehörige Begriffe:

- Imbezillität
- mittelgradige geistige Behinderung
- mittelgradige Oligophrenie

F72 schwere Intelligenzminderung

Diese Störung ähnelt hinsichtlich des klinischen Bildes, der organischen Ätiologie und der begleitenden Umstände dem unteren Leistungsbereich der mittelgradigen Intelligenzminderung. Dabei ist dieses unter F71 beschriebene niedrigere Leistungsniveau in dieser Gruppe am häufigsten vertreten. Die meisten Personen dieser Gruppe leiden an einer deutlich ausgeprägten motorischen Schwäche oder anderen Ausfällen, welche auf das Bestehen einer klinisch bedeutsamen Schädigung oder Fehlentwicklung des Zentralnervensystems hinweisen.

Diagnostische Leitlinien:

Der Intelligenzquotient liegt gewöhnlich im Bereich zwischen 20 und 34.

Dazugehörige Begriffe:

- schwere geistige Behinderung
- schwere Oligophrenie

F73 schwerste Intelligenzminderung

Der IQ in dieser Kategorie wird auf unter 20 eingeschätzt, was praktisch bedeutet, daß die betroffenen Personen so gut wie unfähig sind, Aufforderungen oder Anweisungen zu verstehen oder sich danach zu richten. Die meisten dieser Personen sind immobil oder sehr in ihrer Bewegungsfähigkeit eingeschränkt, inkontinent und zumeist nur zu sehr rudimentären Formen nonverbaler Kommunikation fähig. Sie besitzen wenig oder keine Fähigkeit, für ihre eigenen Grundbedürfnisse zu sorgen und benötigen ständige Hilfe und Überwachung.

Diagnostische Leitlinien:

Der Intelligenzquotient liegt unter 20. Das Sprachverständnis und der Sprachgebrauch besteht im günstigsten Fall im Verständnis grundlegender Anweisungen und Formulieren einfacher Forderungen. Die grundlegendsten und einfachsten visuellräumlichen Fertigkeiten wie Sortieren und Zuordnen können erworben werden, und die Betroffenen können in der Lage sein, sich mit entsprechender Beaufsichtigung und Anleitung in geringem Maße an häuslichen und praktischen Aufgaben zu beteiligen. Eine organische Ätiologie kann in den meisten Fällen festgestellt werden. Häufig sind schwere neurologische oder die Bewegungsfähigkeit betreffende körperliche Defizite, wie z.B. Epilepsie und Beeinträchtigungen der Seh- und Hörfunktionen. Tiefgreifende Störungen der Entwicklung in ihren schwersten Formen, besonders der atypische Autismus, sind vor allem bei denen, die sich bewegen können, sehr häufig anzutreffen.

Dazugehörige Begriffe:

- Idiotie
- schwerste geistige Behinderung
- schwerste Oligophrenie

F78 sonstige Intelligenzminderung

Diese Kategorie soll nur verwendet werden, wenn die Beurteilung der Intelligenzminderung mit Hilfe der üblichen Verfahren wegen begleitender sensorischer oder körperlicher Beeinträchtigungen besonders schwierig oder unmöglich ist, wie bei Blinden, Taubstummen, schwer verhaltensgestörten oder körperbehinderten Personen.

F79 nicht näher bezeichnete Intelligenzminderung

Die Informationen sind bei offensichtlicher Intelligenminderung nicht ausreichend, den Patienten einer der oben genannten Kategorien zuzuordnen.

Dazugehörige Begriffe:

- nicht näher bezeichnete geistige Behinderung
- nicht näher bezeichnete Oligophrenie
- nicht näher bezeichneter Schwachsinn

F8 Entwicklungsstörungen

Überblick über diesen Abschnitt:

F80-F89 Entwicklungsstörungen

Die unter F80 bis F89 zusammengefaßten Störungen haben im allgemeinen folgende Merkmale:

1. Einen Beginn, der ausnahmslos im Kleinkindalter oder in der Kindheit liegt.
2. Eine Einschränkung oder Verzögerung in der Entwicklung von Funktionen, die eng mit der biologischen Reifung des Zentralnervensystems verknüpft sind.
3. Einen stetigen Verlauf, der nicht die für viele psychische Störungen typischen charakteristischen Remissionen und Rezidive zeigt.

In den meisten Fällen sind die Sprache, visuell-räumliche Fertigkeiten und die Bewegungskoordination betroffen. Charakteristischerweise gehen die Beeinträchtigungen mit dem Älterwerden der Kinder zurück, wenngleich geringere Defizite oft auch im Erwachsenenleben noch zurück bleiben. Gewöhnlich hat die Verzögerung oder Einschränkung vom frühestmöglichen Erkennungszeitpunkt an vorgelegen, und es gab zuvor keine Periode einer normalen Entwicklung. Die meisten dieser Störungen treten bei Jungen mehrfach häufiger als bei Mädchen auf. Für die Entwicklungsstörungen ist eine familiäre Häufung von ähnlichen oder verwandten Störungen charakteristisch, und wahrscheinlich spielen genetische Faktoren eine wichtige Rolle in der Ätiologie vieler Fälle. Umweltfaktoren beeinflussen die betroffenen Entwicklungsfunktionen oft, sie sind meist jedoch nicht ausschlaggebend.

Zwar gibt es eine allgemein gute Übereinstimmung bezüglich der Gesamtkonzeption der Störungen in diesem Abschnitt, die Ätiologie ist jedoch in den meisten Fällen unbekannt, und es besteht weiterhin Unsicherheit in der Abgrenzung und genauen Unterteilung der Entwicklungsstörungen. Darüber hinaus gibt es in diesem Abschnitt zwei Typen von Störungen, auf welche die oben beschriebenen, weit gefaßten konzeptuellen Kriterien nicht voll zutreffen: Erstens gibt es Störungen mit einer eindeutigen Phase normaler früher Entwicklung, wie die desintegrative Störung des Kindesalters, das Landau-Kleffner-Syndrom und einige Fälle von Autismus. Diese Störungen wurden trotz des abweichenden Beginns hier aufgenommen, weil ihre Charakteristika und ihr Verlauf viele Ähnlichkeiten mit der Gruppe der Entwicklungsstörungen aufweisen. Darüber hinaus ist nicht bekannt, ob sie sich von diesen ätiologisch unterscheiden oder nicht. Zweitens gibt es Störungen, die vor allem im Sinne von Abweichungen, weniger im Sinne von Entwicklungsrückständen, definiert wurden; dies trifft besonders für den Autismus zu.

Autistische Störungen wurden in diesen Abschnitt aufgenommen, weil sie trotz dieser Entwicklungsabweichungen ausnahmslos bestimmte Entwicklungsverzögerungen aufweisen. Weiterhin finden sich Überschneidungen mit den übrigen Entwicklungsstörungen, sowohl im individuellen Erscheinungsbild, als auch bezüglich der familiären Häufung.

F80 umschriebene Entwicklungsstörungen des Sprechens und der Sprache

Bei diesen Störungen sind die normalen Muster des Spracherwerbs von frühen Stadien der Entwicklung an gestört. Die Zustandsbilder können nicht direkt neurologischen Veränderungen, Störungen des Sprachablaufs, sensorischen Beeinträchtigungen, einer Intelligenzminderung oder Umweltfaktoren zugeordnet werden. Das Kind kann in bestimmten, sehr vertrauten Situationen besser kommunizieren oder verstehen, die Sprachfähigkeit ist jedoch in jeder Situation beeinträchtigt.

Differentialdiagnose:

Wie auch bei anderen Entwicklungsstörungen, besteht die Hauptschwierigkeit bei der Diagnosenstellung in der Unterscheidung von normalen Variationen in der Entwicklung. Normale Kinder zeigen eine breite Streuung im Alter des Spracherwerbs und in dem Zeitraum, in dem sich sprachliche Fertigkeiten festigen. Solche Normvarianten haben keine oder nur geringfügige klinische Bedeutung. Die große Mehrheit derjenigen, die langsam Sprechen lernen, durchlaufen später eine normale Entwicklung. In scharfem Gegensatz dazu haben Kinder mit einer umschriebenen Entwicklungsstörung des Sprechens und der Sprache eine Vielzahl von begleitenden Schwierigkeiten, auch wenn sie letztendlich ein normales Maß an Sprachfertigkeiten erwerben. Einer Sprachentwicklungsstörung folgen oft Schwierigkeiten beim Lesen und Rechtschreiben, Störungen im Bereich zwischenmenschlicher Beziehungen, im emotionalen und Verhaltensbereich. Deshalb ist eine frühe und genaue Diagnose einer umschriebenen Entwicklungsstörung des Sprechens und der Sprache wichtig. Trotz unklarer Abgrenzung von den Extremen der normalen Variation, lassen vier nützliche Hauptkriterien an das Vorhandensein einer klinisch relevanten Störungen denken: der Schweregrad, der Verlauf, das Muster und begleitende Probleme.

Als allgemeine Regel kann gelten, daß eine außerhalb von zwei Standardabweichungen liegende Sprachentwicklungsverzögerung als abnorm bezeichnet werden kann. Die meisten Fälle dieses Schweregrades haben begleitende Probleme. Der Schweregrad im statistischen Sinne hilft vor allem bei älteren Kindern bei der Diagnosenstellung wenig, weil es eine natürliche Tendenz zur Besserung gibt. In dieser Situation ist der Verlauf ein hilfreicher Indikator. Bei einer gegenwärtig leichten Beeinträchtigung mit einer ausgeprägten Störung in der Vorgeschichte, ist die augenblickliche Funktion eher Resultat einer klinisch bedeutsamen Störung als lediglich eine Normvariante. Das Muster der Sprech- und Sprachfunktion soll aufmerksam untersucht werden. Wenn es abnorm ist (d.h. abweichend und nicht nur einer früheren Entwicklungsphase entspricht) oder wenn das Sprechen oder die Sprache des Kindes qualitativ abnorme Elemente enthält, ist eine klinisch bedeutsame Störung wahrscheinlich. Darüber hinaus handelt es sich bei einer Verzögerung wahrscheinlich nicht lediglich um eine Normvariante, wenn einige spezifische Auffälligkeiten der Sprech- und Sprachentwicklung von schulischen Defiziten (wie umschriebenen Lese- und Rechtschreibstörungen oder umschriebenen Rechtschreibstörungen), von Schwierigkeiten in den zwischenmenschlichen Beziehungen, von emotionalen und von Verhaltensstörungen begleitet werden.

Die zweite Schwierigkeit bei der Diagnosenstellung besteht in der Unterscheidung von einer Intelligenzminderung oder globalen Entwicklungsverzögerung. Da die Intelligenz verbale Fähigkeiten beinhaltet, ist es wahrscheinlich, daß die Sprachentwicklung eines Kindes mit einem deutlich unterdurchschnittlichem IQ, auch etwas unter dem Durchschnitt liegt. Die Diagnose einer umschriebenen Entwicklungsstörung jedoch verlangt, daß die umschriebene Verzögerung deutlich vom allgemeinen Niveau der kognitiven Funktionen abweicht. Dementsprechend soll, wenn eine Sprachentwicklungsverzögerung einfach Teil einer deutlichen Intelligenzminderung oder globalen Entwicklungsverzögerung ist, eine Kodierung für Intelligenzminderung (F7) gewählt werden und keine aus dem Kapitel F80. Häufig geht eine Intelligenzminderung mit einem unausgeglichenen Profil der intellektuellen Leistungsfähigkeit und besonders mit einer Sprachbeeinträchtigung einher, die schwerer ist als die Entwicklungsverzögerung nicht-verbaler Fertigkeiten. Wenn dieser Unterschied so deutlich ausgeprägt ist, daß er im Alltag offenkundig wird, soll eine umschriebene Entwicklungsstörung des Sprechens und der Sprache zusätzlich zu einer Kodierung der Intelligenzminderung (F7) erfolgen.

Die dritte Schwierigkeit besteht in der Unterscheidung von einer Krankheit infolge Taubheit oder einer anderen spezifischen neurologischen oder organischen Störung. Taubheit in der frühen Kindheit führt fast immer zu einer deutlichen Verzögerung und Verzerrung der Sprachentwicklung. Solche Störungen sind hier nicht einzubeziehen, da sie eine direkte Folge der Hörbehinderung sind.

Nichtsdestoweniger werden ausgeprägte rezeptive Sprachstörungen häufig von einer partiellen Hörminderung (besonders für höhere Frequenzen) begleitet. Diese Störungen sind im Abschnitt F80-F89 nicht zu klassifizieren, wenn der Schweregrad des Hörverlustes eine ausreichende Erklärung für die Sprachverzögerung bietet. Sie sind hier einzuschließen, wenn der partielle Hörverlust zwar einen komplizierenden Faktor, jedoch keine ausreichende direkte Ursache darstellt. Allerdings ist eine sichere und schnelle Unterscheidung nicht zu treffen. Ähnlich ist bei neurologischen Störungen und organischen Defekten zu verfahren. In diesem Sinne ist eine Artikulationsschwierigkeit aufgrund einer Gaumenspalte oder eine Dysarthrie aufgrund einer zerebralen Lähmung, hier auszuschließen. Andererseits stellen minimale neurologische Störungen, die nicht direkt die Sprech- oder Sprachentwicklungsverzögerung hervorgerufen haben, keinen Ausschlußgrund dar.

F80.0 Artikulationsstörung

Eine umschriebene Entwicklungsstörung, bei der die Artikulation des Kindes unterhalb des seinem Intelligenzalter angemessenen Niveaus liegt, seine sprachlichen Fertigkeiten jedoch im Normbereich liegen.

Diagnostische Leitlinien:

Das Alter des Erwerbs einzelner Laute und die Reihenfolge ihrer Entwicklung zeigt eine beträchtliche individuelle Variation.

Normale Entwicklung: Im Alter von 4 Jahren sind Fehler bei der Lautbildung üblich, jedoch kann das Kind von Fremden leicht verstanden werden. Im Alter von 6-7 Jahren werden die meisten Laute beherrscht. Wenngleich Schwierigkeiten bei bestimmten Lautkombinationen bestehen, sollten diese nicht zu Kommunikationsproblemen führen. Im Alter von 11-12 Jahren müssen annähernd alle Sprachlaute beherrscht werden.

Abnorme Entwicklung: Der Lauterwerb ist verzögert oder abweichend, mit Artikulationsfehlern in der Sprache des Kindes, so daß andere Verständnisschwierigkeiten haben; es kommt zu Auslassungen, Verzerrungen oder Ersetzungen von Lauten und inkonsistenten Lautfolgen (z.B. kann das Kind Phoneme in bestimmten Wortzusammenhängen korrekt produzieren, in anderen jedoch nicht).

Die Diagnose darf nur gestellt werden, wenn das Ausmaß der Artikulationsstörung bezogen auf sein Intelligenzalter außerhalb der Grenzen der Normvarianz liegt, und die nonverbale Intelligenz sowie die expressiven und rezeptiven Sprachfertigkeiten innerhalb des Normbereichs liegen; ferner wenn die Artikulationsstörungen nicht direkt einer sensorischen, organischen oder neurologischen Störung zugeordnet werden können und sich die Aussprachestörungen eindeutig vom Sprachgebrauch innerhalb der Subkultur des Kindes unterscheiden.

Dazugehörige Begriffe:

- entwicklungsbedingte Artikulationsstörungen
- funktionelle Artikulationsstörungen

- Dyslalie
- Lallen
- phonologische Entwicklungsstörungen

Ausschluß:

Artikulationstörung durch:

- nicht näher bezeichnete Aphasie (R47.0)
- Apraxie (R48.2)
- Artikulationsstörungen in Verbindung mit einer Entwicklungsstörung der expressiven oder rezeptiven Sprache (F80.1 und F80.2)
- Folgen eines Hörverlustes (H90-H91)
- Gaumenspalte oder sonstige organische Störungen der für das Sprechen notwendigen anatomischen Strukturen (Q35-Q38)
- Intelligenzminderung (F7)

F80.1 expressive Sprachstörung

Eine umschriebene Entwicklungsstörung, bei der die Fähigkeit des Kindes, die expressiv gesprochene (nicht geschriebene) Sprache zu verwenden, deutlich unterhalb des seinem Intelligenzalter angemessenen Niveaus liegt, bei dem jedoch das Sprachverständnis im Normbereich liegt. Artikulationsstörungen können vorhanden sein.

Diagnostische Leitlinien:

In der normalen Sprachentwicklung gibt es beträchtliche individuelle Unterschiede. Deutliche Hinweise auf eine Verzögerung sind das Nichtbeherrschen einzelner Worte oder wortähnlicher Gebilde im Alter von 2 Jahren und das Unvermögen, einfache Zweiwortsätze im Alter von drei Jahren zu bilden. Spätere Schwierigkeiten sind ein eingeschränktes Vokabular, häufiger Gebrauch weniger einzelner Worte, Schwierigkeiten in der Auswahl zutreffender Worte und Synonyma, kurze Satzlänge, unreife Satzstruktur und ferner syntaktische Fehler, besonders das *Weglassen* von Wortendungen oder Präfixen. Falscher oder fehlender Gebrauch grammatischer Einzelheiten wie Präpositionen, Pronomina, Artikel, Beugung von Verben und Substantiven und unrichtige Übergeneralisierungen von Regeln können ebenso vorkommen wie mangelnde Satzflüssigkeit und Schwierigkeiten in der Zeitenfolge bei Nacherzählungen.

Häufig sind Beeinträchtigungen der gesprochenen Sprache begleitet von leicht verzögerten oder auffälligen Wort-Laut-Produktionen.

Die Diagnose darf nur gestellt werden, wenn die Schwere der Entwicklungsverzögerung bezüglich der expressiven Sprache außerhalb der Grenzen der Varianz der Norm für das Alter des Kindes, die rezeptiven Sprachfertigkeiten jedoch innerhalb der normalen Grenzen liegen (manchmal liegen sie auch etwas unter dem Durchschnitt). Der Gebrauch nichtsprachlicher Zeichen (wie Lächeln und Gestik) und einer inneren Sprache, wie sie sich in imaginativen oder «So tun als ob»-Spielen niederschlägt, muß relativ ungestört sein; und die Fähigkeit zu sozialer Kommunikation ohne Worte muß relativ unbeeinträchtigt sein. Das Kind sucht trotz der Sprachbeeinträchtigung die Kommunikation und bemüht sich, den Mangel an Sprache durch den Einsatz von Zeigen, Gestik, Mimik oder nichtverbaler Lautäußerungen zu kompensieren. Begleitende Schwierigkeiten in den Beziehungen zu Gleichaltrigen, emotionale Beeinträchtigungen sowie sprunghaftes Verhalten, Überaktivität und Unaufmerksamkeit sind jedoch nicht selten besonders bei Schulkindern. In einer Minderzahl der Fälle kann ein begleitender partieller Hörverlust (oft selektiv) vorliegen. Dieser darf jedoch nicht so schwer sein, daß er die Sprachstörung erklärt. Eine ungenügende Einbeziehung in den sprachlichen Austausch oder mangelnde äußere Anregung können eine wesentliche oder zusätzliche Rolle bei der Genese der Entwicklungsstörung der expressiven Sprache spielen. Ist dies der Fall, soll der zugrundeliegende Umgebungsfaktor mit der entsprechenden Z-Kodierung aus dem Kapitel XXI der ICD-10 festgehalten werden. Die Beeinträchtigung im Bereich der gesprochenen Sprache soll vom Kleinkindalter an vorhanden gewesen sein, ohne eine deutliche längere Phase normalen Sprachgebrauchs (eine Vorgeschichte mit einem scheinbar normalen Erstgebrauch weniger einzelner Worte, gefolgt von einem Rückschritt oder fehlenden Fortschritt, ist aber nicht selten).

Dazugehöriger Begriff:

- entwicklungsbedingte Dysphasie oder Aphasie, expressiver Typ

Ausschluß:

- erworbene Aphasie mit Epilepsie (Landau-Kleffner-Syndrom) (F80.3)
- entwicklungsbedingte Dysphasie oder Aphasie, rezeptiver Typ (F80.2)
- nicht näher bezeichnete Dysphasie und Aphasie (R47.0)
- elektiver Mutismus (F94.0)
- Intelligenzminderung (F7)
- tiefgreifende Entwicklungsstörungen (F84)

F80.2 rezeptive Sprachstörung

Bei dieser umschriebenen Entwicklungsstörung liegt das Sprachverständnis des Kindes unterhalb des seinem Intelligenzalter angemessenen Niveaus. In fast allen Fällen ist auch die expressive Sprache deutlich gestört, Unregelmäßigkeiten in der Wort-Laut-Produktion sind häufig.

Diagnostische Leitlinien:

Fehlende Reaktion auf vertraute Namen (bei Abwesenheit nichtverbaler Zeichen) zum ersten Geburtstag, eine Unfähigkeit, wenigstens ein paar häufig vorkommende Gegenstände im Alter von 18 Monaten zu bezeichnen, oder Unvermögen im Alter von zwei Jahren, einfachen Routineinstruktionen zu folgen, sind als deutliche Hinweise auf eine Entwicklungsverzögerung zu werten. Spätere Schwierigkeiten sind die Unfähigkeit, grammatikalische Strukturen zu verstehen (Verneinungen, Fragen, Vergleiche etc.) und mangelndes Verständnis von subtileren Aspekten der Sprache (Stimmlage, Gestik etc.).

Die Diagnose ist nur zu stellen, wenn der Schweregrad der Entwicklungsverzögerung der rezeptiven Sprache außerhalb der Grenzen der Normvarianz für das Alter des Kindes liegt und wenn die Kriterien für eine tiefgreifende Entwicklungsstörung nicht erfüllt sind. In beinahe allen Fällen ist die Entwicklung der expressiven Sprache ebenfalls stark verzögert, und Störungen in der Wort-Laut-Produktion sind üblich. Unter allen umschriebenen Entwicklungsstörungen des Sprechens und der Sprache geht diese Störung mit der höchsten Rate begleitender sozialer, emotionaler und Verhaltensstörungen einher. Solche Störungen sind nicht spezifisch, es finden sich jedoch relativ häufig Hyperaktivität und Aufmerksamkeitsstörung, soziale Unangepaßtheit und Isolation von der Gruppe der Gleichaltrigen sowie Ängstlichkeit, Überempfindlichkeit oder unangebrachte Scheu. Kinder mit den schwersten Formen rezeptiver Sprachbeeinträchtigung können in ihrer sozialen Entwicklung verzögert sein, und sie können Sprache, die sie nicht verstehen, echoartig wiederholen und ein eingeschränktes Interessenmuster zeigen. Dennoch unterscheiden sie sich von autistischen Kindern durch einen meist normalen sozialen Austausch, normales «So tun als ob»-Spiel, übliche Inanspruchnahme elterlichen Zuspruchs, einen beinahe normalen Gebrauch der Gestik und lediglich leichte Beeinträchtigungen der nichtsprachlichen Kommunikation. Ein geringgradiger Hörverlust im Hochfrequenzbereich ist nicht selten, doch reicht der Grad der Hörschwäche nicht aus, um die Sprachbeeinträchtigung zu erklären.

Dazugehörige Begriffe:

- entwicklungbedingte rezeptive Aphasie (oder Dysphasie)
- angeborene fehlende akustische Wahrnehmung
- entwicklungsbedingte Wernicke-Aphasie
- Worttaubheit

Ausschluß:

- Autismus (F84.0, F84.1)
- elektiver Mutismus (F94.0)
- erworbene Aphasie mit Epilepsie (Landau-Kleffner-Syndrom) (F80.3)

- nicht näher bezeichnete Dysphasie und Aphasie (R47.0) oder expressiver Typ (F80.1)
- Intelligenzminderung (F7)
- Sprachentwicklungsverzögerung infolge von Taubheit (H90-H91)

F80.3 erworbene Aphasie mit Epilepsie (Landau-Kleffner-Syndrom)

Eine Störung, bei der ein Kind mit zuvor normaler Sprachentwicklung sowohl rezeptive als auch expressive Sprachfertigkeiten verliert, wobei jedoch die allgemeine Intelligenz erhalten bleibt; der Beginn der Störung ist begleitet von paroxysmalen Auffälligkeiten im EEG (fast immer im Temporallappenbereich, gewöhnlich bilateral, jedoch oft mit ausgedehnteren Veränderungen) und in der Mehrzahl der Fälle auch von epileptischen Anfällen. Typischerweise liegt der Beginn im Alter von 3 bis 7 Jahren, aber auch früher oder später in der Kindheit. In einem Viertel der Fälle entwickelt sich der Sprachverlust schrittweise in einem Zeitraum von einigen Monaten, häufiger jedoch gehen die Sprachfertigkeiten plötzlich innerhalb von Tagen oder Wochen verloren. Der zeitliche Zusammenhang zwischen dem Beginn der Krampfanfälle und dem Verlust der Sprache ist sehr variabel, wobei das eine dem anderen um ein paar Monate bis zu 2 Jahren vorausgehen kann. Besonders charakteristisch ist die schwere Beeinträchtigung der rezeptiven Sprache, die Schwierigkeiten, Gehörtes zu verstehen, ist oft die erste Manifestation der Störung. Einige Kinder werden stumm, andere beschränken sich auf jargonähnliche Laute und manche zeigen leichtere Defizite in der Wortflüssigkeit und Sprechmenge, oft mit Artikulationsfehlern. Bei einigen wenigen Fällen ist die Stimmqualität durch einen Verlust der normalen Hebungen und Senkungen betroffen. Manchmal scheinen die Sprachfunktionen in den frühen Phasen der Erkrankungen zu fluktuieren. Verhaltens- und emotionale Störungen sind während der Monate nach dem anfänglichen Sprachverlust recht häufig, sie zeigen jedoch Besserungstendenz, wenn die Kinder andere Kommunikationsmittel erwerben.

Die Ätiologie der Störung ist nicht bekannt, jedoch lassen die klinischen Merkmale einen entzündlichen enzephalitischen Prozeß vermuten. Der Verlauf der Störung ist recht unterschiedlich, etwa zwei Drittel der Kinder behalten einen mehr oder weniger schweren rezeptiven Sprachdefekt und etwa ein Drittel wird vollständig gesund.

Ausschluß:

- Autismus (F84.0, F84.1)
- erworbene Aphasie infolge eines Hirntraumas, eines Tumors oder eines sonstigen bekannten Krankheitsprozesses
- sonstige desintegrative Störung des Kindesalters (F84.3)

F80.8 sonstige Entwicklungsstörungen des Sprechens oder der Sprache

Dazugehöriger Begriff:

- Lispeln

F80.9 nicht näher bezeichnete Entwicklungsstörung des Sprechens oder der Sprache

Diese Kategorie ist möglichst zu vermeiden und soll lediglich für nicht näher bezeichnete Störungen verwendet werden, bei denen eine deutliche Beeinträchtigung in der Entwicklung des Sprechens und der Sprache vorliegt, die nicht auf eine Intelligenzminderung zurückzuführen ist, oder auf neurologische, sensorische oder körperliche Beeinträchtigungen, die direkt das Sprechen oder die Sprache betreffen.

Dazugehöriger Begriff:

- nicht näher bezeichnete Sprachstörung

F81 umschriebene Entwicklungsstörungen schulischer Fertigkeiten

Das Konzept der umschriebenen Entwicklungsstörungen schulischer Fertigkeiten ist direkt vergleichbar mit dem der umschriebenen Entwicklungsstörung von Sprechen und Sprache (siehe F80). Im wesentlichen treffen dieselben Definitionen und Quantifizierungen zu. Es handelt sich um Störungen, bei denen der normale Erwerb von Fertigkeiten von frühen Entwicklungsstadien an beeinträchtigt ist. Diese sind nicht einfach Folge eines Mangels an Gelegenheit zu lernen, und nicht durch eine erworbene Hirnschädigung oder Krankheit verursacht. Man glaubt vielmehr, daß diese Störungen von Beeinträchtigungen der kognitiven Informationsverarbeitung herrühren, die großenteils auf einer biologischen Fehlfunktion beruhen. Wie bei den meisten anderen Entwicklungsstörungen sind diese Krankheitsbilder bei Jungen wesentlich häufiger als bei Mädchen.

Bei der Diagnosenstellung treten unterschiedliche Schwierigkeiten auf: Erstens müssen diese Störungen von normalen Variationen im Erwerb schulischer Fertigkeiten unterschieden werden. Dieselben bereits für Sprachstörungen vorgeschlagenen Kriterien für die Einschätzung der Normabweichung sind auch hier anzuwenden (mit den notwendigen Modifikationen für die Anwendung auf den Erwerb schulischer Fähigkeiten statt auf den Spracherwerb).

Zweitens muß der Entwicklungsverlauf berücksichtigt werden. Dies ist aus zwei Gründen wichtig:

1. Schweregrand der Störung: Eine einjährige Leseverzögerung im Alter von 7 Jahren hat eine gänzlich andere Bedeutung als eine einjährige Verzögerung mit 14 Jahren.
2. Der Wechsel im Erscheinungsbild: Zwar normalisiert sich eine Sprachentwicklungsverzögerung in den Vorschuljahren meist bezüglich der gesprochenen Sprache, dem folgt jedoch eine umschriebene Lesestörung, welche sich bis zur Adoleszenz abschwächt. Im frühen Erwachsenenalter stellt dann allerdings eine schwere Rechtschreibstörung das Hauptproblem dar. Die Grundstörung ist während der gesamten Zeit dieselbe, jedoch ändert sich das Erscheinungsbild mit zunehmendem Alter; die diagnostischen Kriterien müssen diesen entwicklungsbedingten Wechsel berücksichtigen.

Drittens gibt es die Schwierigkeit, daß schulische Fertigkeiten gelernt und gelehrt werden müssen. Sie sind nicht nur eine Funktion der biologischen Reifung. Zwangsläufig hängt das Niveau der kindlichen Fertigkeiten vom familiären Umfeld, der Beschulung und von den eigenen individuellen Merkmalen ab. Leider gibt es keinen direkten und eindeutigen Weg, um schulische Schwierigkeiten, die aus einem Mangel an entsprechender Lernerfahrung herrühren, von denen zu unterscheiden, die auf einer individuellen Störung beruhen. Gute Gründe sprechen dafür, daß diese Unterscheidung echt und praktisch zutreffend ist. Die Diagnosenstellung erweist sich in Einzelfällen aber als schwierig.

Viertens stützen zwar Forschungsergebnisse die Hypothese zugrundeliegender Abweichungen in der kognitiven Verarbeitung. Beim einzelnen Kind ist es aber schwierig, die durch solche Störungen verursachten Leseschwierigkeiten von solchen zu unterscheiden, die auf geringen Lesefertigkeiten beruhen. Dies wird durch die Tatsache kompliziert, daß Lesestörungen von verschiedenartigen kognitiven Störungen herrühren können.

Fünftens besteht weiterhin Unsicherheit über die beste Unterteilung der umschriebenen Entwicklungsstörungen schulischer Fertigkeiten.

Kinder lernen Lesen, Schreiben, Rechtschreiben und Rechnen, wenn sie zu diesen Aktivitäten zu Hause und in der Schule angeleitet werden. In den verschiedenen Ländern finden sich beträchtliche Unterschiede im Alter, in dem mit der formalen Beschulung begonnen wird, im Unterrichtsplan und damit auch in den Erwartungen, welche Fertigkeiten von den Kindern bestimmter Altersstufen erworben sein sollen. Dieser Unterschied bezüglich der Erwartungen ist besonders groß während der Elementar- oder Grundschuljahre (d.h.

etwa bis zum Alter von elf Jahren) und erschwert die Erstellung transkulturell gültiger operationaler Definitionen der Störungen schulischer Fertigkeiten.

Ebenso gibt es in allen Ausbildungssystemen bezogen auf alle Altersklassen eine weite Streuung schulischer Kenntnisse, und einige Kinder zeigen im Vergleich zu ihrem allgemeinen Intelligenzniveau bei bestimmten Fertigkeiten Minderleistungen.

Die umschriebenen Entwicklungsstörungen schulischer Fertigkeiten umfassen Gruppen von Störungen mit spezifischen und deutlichen Beeinträchtigungen des Erlernens schulischer Fertigkeiten. Sie sind nicht direkte Folge anderer Krankheiten (wie Intelligenzminderung, grobe neurologische Defizite, unkorrigierte Seh- oder Hörstörung oder emotionale Störungen), aber sie können zusammen mit diesen auftreten. Umschriebene Entwicklungsstörungen schulischer Fertigkeiten treten häufig zusammen mit anderen klinischen Syndromen (wie Aufmerksamkeitsstörungen oder Störungen des Sozialverhaltens) oder anderen Entwicklungsstörungen (wie umschriebenen Entwicklungsstörungen motorischer Funktionen oder des Sprechens und der Sprache) auf.

Die Ätiologie der umschriebenen Entwicklungsstörungen schulischer Fertigkeiten ist unbekannt. Man nimmt primär biologische Faktoren an, welche mit nichtbiologischen Faktoren (wie etwa Gelegenheit zum Lernen und Qualität des Unterrichts) zusammenwirken und so die Symptome erzeugen. Wenn diese Störungen auch Beziehungen zur biologischen Reifung haben, heißt das nicht, daß Kinder mit diesen Störungen einfach am unteren Ende der Varianz der Norm liegen und deshalb mit der Zeit «aufholen». In vielen Fällen bleiben Reste dieser Störung durch die Adoleszenz bis ins Erwachsenenalter. Es besteht aber ein notwendiges diagnostisches Kriterium, daß diese Störungen in irgendeiner Form während der ersten Jahre der Beschulung vorhanden sind. Die Kinder können in ihren schulischen Leistungen auf einen früheren Zeitpunkt ihrer Schulkarriere zurückfallen (aufgrund mangelnden Interesses, dürftigen Unterrichts, emotionaler Störung und steigender oder im Muster wechselnder schulischer Anforderung usw.). Solche Probleme sind jedoch nicht Teil des Konzepts der umschriebenen Entwicklungsstörungen schulischer Fertigkeiten.

Diagnostische Leitlinien:

Es gibt einige Grundbedingungen für die Diagnose einer umschriebenen Entwicklungsstörung schulischer Fertigkeiten:

Erstens muß eine klinisch eindeutige Beeinträchtigung spezieller schulischer Fertigkeiten vorliegen. Zur Beurteilung können herangezogen werden:

- Die schulischen Bewertungen (d.h. eine bei weniger als 3 % der Schulkinder erwartete Bewertung).
- Vorausgegangene Störungen in der Entwicklung (d.h. den Schulschwierig-

keiten sind in den Vorschuljahren Entwicklungsverzögerungen oder -abweichungen vorausgegangen - meist in den Bereichen Sprechen oder Sprache).
- Begleitende Probleme (wie Unaufmerksamkeit, Überaktivität, emotionale Störungen und Verhaltensschwierigkeiten).
- Das Störungsmuster (d.h. Vorhandensein qualititativer, in der normalen Entwicklung nicht vorkommender Auffälligkeiten).
- Die Beeinflußbarkeit (d.h. die schulischen Schwierigkeiten gehen nicht rasch und problemlos zurück, wenn zu Hause oder in der Schule vermehrt Hilfen gegeben werden).

Zweitens, die Beeinträchtigung muß in dem Sinne spezifisch sein, daß sie nicht allein durch eine Intelligenzminderung oder geringe Beeinträchtigung der allgemeinen Intelligenz erklärbar ist. Da IQ und schulische Leistung nicht exakt parallel verlaufen, kann diese Entscheidung nur auf der Grundlage individuell angewendeter standardisierter Testverfahren zur Prüfung von Schulleistungen und IQ erfolgen, die dem betreffenden kulturellen Hintergrund und Schulsystem angemessen sind. Solche Tests sollten in Verbindung mit statistischen Tabellen verwendet werden, die Daten über das erwartete durchschnittliche Leistungsniveau bei einem gegebenen IQ für jedes Alter enthalten. Diese letzte Bedingung ist wegen der Bedeutung statistischer Regressionseffekte notwendig, Diagnosen auf der Grundlage von Subtraktionen des Leistungsalters vom Intelligenzalter sind zwangsläufig erheblich irreführend. In der klinischen Routine werden dennoch diese Bedingungen in den meisten Fällen wahrscheinlich nicht erfüllt. Dementsprechend gilt als klinische Richtlinie einfach, daß der Leistungsstand des Kindes eindeutig unter dem zu erwartendem Intelligenzalter liegen muß.

Drittens muß die Beeinträchtigung entwicklungsbezogen sein, d.h. sie muß von Anfang an bestehen und wurde nicht später in der Schullaufbahn erworben. Die Vorgeschichte der schulischen Fortschritte des Kindes sollte diesbezüglich eindeutig sein.

Viertens dürfen keine äußeren Faktoren vorhanden sein, die einen ausreichenden Grund für die schulischen Schwierigkeiten darstellen. Die Diagnose einer umschriebenen Entwicklungsstörung schulischer Fertigkeiten sollte generell auf dem positiven Nachweis einer eindeutigen Störung der schulischen Leistungsfähigkeit beruhen, zusammen mit Faktoren, die wesentlich von der Entwicklung des Kindes abhängen. Kinder müssen jedoch angemessene Lernmöglichkeiten haben, um effektiv lernen zu können. Dementsprechend sind solche Störungen nicht an dieser Stelle zu verschlüsseln, wenn diese mangelnden schulischen Leistungen direkt auf eine längere Abwesenheit von der Schule ohne Unterricht zu Hause oder auf einen eindeutig unangemessenen Unterricht zurückgehen. Häufiges Fehlen in der Schule oder Unterbrechungen der Beschulung aufgrund von Schulwechsel reichen gewöhnlich nicht aus, um schulische Minderleistungen in einem Ausmaß zu bewirken, das für die Diagnose einer umschriebenen Entwicklungsstörung schulischer Fertigkeiten notwendig ist. Eine mangelhafte Beschulung kann aber die Probleme verstärken oder hinzukommen und soll dann mit einer zweiten Kodierung (Z) aus dem Kapitel XXI der ICD-10 verschlüsselt werden.

Fünftens darf die umschriebene Entwicklungsstörung schulischer Fertigkeiten nicht direkt auf unkorrigierte optische oder akustische Beeinträchtigung zurückzuführen sein.

Differentialdiagnose:

Es ist klinisch wichtig, zwischen umschriebenen Entwicklungsstörungen schulischer Fertigkeiten ohne diagnostizierbare neurologische Störung und einer solchen zu unterscheiden, die Folge einer neurologischen Störung, wie beispielsweise einer zerebralen Lähmung, sind. In der Praxis ist diese Unterscheidung oft schwierig wegen der unsicheren Bedeutung vieler unscharfer neurologischer Symptome («soft signs»). Forschungsergebnisse zeigen keine eindeutige Differenzierungsmöglichkeit im Erscheinungsbild oder im Verlauf von umschriebenen Entwicklungsstörungen schulischer Fertigkeiten mit oder ohne offensichtlicher neurologischer Dysfunktion. Dementsprechend ist eine solche Dysfunktion nicht Teil der diagnostischen Kriterien, aber es ist notwendig, jede begleitende Störung separat in dem entsprechenden neurologischen Abschnitt der Klassifikation zu verschlüsseln.

F81.0 Lese- und Rechtschreibstörung

Das Hauptmerkmal dieser Störung ist eine umschriebene und eindeutige Beeinträchtigung in der Entwicklung der Lesefertigkeiten, die nicht allein durch das Entwicklungsalter, durch Visus-Probleme oder unangemessene Beschulung erklärbar ist. Das Leseverständnis, die Fähigkeit, gelesene Worte wiederzuerkennen, vorzulesen und die Leistungen bei Aufgaben, für welche Lesefähigkeit benötigt wird, können sämtlich betroffen sein. Mit Lesestörungen gehen häufig Rechtschreibstörungen einher. Diese persistieren oft bis in die Adoleszenz, auch wenn im Lesen einige Fortschritte gemacht wurden. Kinder mit einer umschriebenen Lese- und Rechtschreibstörung haben in der Vorgeschichte häufig eine umschriebene Entwicklungsstörung des Sprechens und der Sprache. Eine sorgfältige Beurteilung der Sprachfunktionen deckt oft entsprechende subtile gegenwärtige Probleme auf. Zusätzlich zum schulischen Mißerfolg sind mangelhafte Teilnahme am Unterricht und soziale Anpassungsprobleme häufige Komplikationen, besonders in den späteren Hauptschul- und den Sekundärschuljahren. Die Störung wird in allen bekannten Sprachen gefunden, jedoch herrscht Unsicherheit darüber, ob ihre Häufigkeit durch die Art der Sprache und die Art der geschriebenen Schrift beeinflußt wird.

Diagnostische Leitlinien:

Die Leseleistungen des Kindes müssen unter dem Niveau liegen, das aufgrund des Alters, der allgemeinen Intelligenz und der Beschulung zu erwarten ist. Dies wird am besten auf der Grundlage eines individuell angewendeten standardisierten Testverfahrens zur Prüfung des Lesens, der Lesegenauigkeit und des Leseverständnisses beurteilt. Die spezielle Art des Leseproblems hängt ab vom erwarteten Niveau der Leseleistungen, von der Sprache und vom Schrifttyp. In den frühen Stadien des Erlernens einer alphabetischen Schrift kann es Schwierigkeiten geben, das Alphabet aufzusagen, die Buchstaben korrekt zu benennen, einfache Wortreime zu bilden und bei der Analyse oder der Kategorisierung von Lauten (trotz normaler Hörschärfe). Später können dann Fehler beim Vorlesen auftreten, die sich zeigen als

1. Auslassen, Ersetzen, Verdrehungen oder Hinzufügen von Worten oder Wortteilen.
2. Niedrige Lesegeschwindigkeit.
3. Startschwierigkeiten beim Vorlesen, langes Zögern oder Verlieren der Zeile im Text und ungenaues Phrasieren.
4. Vertauschung von Wörtern im Satz oder von Buchstaben in den Wörtern.

Ebenso zeigen sich Defizite im Leseverständnis z.B. in:

5. Einer Unfähigkeit, Gelesenes wiederzugeben.
6. Einer Unfähigkeit, aus Gelesenem Schlüsse zu ziehen oder Zusammenhänge zu sehen.
7. Im Gebrauch allgemeinen Wissens als Hintergrundinformation anstelle von Information aus einer Geschichte beim Beantworten von Fragen über die gelesene Geschichte.

In der späteren Kindheit und im Erwachsenenalter sind die Rechtschreibprobleme meist größer als Defizite in der Lesefähigkeit. Charakteristischerweise zeigen die Rechtschreibschwierigkeiten Fehler in der phonetischen Genauigkeit, und es scheint, daß Lese- wie Rechtschreibstörungen sich zum Teil von einer Störung in der phonologischen Analyse herleiten. Über die Natur und Häufigkeit von Rechtschreibfehlern bei Kindern, die eine nicht-phonetische Sprache lesen, und über die Fehlertypen bei nicht-alphabetischen Schriften ist wenig bekannt.

Umschriebenen Entwicklungsstörungen des Lesens geht meist eine Vorgeschichte von Entwicklungsstörungen des Sprechens oder der Sprache voraus. In anderen Fällen kann das Kind die Sprachentwicklung im normalen Alter durchlaufen haben, jedoch noch Schwierigkeiten bei der Informationsverarbeitung akustischer Reize haben, die sich in Problemen der Klangkategorisierung, beim Reimen und möglicherweise in Defiziten der Sprach-Laut-Unterscheidung, beim Behalten akustischer Sequenzen und der akustischen

Assoziation zeigen. In einigen Fällen können darüber hinaus Probleme bei der visuellen Informationsverarbeitung bestehen (der Buchstabenunterscheidung) und bei der akustischen Differenzierung; jedoch sind diese Probleme bei Kindern, die gerade damit beginnen, lesen zu lernen, häufig, und aus diesem Grunde wahrscheinlich nicht ursächlich mit der mangelnden Lesefähigkeit verknüpft. Aufmerksamkeitsschwierigkeiten, oft begleitet von Überaktivität und Impulsivität, sind ebenfalls häufig. Das genaue Muster von Schwierigkeiten in der Entwicklung im Vorschulalter variiert stark von Kind zu Kind, ebenso ihr Schweregrad; dennoch sind solche Probleme meist vorhanden.

Begleitende emotionale und Verhaltensstörungen sind ebenfalls während des Schulalters vorhanden. Emotionale Probleme kommen häufiger während der frühen Schulzeit vor, Störungen des Sozialverhaltens und Hyperaktivitätssyndrome treten eher in der späteren Kindheit und in der Adoleszenz auf. Ein niedriges Selbstwertgefühl ist häufig, ebenso wie Anpassungsprobleme in der Schule und in der Beziehung zu Gleichaltrigen.

Dazugehörige Begriffe:

- Entwicklungsdyslexie
- «Leserückstand»
- Rechtschreibschwierigkeiten bei einer Lesestörung
- umschriebene Lesestörung

Ausschluß:

- erworbene Alexie und Dyslexie (R48.0)
- erworbene Leseverzögerung infolge emotionaler Störung (F93)
- Rechtschreibstörung ohne Lesestörung (F81.1)

F81.1 isolierte Rechtschreibstörung

Das Hauptmerkmal dieser Störung besteht in einer umschriebenen und eindeutigen Beeinträchtigung in der Entwicklung von Rechtschreibfertigkeiten, ohne Vorgeschichte einer umschriebenen Lesestörung. Sie ist nicht alleine durch ein zu niedriges Intelligenzalter, durch Visusprobleme oder unangemessene Beschulung erklärbar. Die Fähigkeiten, mündlich richtig zu buchstabieren und Wörter korrekt zu schreiben, sind beide betroffen. Einfache Probleme mit der Handschrift sind hier nicht zu verschlüsseln. Jedoch können in einigen Fällen Rechtschreibschwierigkeiten von Schriftproblemen begleitet sein. Anders als bei den umschriebenen Lesestörungen, sind die Rechtschreibfehler meist phonetisch akkurat.

Diagnostische Leitlinien:

Die Rechtschreibleistung des Kindes muß eindeutig unterhalb des Niveaus liegen, welches aufgrund des Alters, der allgemeinen Intelligenz und der Schulklasse zu erwarten ist. Dies wird am besten auf der Grundlage eines individuell angewendeten, standardisierten Rechtschreibtests beurteilt. Die Lesefertigkeiten des Kindes (Lesegenauigkeit und -verständnis) müssen im Normalbereich liegen, und es darf anamnestisch keine deutliche Lesestörung vorliegen. Die Schreibstörung darf nicht hauptsächlich auf einen offenkundig unangemessenen Unterricht oder direkt auf Defizite im Sehen, Hören oder auf neurologische Störungen zurückzuführen sein. Ebenso darf sie nicht Folge einer neurologischen, psychiatrischen oder anderen Krankheit sein.

Wenn auch bekannt ist, daß sich eine isolierte Rechtschreibstörung von einer Lesestörung mit Rechtschreibstörung unterscheidet, weiß man doch nur wenig über die Vorläufer, den Verlauf, die Korrelate und den Endzustand von umschriebenen Rechtschreibstörungen.

Dazugehörige Begriffe:

- umschriebene Verzögerung der Rechtschreibfähigkeit (ohne Lesestörung)

Ausschluß:

- erworbene Rechtschreibstörung (R48.8)
- Rechtschreibschwierigkeiten bei Lesestörung (F81.0)
- Rechtschreibschwierigkeiten, hauptsächlich infolge eines unangemessenen Unterrichtes (Z55.8)

F81.2 Rechenstörung

Diese Störung beinhaltet eine umschriebene Beeinträchtigung von Rechenfertigkeiten, die nicht allein durch eine allgemeine Intelligenzminderung oder eine eindeutig unangemessene Beschulung erklärbar ist. Das Defizit betrifft die Beherrschung grundlegender Rechenfertigkeiten wie Addition, Subtraktion, Multiplikation und Division, weniger die höheren mathematischen Fertigkeiten, die für Algebra, Trigonometrie, Geometrie und Differential- sowie Integralrechnung benötigt werden.

Diagnostische Leitlinien:

Die Rechenleistung des Kindes muß eindeutig unterhalb des Niveaus liegen, welches aufgrund des Alters, der allgemeinen Intelligenz und der Schulklasse zu erwarten ist. Dies wird am besten auf der Grundlage eines standardisierten Einzeltests für Rechenfähigkeit beurteilt. Die Lese- und Rechtschreibfähigkeiten des Kindes müssen im Normbereich liegen, nach Möglichkeit beurteilt auf der Grundlage einzeln angewendeter, angemessener standardisierter Testverfahren. Die Rechenschwierigkeiten dürfen nicht wesentlich auf unangemessene Unterrichtung oder direkt auf Defizite im Sehen, Hören oder auf neurologische Störungen zurückzuführen sein. Ebenso dürfen sie nicht als Folge irgendeiner neurologischen, psychiatrischen oder anderen Krankheit erworben worden sein.

Rechenstörungen wurden weniger untersucht als Lesestörungen, und die Kenntnis über Vorläufer, Verlauf, Korrelate und Prognose ist relativ begrenzt. Dennoch scheinen bei Kindern mit diesen Störungen die akustische Wahrnehmung und die verbalen Fähigkeiten eher im Normbereich zu liegen, während die visuellräumliche und Fähigkeiten der optischen Wahrnehmung eher beeinträchtigt sind, anders als bei vielen Kindern mit Lesestörungen. Einige Kinder haben zusätzlich soziale und emotionale Verhaltensprobleme, jedoch ist über deren Charakeristika oder Häufigkeit wenig bekannt. Man glaubt, daß Schwierigkeiten in der sozialen Interaktion besonders häufig auftreten.

Die Rechenschwierigkeiten, die auftreten, sind verschiedenartig. Es kommen vor: Ein Unvermögen, die bestimmten Rechenoperationen zugrunde liegenden Konzepte zu verstehen; ein Mangel im Verständnis mathematischer Ausdrücke oder Zeichen; ein Nichtwiedererkennen numerischer Symbole; eine Schwierigkeit, unsere Standardrechenschritte auszuführen; eine Schwierigkeit im Verständnis, welche Zahlen für das in Betracht kommende arithmetische Problem relevant sind; Schwierigkeiten, Zahlen in die richtige Reihenfolge zu bringen oder Dezimalstellen oder Symbole während des Rechenvorgangs einzusetzen; mangelnder räumlicher Aufbau von Berechnungen; und eine Unfähigkeit, das Einmaleins befriedigend zu lernen.

Dazugehörige Begriffe:

- Entwicklungs-Akalkulie
- Entwicklungsstörung des Rechnens
- entwicklungsbedingtes Gerstmann-Syndrom

Ausschluß:

- erworbene Rechenstörung (Akalkulie) (R48.8)
- Rechenschwierigkeiten bei Lese- oder Rechtschreibstörung (F81.1)
- Rechenschwierigkeiten, hauptsächlich infolge einer unangemessenen Unterrichtung (Z55.8)

F81.3 kombinierte Störungen schulischer Fertigkeiten

Dies ist eine schlecht definierte, unzureichend konzeptualisierte (jedoch notwendige) Restkategorie für Störungen, bei denen sowohl Rechen- als auch Lese- und Rechtschreibfähigkeiten eindeutig beeinträchtigt sind, die Schwäche jedoch nicht allein durch eine allgemeine Intelligenzminderung oder eine deutlich unangemessene Beschulung erklärbar ist. Sie sollte für kombinierte Störungen verwendet werden, welche die Kriterien für F81.2 und entweder F81.0 oder F81.1 erfüllen.

Ausschluß:

- isolierte Rechtschreibstörung (F81.1)
- Lese- und Rechtschreibstörung (F81.0)
- Rechenstörung (F81.2)

F81.8 sonstige Entwicklungsstörungen schulischer Fertigkeiten

Dazugehöriger Begriff:

- Entwicklungsstörung des expressiven Schreibens

F81.9 nicht näher bezeichnete Entwicklungsstörung schulischer Fertigkeiten

Diese Kategorie ist möglichst zu vermeiden und darf nur für nicht näher bezeichnete Störungen verwendet werden, bei denen eine signifikante Beeinträchtigung des Lernens vorhanden ist, die nicht durch eine Intelligenzminderung, Visus-Probleme oder inadäquate Beschulung erklärbar ist.

Dazugehörige Begriffe:

- nicht näher bezeichnete Lernschwäche
- nicht näher bezeichnete Lernstörung
- nicht näher bezeichnete Schwierigkeit, Kenntnisse zu erwerben

F82 umschriebene Entwicklungsstörung der motorischen Funktionen

Das Hauptmerkmal dieser Störung ist eine schwerwiegende Beeinträchtigung der Entwicklung der motorischen Koordination, die nicht allein durch eine Intelligenzminderung oder eine umschriebene angeborene oder erworbene neurologische Störung erklärbar ist (außer derjenigen, die mit der Koordinationsstörung impliziert ist). Üblicherweise ist die motorische Ungeschicklichkeit verbunden mit einem gewissen Grad von Leistungsbeeinträchtigungen bei visuell-räumlichen Aufgaben.

Diagnostische Leitlinien:

Die motorische Koordination des Kindes bei fein- oder grobmotorischen Aufgaben muß deutlich unterhalb des Niveaus liegen, welches aufgrund des Alters und der allgemeinen Intelligenz zu erwarten ist. Dies wird am besten beurteilt anhand eines individuell durchgeführten, standardisierten Testverfahrens für fein- und grobmotorische Koordination. Die Koordinationsschwierigkeiten sollten frühzeitig in der Entwicklung vorhanden gewesen sein (d.h. sie dürfen kein erworbenes Defizit darstellen), und sie dürfen nicht direkte Auswirkungen von Seh- oder Hörfehlern oder von diagnostizierbaren neurologischen Störungen sein.

Das Ausmaß, in dem die Störung hauptsächlich die fein- oder die grobmotorische Koordination betrifft, variiert, das jeweilige Muster der motorischen Störungen hängt vom Alter ab. Die motorischen Entwicklungsschritte können verzögert sein, und die Störung kann von Sprechschwierigkeiten (besonders die Artikulationsstörungen) begleitet sein. Das junge Kind kann in der allgemeinen Haltung unbeholfen sein, und nur langsam Laufen, Hüpfen und Treppensteigen lernen. Häufig finden sich Schwierigkeiten im Erlernen von Schu hebinden, Auf- und Zuknöpfen und im Werfen und Fangen von Bällen. Das Kind kann allgemein ungeschickt bei feinen und groben Bewegungen sein - mit einer Tendenz, Sachen fallenzulassen, zu stolpern, über Hindernisse zu fallen und eine dürftige Handschrift zu haben. Die Zeichenfertigkeiten sind meist schlecht, und oft können die Kinder mit dieser Störung schlecht Puzzles legen, Konstruktionsspielzeug benutzen, Modelle bauen, Ballspielen sowie Landkarten zeichnen oder verstehen.

In den meisten Fällen zeigt eine sorgfältige klinische Untersuchung deutliche entwicklungsneurologische Unreifezeichen wie choreiforme Bewegungen frei gehaltener Gliedmaßen oder Spiegelbewegungen und andere damit verbundene Bewegungsmerkmale, ebenso wie Zeichen einer mangelhaften fein- oder grobmotorischen Koordination (allgemein als weiche Symptome («soft-sign») bezeichnet aufgrund ihres häufigen Vorkommens bei jüngeren Kindern und ihres Mangels an lokalisatorischer Aussagekraft). Die Sehnenreflexe können seitengleich, verstärkt oder abgeschwächt sein, aber nicht seitendifferent.

Bei einigen Kindern treten gelegentlich schwerwiegende Schulschwierigkeiten auf. Soziale, emotionale und Verhaltensprobleme kommen in einigen Fällen dazu, jedoch ist wenig über ihre Häufigkeit oder ihre Charakteristika bekannt. Es liegt keine diagnostizierbare neurologische Störung (wie z.B. zerebrale Bewegungsstörung oder Muskeldystrophie) vor, jedoch erfährt man anamnestisch in einigen Fällen über eine Vorgeschichte von perinatalen Komplikationen, ein sehr niedriges Geburtsgewicht oder eine deutlich zu frühe Geburt. Das «Syndrom des ungeschickten Kindes» wurde oft als «minimale zerebrale Dysfunktion» diagnostiziert, dieser Ausdruck wird jedoch nicht empfohlen, weil er so viele verschiedene widersprüchliche Bedeutungen enthält.

Dazugehörige Begiffe:

- entwicklungsbedingte Koordinationsstörung
- Entwicklungsdyspraxie
- Syndrom des ungeschickten Kindes

Auschluß:

- Haltungs- und Bewegungsstörungen (R26)
- Koordinationsstörung (R27) infolge einer Intelligenzminderung (F70- F79) oder einer diagnostizierbaren spezifischen neurologischen Krankheit (G00-G99)

F83 kombinierte umschriebene Entwicklungsstörungen

Dies ist eine schlecht definierte, unzureichend konzeptualisierte (jedoch notwendige) Restkategorie für Störungen, bei denen eine Kombination umschriebener Entwicklungsstörungen des Sprechens und der Sprache, schulischer Fertigkeiten und motorischer Funktionen vorliegt, von denen jedoch keine so dominiert, daß sie eine Hauptdiagnose begründet. Üblicherweise treten bei allen diesen umschriebenen Entwicklungsstörungen in einem gewissen Ausmaß allgemeine Beeinträchtigungen kognitiver Funktionen auf. Diese kombinierte Kategorie sollte nur dann verwendet werden, wenn eine weitgehende Überschneidung vorliegt. In diesem Sinne ist sie dann zu verwenden, wenn Funktionsstörungen vorliegen, welche die Kriterien für zwei oder mehr Kategorien von F80, F81 und F82 erfüllen.

F84 tiefgreifende Entwicklungsstörungen

Eine Gruppe von Störungen, die durch qualitative Beeinträchtigungen in gegenseitigen sozialen Interaktionen und Kommunikationsmustern sowie durch ein eingeschränktes, stereotypes, sich wiederholendes Repertoire von Interessen und Aktivitäten charakterisiert sind. Diese qualitativen Abweichungen sind in allen Situationen ein grundlegendes Funktionsmerkmal der betroffenen Person, variieren jedoch im Ausprägungsgrad. In den meisten Fällen besteht von frühester Kindheit an eine auffällige Entwicklung. Mit nur wenigen Ausnahmen sind die Störungen seit den ersten 5 Lebensjahren manifest. Meist besteht eine gewisse allgemeine kognitive Beeinträchtigung, die Störungen sind jedoch durch das Verhalten definiert, das nicht dem Intelligenzalter des Individuums entspricht (sei dieses nun altersentsprechend oder nicht). Es herrscht eine gewisse Uneinigkeit über die Unterteilung der Gesamtgruppe «tiefgreifende Entwicklungsstörungen».

In einigen Fällen gehen die Störungen mit bestimmten somatischen Krankheitsbildern einher und sind ihnen möglicherweise zuzuschreiben: infantile Zerebralparese, angeborene Röteln, tuberöse Sklerose, zerebrale Lipoidose und das Syndrom des fragilen X-Chromosoms sind am häufigsten vertreten. Die Störung ist aber auf Grundlage der Verhaltensweisen unabhängig vom Vorhandensein oder Fehlen begleitender somatischer Störungen, zu diagnostizieren. Jede zustätzliche Störung ist separat zu kodieren. Wenn eine Intelligenzminderung vorliegt, ist sie gesondert unter F70 bis F79 zu klassifizieren, da sie nicht bei allen tiefgreifenden Entwicklungsstörungen vorkommt.

F84.0 frühkindlicher Autismus

Eine tiefgreifende Entwicklungsstörung, die durch eine abnorme oder beeinträchtigte Entwicklung definiert ist und sich vor dem 3 Lebensjahr manifestiert; außerdem ist sie durch eine gestörte Funktionsfähigkeit in den drei folgenden Bereichen charakterisiert: In der sozialen Interaktion, der Kommunikation und in eingeschränktem repetitiven Verhalten. Die Störung tritt bei Jungen drei- bis viermal häufiger auf als bei Mädchen.

Diagnostische Leitlinien:

In der Regel gibt es keine vorangehende Periode einer eindeutig unauffälligen Entwicklung; wenn es doch eine solche gibt, dann nicht über das 3. Lebensjahr hinaus. In jedem Fall finden sich qualitative Beeinträchtigungen in den sozialen Interaktionen. Sie zeigen sich in Form einer unangemessenen Einschätzung sozialer und emotionaler Signale wie z.B. im Fehlen von Reaktionen auf Emotionen anderer Menschen oder einer fehlenden Verhaltensmodulation im sozialen Kontext. Es besteht ein geringer Gebrauch sozialer Signale und eine mangelhafte Integration sozialer, emotionaler und kommunikativer Verhaltensweisen; und besonders fehlen die soziale und emotionale Gegenseitigkeit. Ebenso sind qualitative Beeinträchtigungen der Kommunikation allgemein anzutreffen. Diese zeigen sich im Fehlen eines sozialen Gebrauchs vorhandener sprachlicher Fertigkeiten, wie immer diese entwickelt sein mögen. Es bestehen Beeinträchtigungen im «So tun als ob»- und sozial imitierendem Spiel; eine mangelhafte Synchronie und Fehlen von Gegenseitigkeit im Gesprächsaustausch; geringe Flexibilität im Sprachausdruck und ein relativer Mangel an Kreativität und Phantasie im Denkprozeß; ein Mangel emotionaler Resonanz auf verbale und nonverbale Annäherungen anderer Menschen; ein beeinträchtigter Gebrauch von Veränderungen der Sprachmelodie durch Stimmsenkung und -hebung, die die kommunikative Modulation widerspiegeln; ebenso ein Mangel an Begleitgestik, welche die sprachliche Kommunikation betont oder ihren Sinn unterstreicht.

Die Störung ist außerdem charakterisiert durch eingeschränkte, sich wiederholende und stereotype Verhaltensmuster, Interessen und Aktivitäten. Sie zeigen sich in einer Tendenz, große Teile alltäglicher Aufgaben starr und routiniert auszuführen. Dies gilt meist für neue Beschäftigungen ebenso wie für vertraute Gewohnheiten und Spielmuster. Besonders in der frühen Kindheit kann eine spezifische Bindung an ungewöhnliche, typischerweise nicht weiche Objekte vorhanden sein. Die Kinder können darauf bestehen, bestimmte Handlungsroutinen in bedeutungslosen Ritualen auszuführen. Es können stereotype Beschäftigungen mit Daten, Fahrtrouten oder Fahrplänen vorkommen. Motorische Stereotypien sind häufig, ebenso ein spezifisches Interesse an unwichtigen Teilaspekten von Objekten (beispielsweise wie sie riechen oder sich anfühlen). Auch kann Widerstand gegenüber Veränderungen, von Handlungsroutinen oder gegenüber Details der persönlichen Umgebung (wie etwa Veränderungen der Dekoration oder der Möbel in der Wohnung) vorhanden sein.

Neben diesen spezifischen diagnostischen Merkmalen zeigen Kinder mit Autismus oft auch eine Reihe anderer, unspezifischer Probleme wie Befürchtungen, Phobien, Schlaf- und Eßstörungen, Wutausbrüche und Aggressionen. Selbstverletzung (wie das Beißen in den Handrücken) ist häufig, besonders wenn zusätzlich eine schwere Intelligenzminderung vorliegt. Die meisten Patienten mit Autismus lassen Spontaneität, Initiative und Kreativität in der Organisation ihrer Freizeit vermissen und haben Schwierigkeiten bei der Arbeit Konzepte zur Entscheidungsfindung anzuwenden (auch wenn die Aufgaben, an sich von ihnen zu bewältigen sind). Die spezifische Manifestation der für den Autismus charakteristischen Defizite ändert sich mit zunehmendem Alter, jedoch bleiben die Defizite im Erwachsenenalter mit weitgehend ähnlichen Problemen in der Sozialisation, der Kommunikation und der Interessen bestehen. Um die Diagnose stellen zu können, müssen Entwicklungsauffälligkeiten in den ersten 3 Jahren vorhanden gewesen sein, das Syndrom kann aber in allen Altersgruppen diagnostiziert werden.

Bei einem Autismus kann jedes Intelligenzniveau vorkommen, jedoch besteht in etwa drei Viertel der Fälle eine deutliche Intelligenzminderung.

Dazugehörige Begriffe:

- autistische Störung
- frühkindliche Psychose

- infantiler Autismus
- Kanner-Syndrom

Differentialdiagnose:

Abgesehen von den anderen Formen der tiefgreifenden Entwicklungsstörung sind eine umschriebene Entwicklungsstörung der rezeptiven Sprache (F80.2) mit sekundären sozio-emotionalen Problemen; eine reaktive Bindungsstörung (F94.1) oder eine Bindungsstörung des Kindesalters mit Enthemmung (F94.2); eine Intelligenzminderung (F70-F72) mit emotionaler Verhaltensstörung oder eine Schizophrenie (F20) mit ungewöhnlich frühem Beginn und ein Rett-Syndrom (F84.2) zu erwägen.

Ausschluß:

- autistische Psychopathie (F84.5)

F84.1 atypischer Autismus

Eine tiefgreifende Entwicklungsstörung, die sich vom frühkindlichen Autismus entweder durch das Alter bei Krankheitsbeginn oder dadurch unterscheidet, daß die diagnostischen Kriterien nicht in allen drei Bereichen erfüllt werden. So wird entweder die abnorme oder beeinträchtigte Entwicklung erst nach dem 3. Lebensjahr erstmals manifest, oder es bestehen deutlich nachweisbare Auffälligkeiten nur in einem oder zwei der drei für die Diagnose eines Autismus geforderten psychopatholgischen Bereiche (nämlich gegenseitige soziale Interaktion und Kommunikation sowie eingeschränktes, stereotypes, zur Wiederholung neigendes Verhalten), trotz charakteristischer Abweichungen in anderen Bereichen.

Atypischer Autismus findet sich am häufigsten bei schwerst intelligenzgeminderten Personen, deren sehr niedriges Funktionsniveau kaum spezifisch abweichendes Verhalten zuläßt. Diese Störung tritt auch bei Patienten auf, die unter einer schweren umschriebenen Entwicklungsstörung der rezeptiven Sprache leiden. So stellt der atypische Autismus eine sinnvollerweise vom Autismus getrennte Störung dar.

Dazugehörige Begriffe:

- atypische kindliche Psychose
- Intelligenzminderung mit autistischen Zügen

F84.2 Rett-Syndrom

Ein Zustandsbild unklarer Genese, das bisher nur bei Mädchen beschrieben wurde, das aber auf der Grundlage eines charakteristischen Beginns, Verlaufs und Symptom-Musters differenziert wurde. Typischerweise folgt einer scheinbar normalen oder weitgehend normalen frühen Entwicklung ein teilweiser oder vollständiger Verlust von erworbenen Fähigkeiten im Gebrauch der Hände und der Sprache, zusammen mit einer Verlangsamung des Kopfwachstums, mit einem Krankheitsbeginn meist zwischen dem 7. und 24. Lebensmonat. Der Verlust zielgerichteter Handbewegungen, Stereotypien in Form windender Handbewegungen und Hyperventilation sind besonders charakteristisch. Sozial- und Spielentwicklung sind in den ersten 2 oder 3 Jahren gehemmt, ein gewisses soziales Interesse wird jedoch meist aufrechterhalten. Während des mittleren Kindesalters besteht die Tendenz zur Entwicklung einer Rumpfataxie und Apraxie, einhergehend mit Skoliose oder Kyphoskoliose, und manchmal bestehen choreoathetoide Bewegungen. Es resultiert immer eine schwere intellektuelle Beeinträchtigung. Häufig entwickeln sich Anfälle während der frühen oder mittleren Kindheit.

Diagnostische Leitlinien:

In den meisten Fällen liegt der Krankheitsbeginn zwischen dem 7. und 24. Lebensmonat. Das typischste Merkmal ist der Verlust zielgerichteter Handbewegungen und erworbener feinmotorischer manueller Fertigkeiten. Dieser ist verbunden mit einem vollständigem oder teilweisen Verlust, oder einer mangelhaften Entwicklung der Sprache; mit charakteristischen stereotypen windendwringenden oder «Handwasch»- bewegungen mit vor der Brust oder dem Kinn gebeugten Armen und mit stereotypem Bespeicheln der Hände. Ferner besteht ein mangelhaftes Kauen der Nahrung; häufige Episoden von Hyperventilation; nahezu immer Ausbleiben des Erwerbs von Blasen- und Darmkontrolle; häufig exzessives Sabbern und Herausstrecken der Zunge; und ein Verlust des sozialen Interesses. Typischerweise behalten die Kinder eine Art «soziales Lächeln» und ein «die Leute Ansehen» oder «ein durch sie Hindurchsehen» bei, interagieren mit ihnen jedoch in der frühen Kindheit nicht (obwohl sich später häufig soziale Interaktionen entwickeln). Sie neigen zu breitbeiniger Stellung und Haltung, die Muskulatur ist hypoton, Rumpfbewegungen werden meist wenig koordiniert, und häufig entwickelt sich eine Skoliose oder eine Kyphoskoliose. Spinale Atrophien mit schwerer motorischer Beeinträchtigung entwickeln sich in etwa der Hälfte der Fälle im Jugend- oder Erwachsenenalter. Später kann eine starre Spastik auftreten, die in der Regel mehr an den unteren als an den oberen Extremitäten betont ist. Epileptische Anfälle treten in der Mehrzahl der Fälle auf, wobei es sich gewöhnlich um irgendeine Art kleiner Anfälle handelt, generell mit einem Beginn vor dem 8. Lebensjahr. Im Gegensatz zum Autismus sind Selbstbeschädigungen und komplexe stereotype Bewegungen oder Gewohnheiten selten.

Differentialdiagnose:

Die Verdachtsdiagnose eines Rett-Syndroms ist zunächst auf der Grundlage eines Mangels zielgerichteter Handbewegungen mit Verlangsamung des Kopfwachstums, Ataxie, stereotypen Händewaschbewegungen und mangelhaftem Kauen zu stellen. Der Verlauf, vor allem die progressive Verschlechterung der Motorik, sichert die Diagnose.

F84.3 sonstige desintegrative Störung des Kindesalters

Eine tiefgreifende Entwicklungsstörung, die, anders als das Rett-Syndrom, durch eine Periode einer zweifellos normalen Entwicklung vor dem Beginn der Erkrankung definiert ist, sowie durch eine definierte Phase eines Verlustes vorher erworbener Fertigkeiten aus mehreren Bereichen der Entwicklung innerhalb weniger Monate; hinzu kommen charakteristische Auffälligkeiten in den sozialen, kommunikativen und Verhaltensfunktionen. Oft gibt es eine Frühphase nicht näher bestimmbarer Krankheit; das Kind wird unruhig, irritierbar, ängstlich und überaktiv; dieser Phase folgt eine Erschöpfung und dann ein Verlust der Sprechfertigkeit und der Sprache, zusammen mit einer Desintegration des Verhaltens. In einigen Fällen schreitet der Verlust der Fertigkeiten ständig fort (meist, wenn die Störung mit einer diagnostizierbaren fortschreitenden neurologischen Krankheit einhergeht); häufiger jedoch folgt der Verschlechterung über eine Periode von einigen Monaten ein Plateau und dann eine begrenzte Besserung. Die Prognose ist meist sehr schlecht, da die meisten Patienten eine schwere Intelligenzminderung behalten. Es herrscht Unsicherheit darüber, inwieweit sich diese Störung vom frühkindlichen Autismus unterscheidet. In einigen Fällen kann die Störung einer begleitenden Enzephalopathie zugeschrieben werden, jedoch ist die Diagnose anhand der Verhaltensmerkmale zu stellen. Jede begleitende neurologische Krankheit ist getrennt zu kodieren.

Diagnostische Leitlinien:

Die Diagnose basiert auf einer offensichtlich normalen Entwicklung bis zum Alter von mindestens 2 Jahren, gefolgt von einem deutlichem Verlust vorher erworbener Fertigkeiten; begleitet wird dies von qualitativ abnormen sozialen Funktionen. Üblicherweise besteht ein tiefgreifender Rückschritt in den sprachlichen Fertigkeiten oder ein Verlust der Sprache; ein Rückschritt im Spielniveau, in den sozialen Fertigkeiten und im Anpassungsverhalten; häufig ein Verlust der Darm- und Blasenkontrolle; manchmal eine Verschlechterung der motorischen Kontrolle. Typischerweise geht die Störung mit einem allgemeinen Verlust von Interesse an der Umwelt einher; mit stereotypen, sich wiederholenden motorischen Manierismen und mit einer autismusähnlichen Beeinträchtigung der sozialen Interaktion und Kommunikation. In einiger Hinsicht ähnelt das Syndrom einer Demenz des Erwachsenenalters, es unterscheidet sich jedoch in drei Hauptmerkmalen: Meist findet sich kein Hinweis auf eine identifizierbare organische Krankheit oder Schädigung (auch wenn eine Form einer zerebralen Dysfunktion des Gehirns häufig vorliegt). Dem Verlust von Fertigkeiten kann eine gewisse Besserung folgen. Die Beeinträchtigung in der Sozialisation und Kommunikation hat eher die für den Autismus typischen Merkmale als die für einen intellektuellem Abbau. Aus all diesen Gründen ist das Syndrom hier und nicht unter F0 subsumiert.

Dazugehörige Begriffe:

- Dementia infantilis
- desintegrative Psychose
- Heller-Syndrom
- symbiotische Psychose

Differentialdiagnose:

Abgesehen von den anderen tiefgreifenen Entwicklungsstörungen sind erworbene Aphasie mit Epilepsie (F80.3), elektiver Mutismus (F93.0), Schizophrenie (F20) und Rett-Syndrom (F84.2) zu erwägen.

F84.4 überaktive Störung mit Intelligenzminderung und Bewegungsstereotypien

Dies ist eine schlecht definierte Störung von unsicherer nosologischer Validität. Die Kategorie wird an dieser Stelle aufgrund folgender Hinweise aufgeführt:

1. Kinder mit mittelgradiger/schwerer Intelligenzminderung (IQ unter 50), die größere Probleme bezüglich Überaktivität und Aufmerksamkeit zeigen, weisen häufig stereotype Verhaltensweisen auf.
2. Solche Kinder profitieren gewöhnlich nicht von Stimulantien (anders als die mit einem IQ im Normbereich) und können eine schwere dysphorische Reaktion zeigen (manchmal mit psychomotorischer Entwicklungsverzögerung), wenn ihnen Stimulantien gegeben werden.
3. In der Adoleszenz verändert sich die Überaktivität in verminderte Aktivität (ein Muster, das bei hyperkinetischen Kindern mit normaler Intelligenz nicht typisch ist).

Meist wird das Syndrom von einer Vielzahl von umschriebenen oder globalen Entwicklungsverzögerungen begleitet. Es ist nicht bekannt, in welchem Umfang das Verhaltensmuster dem niedrigen IQ oder einer organischen Hirnschädigung zuzuschreiben ist. Ebenso ist nicht klar, ob die Störung bei Kindern mit einer leichten Intelligenzminderung und einem hyperkinetischen Syndrom besser an dieser Stelle oder unter F90 klassifiziert wird, gegenwärtig ist sie unter F90 aufgeführt.

Diagnostische Leitlinien:

Die Diagnose erfordert die Kombination einer entwicklungsbezogenen, unangemessen schweren Überaktivität mit motorischen Stereotypien und einer mittelgradigen/schweren Intelligenzminderung. Alle drei Bedingungen müssen für die Diagnose vorhanden sein. Sind die diagnostischen Kriterien für F84.0, F84.1 oder F84.2 erfüllt, ist die Störung dort zu klassifizieren.

F84.5 Asperger-Syndrom

Eine Störung von unsicherer nosologischer Prägnanz, die durch dieselbe Form qualitativer Beeinträchtigungen der gegenseitigen sozialen Interaktionen charakterisiert ist, die für den Autismus typisch ist, hinzu kommt ein Repertoire eingeschränkter, stereotyper, sich wiederholender Interessen und Aktivitäten. Die Störung unterscheidet sich von dem Autismus in erster Linie durch das Fehlen einer allgemeinen Entwicklungsverzögerung bzw. keines Entwicklungsrückstandes der Sprache oder der kognitiven Entwicklung. Die meisten Patienten besitzen eine normale allgemeine Intelligenz, sind jedoch üblicherweise motorisch auffällig ungeschickt; die Erkrankung tritt vorwiegend bei Jungen (das Verhältnis Jungen zu Mädchen beträgt acht zu eins) auf. Sehr wahrscheinlich sind wenigstens einige Fälle mildere Variationen des Autismus, jedoch ist unsicher, ob dies für alle Fälle zutrifft. Die Auffälligkeiten haben eine starke Tendenz, bis in die Adoleszenz und das Erwachsenenalter zu persistieren. Es scheint, daß sie individuelle Charakteristika darstellen, die durch Umwelteinflüsse nicht besonders beeinflußt werden. Im frühen Erwachsenenleben treten bei ihnen gelegentlich psychotische Episoden auf.

Diagnostische Leitlinien:

Bei der Stellung der Diagnose kombinieren sich die qualitative Beeinträchtigung in den sozialen Interaktionen sowie die eingeschränkten, sich wiederholenden, stereotypen Verhaltensmuster, Interessen und Aktivitäten (wie beim Autismus), jedoch ohne eine eindeutige sprachliche oder kognitive Entwicklungsverzögerung. Kommunikationsprobleme ähneln denen beim Autismus, eine eindeutige Sprachentwicklungsverzögerung schließt die Diagnose jedoch aus.

Dazugehörige Begriffe:

- autistische Psychopathie
- schizoide Störung des Kindesalters

Differentialdiagnose:

Abgesehen von den anderen Arten der tiefgreifenden Entwicklungsstörung sind eine schizotype Störung (F21), Schizophrenia simplex (F20.6), Bindungsstörung des Kindesalters (F94.1 und .2), zwanghafte Persönlichkeitsstörung (F60.5) und Zwangsstörung (F42) zu erwägen.

F84.8 sonstige tiefgreifende Entwicklungsstörungen

F84.9 nicht näher bezeichnete tiefgreifende Entwicklungsstörung

Dies ist eine diagnostische Restkategorie, die für Störungen zu verwenden ist, auf welche die allgemeine Beschreibung der tiefgreifenden Entwicklungsstörungen zutrifft, bei denen jedoch ein Mangel an ausreichender Information oder widersprüchliche Befunde dazu führen, daß die Kriterien für die einzelnen F84-Kodierungen nicht erfüllt werden können.

F88 sonstige Entwicklungsstörungen

Dazugehöriger Begriff:

- entwicklungsbedingte Agnosie

F89 nicht näher bezeichnete Entwicklungsstörung

F9 Verhaltens- und emotionale Störungen mit Beginn in der Kindheit und Jugend

Überblick über diesen Abschnitt:

F90 hyperkinetische Störungen

F90.0	einfache Aktivitäts- und Aufmerksamkeitsstörung
F90.1	hyperkinetische Störung des Sozialverhaltens
F90.8	sonstige hyperkinetische Störungen
F90.9	nicht näher bezeichnete hyperkinetische Störung

F91 Störungen des Sozialverhaltens

F91.0	auf den familiären Rahmen beschränkte Störung des Sozialverhaltens
F91.1	Störung des Sozialverhaltens bei fehlenden sozialen Bindungen
F91.2	Störung des Sozialverhaltens bei vorhandenen sozialen Bindungen
F91.3	Störung des Sozialverhaltens mit oppositionellem, aufsässigen Verhalten
F91.8	sonstige Störungen des Sozialverhaltens
F91.9	nicht näher bezeichnete Störung des Sozialverhaltens

F92 kombinierte Störungen des Sozialverhaltens und der Emotionen

F92.0	Störung des Sozialverhaltens mit depressiver Störung
F92.8	sonstige kombinierte Störungen des Sozialverhaltens
F92.9	nicht näher bezeichnete kombinierte Störung des Sozialverhaltens

F93 emotionale Störungen des Kindesalters

F93.0	emotionale Störung mit Trennungsangst des Kindesalters
F93.1	phobische emotionale Störung des Kindesalters
F93.2	Störung mit sozialer Ängstlichkeit des Kindesalters
F93.3	emotionale Störung mit Geschwisterrivalität des Kindesalters
F93.8	sonstige emotionale Störungen des Kindesalters
F93.9	nicht näher bezeichnete emotionale Störung des Kindesalters

F94 Störungen sozialer Funktionen mit Beginn in der Kindheit und Jugend

F94.0 elektiver Mutismus
F94.1 reaktive Bindungsstörung des Kindesalters
F94.2 Bindungsstörung des Kindesalters mit Enthemmung
F94.8 sonstige Störungen sozialer Funktionen des Kindesalters
F94.9 nicht näher bezeichnete Störung sozialer Funktionen des Kindesalters

F95 Ticstörungen

F95.0 vorübergehende Ticstörung
F95.1 chronische motorische oder vokale Ticstörung
F95.2 kombinierte vokale und multiple motorische Tics (Tourette-Syndrom)
F95.8 sonstige Ticstörungen
F95.9 nicht näher bezeichnete Ticstörung

F98 sonstige Verhaltens- oder emotionale Störungen mit Beginn in der Kindheit und Jugend

F98.0 Enuresis
F98.1 Enkopresis
F98.2 Fütterstörung im frühen Kindesalter
F98.3 Pica im Kindesalter
F98.4 stereotype Bewegungsstörungen
F98.5 Stottern (Stammeln)
F98.6 Poltern
F98.8 sonstige näher bezeichnete Verhaltens- oder emotionale Störungen mit Beginn in der Kindheit und Jugend
F98.9 nicht näher bezeichnete Verhaltens- oder emotionale Störung mit Beginn in der Kindheit und Jugend

F99 Nicht näher bezeichnete psychische Störung

F90-F98 Verhaltens- und emotionale Störungen mit Beginn in der Kindheit und Jugend

F90 hyperkinetische Störungen

Diese Gruppe von Störungen ist charakterisiert durch: einen frühen Beginn, die Kombination von überaktivem, wenig modulierten Verhalten mit deutlicher Unaufmerksamkeit und Mangel an Ausdauer bei Aufgabenstellungen; situationsunabhängige und zeitstabile Verhaltenscharakteristika.

Nach verbreiteter Überzeugung spielen konstitutionelle Faktoren eine entscheidende Rolle in der Genese dieser Störungen, jedoch fehlt zum jetzigen Zeitpunkt Kenntnis über die spezifische Ätiologie. In den letzten Jahren wurde der diagnostische Begriff «Störung mit Aufmerksamkeitsdefizit» (ADD, attention deficit disorder) für diese Syndrome empfohlen. Dieser Terminus wurde hier nicht verwendet, da er die Kenntnis psychologischer Prozesse impliziert, die noch nicht verfügbar ist, und den Einschluß verängstigter oder verträumter, unbeteiligter Kinder nahelegt, die wahrscheinlich andere Schwierigkeiten aufweisen. Gleichwohl ist unter Verhaltensgesichtspunkten klar, daß Aufmerksamkeitsprobleme ein zentrales Merkmal der hyperkinetischen Syndrome sind.

Hyperkinetische Störungen treten immer früh in der Entwicklung auf (gewöhnlich in den ersten fünf Lebensjahren). Ihre Hauptmerkmale sind ein Mangel an Ausdauer bei Beschäftigungen, die einen kognitiven Einsatz verlangen, und eine Tendenz, von einer Tätigkeit zu einer anderen zu wechseln, ohne etwas zu Ende zu bringen; hinzu kommt eine desorganisierte, mangelhaft regulierte und überschießende Aktivität. Diese Schwierigkeiten persistieren gewöhnlich durch die Schulzeit und sogar bis ins Erwachsenenalter; aber viele Betroffene zeigen eine graduelle Besserung bezüglich Aktivität und Aufmerksamkeit.

Verschiedene andere Störungen können zusätzlich vorhanden sein: hyperkinetische Kinder sind oft achtlos und impulsiv, neigen zu Unfällen und - eher aus Unachtsamkeit als vorsätzlich - zu Regelverletzungen, worauf sie mit den disziplinarischen Folgen konfrontiert sind. Ihre Beziehungen zu Erwachsenen sind oft von Distanzlosigkeit und einem Mangel an normaler Vorsicht und Zurückhaltung geprägt; bei anderen Kindern sind sie unbeliebt und können isoliert werden. Eine kognitive Beeinträchtigung ist üblich, spezifische Verzögerungen der motorischen und sprachlichen Entwicklung sind überproportional häufig.

Sekundäre Komplikationen schließen dissoziales Verhalten und ein niedriges Selbstwertgefühl ein. Dementsprechend gibt es eine beträchtliche Überschneidung zwischen hyperkinetischem Verhalten und anderen Mustern störenden Verhaltens wie der Störung des Sozialverhaltens bei fehlenden sozialen Bindungen. Trotzdem legen die gegenwärtigen Befunde eine Abtrennung der Störungsgruppe nahe, bei der das hyperkinetische Verhalten das Hauptproblem darstellt.

Hyperkinetische Störungen treten bei Jungen mehrfach häufiger auf als bei Mädchen.
Begleitende Leseschwierigkeiten oder andere schulische Probleme sind verbreitet.

Diagnostische Leitlinien:

Die Kardinalsymptome sind beeinträchtigte Aufmerksamkeit und Überaktivität. Für die Diagnose sind beide notwendig und beides sollte in mehr als einer Situation (z.B. zu Hause, im Klassenraum, in der Klinik) vorkommen .

Die beeinträchtigte Aufmerksamkeit zeigt sich darin, daß Aufgaben vorzeitig abgebrochen und Tätigkeiten nicht beendet werden. Die Kinder wechseln häufig von einer Aktivität zur anderen, wobei sie anscheinend das Interesse an einer Aufgabe verlieren, weil sie zu einer anderen hin abgelenkt werden (wenn auch Laboruntersuchungen nicht regelmäßig ein ungewöhnliches Ausmaß an sensorischer oder perzeptiver Ablenkbarkeit zeigen). Diese Defizite in Aufmerksamkeit und Ausdauer sollten nur dann diagnostiziert werden, wenn sie im Verhältnis zum Alter und Intelligenzniveau des Kindes sehr stark ausgeprägt sind.

Überaktivität bedeutet exzessive Ruhelosigkeit, besonders in Situationen, die relative Ruhe verlangen. Situationsabhängig kann sie sich im Herumlaufen oder Herumspringen äußern, im Aufstehen, wenn dazu aufgefordert wurde, sitzenzubleiben, in ausgeprägter Redseligkeit und Lärmen oder im Wackeln und Zappeln. Beurteilungsmaßstab sollte sein, daß die Aktivität im Verhältnis zu dem, was in der gleichen Situation von gleichaltrigen Kindern mit gleicher Intelligenz zu erwarten wäre, extrem ausgeprägt ist. Dieses Verhaltensmerkmal zeigt sich am deutlichsten in strukturierten und organisierten Situationen, die ein hohes Maß an eigener Verhaltenskontrolle fordern.

Die folgenden Begleitmerkmale sind für die Diagnose nicht notwendig, stützen sie jedoch: Distanzlosigkeit in sozialen Beziehungen, Unbekümmertheit in gefährlichen Situationen und impulsive Mißachtung sozialer Regeln (sie äußert sich in Einmischung in oder Unterbrechung von Aktivitäten anderer oder vorschnellem Beantworten noch nicht vollständig gestellter Fragen oder in der Schwierigkeit zu warten, bis man an der Reihe ist).

Lernstörungen und motorische Ungeschicklichkeit treten mit großer Häufigkeit auf und sollten, wenn vorhanden, getrennt verschlüsselt werden (unter F80-F89). Bestandteil der eigentlichen Diagnose der hyperkinetischen Störung sollten sie jedoch nicht sein.

Symptome einer Störung des Sozialverhaltens sind weder Ein- noch Ausschlußkriterien für die Hauptdiagnose. Diese Störung bildet jedoch die Basis für die Hauptunterteilung der hyperkinetischen Störungen (siehe unten).

Die charakteristischen Verhaltensprobleme sollen früh (vor dem 6. Lebensjahr) begonnen haben und von längerer Dauer sein. Wegen der breiten Variation der Norm ist Hyperaktivität vor dem Schulalter schwierig zu erkennen. Bei Vorschulkindern soll nur ein extremes Ausmaß zu dieser Diagnose führen.

Auch im Erwachsenenalter kann die Diagnose eines hyperkinetischen Syndroms gestellt werden. Die Kriterien sind dieselben, jedoch müssen Aufmerksamkeit und Aktivität anhand entwicklungsmäßig angemessener Normen beurteilt werden. Wenn eine hyperkinetische Störung in der Kindheit bestand, aber nicht mehr nachweisbar ist, ihr jedoch eine andere Störung, wie etwa eine dissoziale Persönlichkeitsstörung oder ein Substanzmißbrauch folgte, dann ist die augenblickliche Störung und nicht die anamnestisch bekannte zu verschlüsseln.

Differentialdiagnose:

Kombinierte Störungen sind verbreitet. Etwa vorhandene tiefgreifende Entwicklungsstörungen sind vorrangig zu diagnostizieren. Die Hauptprobleme bei der Differentialdiagnose liegen in der Unterscheidung von Störungen des Sozialverhaltens. Wenn die Kriterien erfüllt sind, wird eine hyperkinetische Störung vorrangig vor einer Störung des Sozialverhaltens diagnostiziert. Geringere Ausprägungen von Überaktivität und Unaufmerksamkeit sind bei Störungen des Sozialverhaltens aber üblich. Sind Merkmale sowohl von Hyperaktivität wie auch einer Störung des Sozialverhaltens vorhanden, und ist die Hyperaktivität umfassend und schwerwiegend sollte die Diagnose «hyperkinetische Störung mit Störung des Sozialverhaltens» (F90.1) gestellt werden. Ein weiteres Problem rührt daher, daß Überaktivität und Unaufmerksamkeit, in ganz anderer Ausprägung, als es für die hyperkinetische Störung charakteristisch ist, Symptome von Angstzuständen oder einer depressiven Störung sein können. Die typische Unruhe der agitierten Depression sollte also nicht zur Diagnose einer hyperkinetischen Störung führen. In gleicher Weise sollte auch die Unruhe, die Ausdruck großer Angst ist, nicht zu der Diagnose einer hyperkinetischen Störung führen. Sind die Kriterien für eine Angsstörung (F40, F41, F43 oder F93) erfüllt, haben diese Vorrang gegenüber der hyperkinetischen

Störung, außer es liegt offensichtlich zusätzlich eine hyperkinetische Störung vor, die durch andere Symptome auffällt als durch die bei Angst vorkommende Unruhe. In ähnlicher Weise ist auch keine hyperkinetische Störung zu diagnostizieren, wenn Konzentrationsstörungen und psychomotorische Unruhe vorliegen und die Kriterien für ein schwere depressive Störung (F30-F39) erfüllt sind. Doppeldiagnosen sind nur dann zu stellen, wenn eine hyperkinetische Störung vorliegt, die durch Symptome auffällt, die nicht einfach Ausdruck der affektiven Störung sind.

Ein akut einsetzendes hyperaktives Verhalten bei einem Kind im Schulalter ist wahrscheinlicher auf eine reaktive Störung (psychogen oder organisch), einen manischen Zustand, eine Schizophrenie oder eine neurologische Krankheit (zum Beispiel rheumatisches Fieber) zurückzuführen.

Ausschluß:

- affektive Störungen (F30-F39)
- Angststörungen (F41 oder F93.0)
- Schizophrenie (F20)
- tiefgreifende Entwicklungsstörungen (F84)

F90.0 einfache Aktivitäts- und Aufmerksamkeitstörung

Es herrscht weiterhin Unsicherheit über die befriedigendste Untergliederung hyperkinetischer Störungen. Untersuchungen zeigen, daß der Verlauf bis ins Adoleszenz- und Erwachsenenalter stark davon beeinflußt wird, ob Aggressivität, Delinquenz oder dissoziales Verhalten begleitend vorhanden sind oder nicht. Dementsprechend wird die Hauptuntergliederung nach dem Vorkommen dieser Begleitmerkmale vorgenommen.

F90.0 soll verwendet werden, wenn die allgemeinen Kriterien für eine hyperkinetische Störung (F90) erfüllt sind, die Kriterien für F91 (Störung des Sozialverhaltens) jedoch nicht.

Dazugehörige Begriffe:

- Aufmerksamkeitsstörung(-syndrom) mit Hyperaktivität
- Aufmerksamkeitsstörung(-defizit) mit Hyperaktivitätsstörung

Ausschluß:

- hyperkinetische Störung des Sozialverhaltens (F90.1)

F90.1 hyperkinetische Störung des Sozialverhaltens

Diese Kodierung ist zu wählen, wenn die Kriterien für eine hyperkinetische Störung (F90) und die Kriterien für eine Störung des Sozialverhaltens (F91) erfüllt sind.

F90.8 sonstige hyperkinetische Störungen

F90.9 nicht näher bezeichnete hyperkinetische Störung

Eine nicht zu empfehlende Restkategorie, die nur verwendet werden soll, wenn die Differenzierung zwischen F90.0 und F90.1 nicht möglich ist, die allgemeinen Kriterien für F90 aber erfüllt sind.

Dazugehöriger Begriff:

- nicht näher bezeichnete hyperkinetische Reaktion oder hyperkinetisches Syndrom der Kindheit oder des Jugendalters

F91 Störungen des Sozialverhaltens

Störungen des Sozialverhaltens sind durch ein sich wiederholendes und andauerndes Muster dissozialen, aggressiven oder aufsässigen Verhaltens charakterisiert. In seinen extremsten Auswirkungen beinhaltet dieses Verhalten gröbste Verletzungen altersentsprechender sozialer Erwartungen. Es soll schwerwiegender sein als gewöhnlicher kindischer Unfug oder jugendliche Aufmüpfigkeit. Einzelne dissoziale oder kriminelle Handlungen sind allein kein Grund für die Diagnose, für die ein andauerndes Verhaltensmuster gefordert ist.

Merkmale der Störungen des Sozialverhaltens können symptomatisch auch bei anderen psychiatrischen Erkrankungen auftreten, dann ist die zugrundeliegende Diagnose zu kodieren.

Störungen des Sozialverhaltens können sich in einigen Fällen zu dissozialen Persönlichkeitsstörungen (F60.2) entwickeln. Eine Störung des Sozialverhaltens tritt oft zusammen mit schwierigen psychosozialen Umständen, wie unzureichenden familiären Beziehungen und Schulversagen auf; sie wird bei Angehörigen des männlichen Geschlechts häufiger gesehen. Die Unterscheidung von einer emotionalen Störung ist gut belegt; ihre Abgrenzung gegen Hyperaktivität ist weniger klar, hier sind Überschneidungen häufig.

Diagnostische Leitlinien:

Beurteilungen über das Bestehen einer Störung des Sozialverhaltens müssen das Entwicklungsniveau des Kindes berücksichtigen. Wutausbrüche beispielsweise sind bei einem Dreijährigen eine normale Erscheinung und ihr alleiniges Vorhandensein begründet die Diagnose nicht. Gleichermaßen liegen Verletzungen der persönlichen Rechte anderer Menschen (wie bei Gewaltverbrechen) nicht im Möglichkeitsbereich der meisten Siebenjährigen und sind somit kein notwendiges diagnostisches Kriterium für diese Altersgruppe.

Beispiele für Verhaltensweisen, welche die Diagnose begründen, sind ein extremes Maß an Streiten oder Tyrannisieren, Grausamkeit gegenüber anderen Menschen oder gegenüber Tieren, erhebliche Destruktivität gegen Eigentum, Feuerlegen, Stehlen, häufiges Lügen, Schulschwänzen und Weglaufen von zu Hause, ungewöhnlich häufige oder schwere Wutausbrüche und Ungehorsam. Jedes dieser Beispiele ist bei erheblicher Ausprägung ausreichend für die Diagnose; isolierte dissoziale Handlungen genügen dagegen nicht.

Andere seltene, aber ernste zugrundeliegende Störungen wie Schizophrenie, Manie, tiefgreifende Entwicklungsstörung, hyperkinetische Störung und Depression sind Ausschlußkriterien.

Es wird empfohlen, diese Diagnose nur dann zu stellen, wenn die Dauer des oben beschriebenen Verhaltens sechs Monate oder länger beträgt.

Differentialdiagnose:

Eine Störung des Sozialverhaltens überschneidet sich mit anderen Störungsbildern. Bei gleichzeitigem Vorhandensein altersspezifischer emotionaler Störungen (F93) soll die Diagnose einer kombinierten Störung des Sozialverhaltens und der Emotionen (F92) gegeben werden. Sind die Kriterien für eine hyperkinetische Störung (F90) bei einer Störung des Sozialverhaltens gleichzeitig erfüllt, dann soll diese Störung (F90.1) statt einer Störung des Sozialverhaltens diagnostiziert werden. Trotzdem sind geringe oder situationsspezifische Ausprägungen von Überaktivität und Unaufmerksamkeit bei Kindern mit Störungen des Sozialverhaltens ebenso häufig wie ein niedriges Selbstwertgefühl und leichtere emotionale Verstimmungen; weder das eine noch das andere schließt die Diagnose aus.

Ausschluß:

- affektive Störungen (F30-F39)
- hyperkinetische Störung des Sozialverhaltens (F90.1)
- kombinierte Störungen des Sozialverhaltens und der Emotionen (F92)
- tiefgreifende Entwicklungsstörungen (F84)
- Schizophrenie (F20)

F91.0 auf den familiären Rahmen beschränkte Störung des Sozialverhaltens

Diese Kategorie umfaßt Störungen des Sozialverhaltens mit dissozialem oder aggressiven Verhalten (und nicht nur oppositionellem, aufsässigen, trotzigen Verhalten), bei denen das abnorme Verhalten völlig oder fast völlig auf den häuslichen Rahmen oder auf Interaktionen mit Mitgliedern der Kernfamilie oder der unmittelbaren Lebensgemeinschaft beschränkt ist. Für die Störung müssen die allgemeinen Kriterien für F91 erfüllt sein; auch schwer gestörte Eltern-Kind-Beziehungen sind für die Diagnose allein nicht ausreichend. Stehlen zu Hause, meist auf Geld oder das Eigentum einer oder zweier bestimmter Personen beschränkt, kann vorkommen. Es kann begleitet sein von vorsätzlich destruktivem Verhalten, wiederum meist beschränkt auf bestimmte Familienmitglieder, z.B. Zerstören von Spielzeug oder Schmuck, Zerreißen von Kleidungsstücken, Schnitzen an Möbeln oder Zerstören teurer Besitzgegenstände. Gewaltanwendung gegen Familienmitglieder (aber nicht gegen andere Personen) und auf den häuslichen Rahmen begrenztes Feuerlegen können ebenfalls die Diagnose rechtfertigen.

Diagnostische Leitlinien:

Die Diagnose fordert, daß keine bedeutsame Störung des Sozialverhaltens außerhalb des familiären Rahmens auftrat und daß sich die sozialen Beziehungen des Kindes außerhalb der Familie im normalen Rahmen bewegen.

In den meisten Fällen sind diese familienspezifischen Störungen des Sozialverhaltens aus einer bedeutsamen Beziehungsstörung des Kindes zu einem oder mehreren Mitgliedern der Kernfamilie entstanden. In einigen Fällen beispielsweise kann die Störung im Umfeld eines Konfliktes mit einem neu hinzugekommenen Ersatz-Elternteil entstanden sein. Die nosologische Eigenständigkeit dieser Kategorie bleibt unsicher. Es ist jedoch möglich, daß diese in hohem Maße situationsspezifischen Störungen des Sozialverhaltens nicht die allgemein ungünstige Prognose der umfassenden Störungen des Sozialverhaltens haben.

F91.1 Störung des Sozialverhaltens bei fehlenden sozialen Bindungen

Diese Störung des Sozialverhaltens ist charakterisiert durch die Kombination von andauerndem dissozialen oder aggressiven Verhalten, mit einer deutlichen und umfassenden Beeinträchtigung der Beziehungen des betroffenen Kindes zu anderen (die allgemeinen Kriterien für F91 sind erfüllt und es besteht nicht nur oppositionelles, aufsässiges und trotziges Verhalten).

Diagnostische Leitlinien:

Das Fehlen einer wirksamen Einbindung in eine Peer Group ist Hauptunterscheidungsmerkmal gegenüber den «sozialisierten» Störungen des Sozialverhaltens und hat Vorrang vor allen anderen Unterscheidungskriterien. Gestörte Beziehungen zu Gleichaltrigen zeigen sich hauptsächlich in Isolation, Zurückweisung oder durch Unbeliebtheit bei anderen Kindern, weiter durch ein Fehlen enger Freunde oder dauerhafter, einfühlender wechselseitiger Beziehungen zu Gleichaltrigen. Die Beziehungen zu Erwachsenen zeichnen sich durch Unstimmigkeiten, Feindseligkeit und Verärgerung aus. Es können aber auch gute Beziehungen zu Erwachsenen vorkommen (gewöhnlich entbehren sie dennoch einer engeren, vertrauensvollen Qualität); sie schließen die Diagnose nicht aus. Häufig findet sich eine gewisse begleitende emotionale Störung (falls diese so ausgeprägt ist, daß die Kriterien für eine gemischte Störung erfüllt werden, ist F92 zu kodieren).

Die aggressiven Übergriffe werden charakteristischerweise (aber nicht immer) allein begangen. Typische Verhaltensweisen sind Tyrannisieren, exzessives Streiten und (bei älteren Kindern) Erpressung oder Gewalttätigkeit; extreme Ausmaße von Ungehorsam, Grobheit, Fehlen von Kooperationsbereitschaft und Widerstand gegen Autorität; ausgeprägte Wut- und unkontrollierte Zornesausbrüche; Zerstörung von Eigentum, Feuerlegen und Grausamkeit gegenüber Tieren und anderen Kindern. Einige Kinder werden trotz ihrer Isolierung in Gruppenvergehen verwickelt. Die Art des Übergriffs ist deswegen weniger wichtig für die Diagnosenstellung, als die Qualität der persönlichen Beziehungen.

In der Regel tritt die Störung situationsübergreifend auf, dürfte jedoch in der Schule am offensichtlichsten sein. Situationsspezifität abgesehen vom familiären Rahmen ist mit der Diagnose vereinbar.

Dazugehörige Begriffe:

- Störung des Sozialverhaltens, nur aggressiver Typ
- nichtsozialisierte aggressive Störung

F91.2 Störung des Sozialverhaltens bei vorhandenen sozialen Bindungen

Diese Kategorie umfaßt Störungen des Sozialverhaltens mit andauerndem dissozialen oder aggressiven Verhalten bei Kindern, die allgemein gut in ihrer Altersgruppe eingebunden sind. Die Kriterien für F91 sind erfüllt und es besteht nicht nur oppositionelles, aufsässiges und trotziges Verhalten.

Diagnostische Leitlinien:

Hauptdifferenzierungsmerkmal sind angemessene andauernde Freundschaften mit etwa Gleichaltrigen. Oft besteht diese Bezugsgruppe aus delinquenten oder dissozialen Kindern und Jugendlichen (in diesem Fall wird das sozial unerwünschte Verhalten des Kindes von der Gruppe der Gleichaltrigen gutgeheißen und durch die Subkultur, zu der es gehört, reguliert). Das ist jedoch keine notwendige Bedingung für die Diagnose; das betroffene Kind kann auch einer nichtdelinquenten Gruppe Gleichaltriger angehören und sein eigenes dissoziales Verhalten vollzieht sich außerhalb dieses Rahmens. Besonders wenn das dissoziale Verhalten auch Tyrannisieren umfaßt, können gestörte Beziehungen zu den Opfern oder zu einigen anderen Kindern bestehen. Dies schließt die Diagnose nicht aus, vorausgesetzt, daß das betroffene Kind sich zu irgendeiner Gruppe loyal verhält und anhaltende Freundschaften hat.

Beziehungen zu Autoritätspersonen sind häufig schlecht, jedoch kann zu einigen Erwachsenen ein gutes Verhältnis bestehen. Emotionale Störungen sind gewöhnlich sehr gering ausgeprägt. Die Störung des Sozialverhaltens kann auch den familiären Rahmen betreffen, ist sie aber auf ihn begrenzt, schließt das die Diagnose aus. Oft ist die Störung außerhalb des familiären Rahmens am besten sichtbar, auf die Schule bezogenes (oder auf einen anderen extrafamiliären Rahmen beschränktes) Verhalten entspricht der Diagnose.

Dazugehörige Begriffe:

- gemeinsames Stehlen
- Gruppendelinquenz
- Schulschwänzen
- Vergehen im Rahmen einer Bandenmitgliedschaft
- Verhaltensstörung in der Gruppe

Ausschluß:

- Bandenmitgliedschaft ohne manifeste psychiatrische Störung (Z03.2)

F91.3 Störung des Sozialverhaltens mit oppositionellem, aufsässigen Verhalten

Diese Form einer Störung des Sozialverhaltens tritt charakteristischerweise bei Kindern unter 9 oder 10 Jahren auf. Sie ist definiert durch ein deutlich aufsässiges, ungehorsames und trotziges Verhalten bei Fehlen schwerer dissozialer oder aggressiver Handlungen, die das Gesetz oder die Rechte anderer verletzen. Für die Diagnose dieser Störung müssen die allgemeinen Kriterien für F91 erfüllt sein; nur deutlich mutwilliges oder ungezogenes Verhalten reicht allein für die Diagnosenstellung nicht aus. Viele Fachleute meinen, daß das oppositionell-aufsässige Verhaltensmuster eher eine leichtere Störung des Sozialverhaltens als eine qualitativ unterschiedliche Form darstellt. Wissenschaftliche Beweise für eine qualitative oder quantitative Unterscheidung, fehlen. Es gibt jedoch Ergebnisse, die darauf schließen lassen, daß zwei echte Störungstypen hauptsächlich oder ausschließlich bei jüngeren Kindern zu unterscheiden sind. Die Diagnose sollte, besonders bei älteren Kindern mit Vorsicht gestellt werden. Klinisch bedeutsame Störungen des Sozialverhaltens älterer Kinder gehen meist mit dissozialem oder aggressivem Verhalten einher, das über Aufsässigkeit, Ungehorsam oder Trotz hinausgeht. Nicht selten ist früher eine Störung mit oppositionell-aufsässigem Verhalten vorausgegangen. Die Kategorie wurde aufgenommen, um einer allgemein üblichen Praxis Rechnung zu tragen und die Klassifikation der Störungen bei jüngeren Kindern zu erleichtern.

Diagnostische Leitlinien:

Das wesentliche Merkmal dieser Störung ist ein Muster mit durchgehend negativistischem, feindseligen, aufsässigen, provokativen und trotzigen Verhalten, welches deutlich außerhalb der Grenzen des normalen Verhaltens bei einem gleichaltrigen Kind im gleichen soziokulturellen Kontext liegt. Ernsthaftere Verletzungen der Rechte anderer, wie sie als aggressives und dissoziales Verhalten für die Kategorien F91.0 und F91.2 beschrieben werden, fehlen. Kinder mit dieser Störung neigen dazu, häufig und aktiv Anforderungen oder Regeln Erwachsener zu mißachten und überlegt andere Menschen zu ärgern. Sie sind oft zornig, übelnehmerisch und verärgert über andere Menschen, welchen sie die Verantwortung für ihre eigenen Fehler oder Schwierigkeiten zuschreiben. Generell haben sie eine geringe Frustrationstoleranz und werden schnell wütend. Typischerweise hat ihr Trotz eine deutlich provokative Qualität, so daß sie Konfrontationen hervorrufen. Sie legen ein exzessives Maß an Grobheit, Unkooperativität und Widerstand gegen Autorität an den Tag. Dieses Verhalten ist häufig viel offensichtlicher bei Interaktionen mit Erwachsenen oder Gleichaltrigen, die das Kind gut kennt. Während einer klinischen Untersuchung können Hinweise auf die Störung fehlen.

Das Schlüsselmerkmal zur Unterscheidung von anderen Störungen des Sozialverhaltens ist das Fehlen von Verletzungen der Gesetze oder Grundrechte anderer wie beispielsweise Diebstahl, Grausamkeit, Quälen, Vergewaltigung und Destruktivität. Das sichere Vorhandensein einer dieser Punkte schließt die Diagnose aus. Oppositionelles und aufsässiges Verhalten, wie es oben dargestellt wurde, findet sich bei den anderen Störungen des Sozialverhaltens häufig. Liegt eine andere Störung des Sozialverhaltens (F91.0 bis F91.2) vor, ist sie einer Störung mit oppositionellem, aufsässigen Verhalten vorzuziehen.

Ausschluß:

- Störungen des Sozialverhaltens mit offensichtlich dissozialem oder aggressiven Verhalten (F91.0-F91.2)

F91.8 sonstige Störungen des Sozialverhaltens

F91.9 nicht näher bezeichnete Störung des Sozialverhaltens

Es handelt sich um eine nicht empfohlene Restkategorie für Störungen, die die allgemeinen Kriterien für F91 erfüllen, bei welchen aber keine Zuordnung zu einer Subgruppe erfolgte oder welche die Kriterien keiner Subgruppe erfüllen.

Dazugehörige Begriffe:

- nicht näher bezeichnete Störung des Sozialverhaltens der Kindheit
- nicht näher bezeichnete Verhaltensstörung der Kindheit

F92 kombinierte Störung des Sozialverhaltens und der Emotionen

Diese Gruppe von Störungen ist durch die Kombination von andauerndem aggressiven, dissozialen oder aufsässigen Verhalten mit offensichtlichen und deutlichen Symptomen von Depression, Angst oder sonstigen emotionalen Störungen charakterisiert.

Diagnostische Leitlinien:

Der Schweregrad soll die Kriterien für Störungen des Sozialverhaltens im Kindesalter (F91) und für alterssepifische emotionale Störungen (F93) oder für eine erwachsenentypische neurotische Störung (F4) oder eine affektive Störung (F3) erfüllen. Es wurden keine ausreichenden Forschungsanstrengungen unternommen, die sicherstellen, daß diese Kategorie tatsächlich von den Störungen des Sozialverhaltens im Kindesalter zu trennen ist. Sie wurde hier wegen ihrer möglichen ätiologischen und therapeutischen Bedeutung und ihres Beitrags zur diagnostischen Zuverlässigkeit der Klassifikation aufgenommen.

F92.0 Störung des Sozialverhaltens mit depressiver Störung

Diese Kategorie verlangt die Kombination einer Störung des Sozialverhaltens im Kindesalter (F91) mit anhaltenden, eindeutigen depressiven Symptomen, wie ausgeprägte Traurigkeit, Interessenverlust und Freudlosigkeit bei üblichen Aktivitäten, Schuldgefühle und Hoffnungslosigkeit. Schlafstörungen und Appetitverlust können ebenfalls vorhanden sein.

Dazugehöriger Begriff:

- Störung des Sozialverhaltens (F91) mit depressiver Störung (F3)

F92.8 sonstige kombinierte Störung des Sozialverhaltens und der Emotionen

Diese Kategorie verlangt die Kombination einer Störung des Sozialverhaltens im Kindesalter (F91) mit anhaltenden, eindeutigen Symptomen wie Angst, Furcht, Zwangsgedanken oder Zwangshandlungen, Depersonalisations- oder Derealisationsphänomenen, Phobien oder Hypochondrie. Zorn und Verärgerung sind eher Merkmale der Störungen des Sozialverhaltens als der emotionalen Störungen; sie schließen die Diagnose weder aus, noch stützen sie sie.

Dazugehörige Begriffe:

- Störungen des Sozialverhaltens (F91) mit
  - emotionaler Störung (F93)
  - neurotischer Störung (F4)

F92.9 nicht näher bezeichnete kombinierte Störung des Sozialverhaltens und der Emotionen

F93 emotionale Störungen des Kindesalters

In der Kinder- und Jugendpsychiatrie wird traditionellerweise zwischen den für das Kindesalter und die Adoleszenz typischen emotionalen Störungen und den für das Erwachsenenalter typischen neurotischen Störungen unterschieden.

Für diese Unterscheidung gibt es vier Hauptgründe:

1. Forschungsergebnisse zeigen konsistent, daß die Mehrheit der Kinder mit emotionalen Störungen als Erwachsene unauffällig sind (d.h. nur eine Minderheit zeigt neurotische Störungen im Erwachsenenalter). Umgekehrt scheinen viele neurotische Störungen Erwachsener erst im Erwachsenenalter zu beginnen, ohne deutliche psychopathologische Vorläufer in der Kindheit. Es besteht also eine erhebliche Diskontinuität der emotionalen Störungen in diesen beiden Altersabschnitten.
2. Viele emotionale Störungen im Kindesalter scheinen eher Verstärkungen

normaler Entwicklungstrends als eigenständige, qualitativ auffällige Phänomene darzustellen.

3. Bezogen auf die letzte Überlegung gibt es die theoretische Annahme, daß die bei den emotionalen Störungen des Kindesalters beteiligten psychischen Mechanismen nicht dieselben sind, wie bei den Neurosen Erwachsener.
4. Die emotionalen Störungen des Kindesalters lassen sich weniger eindeutig in spezifischere Einheiten wie etwa phobische Zustände oder Zwangsstörungen einteilen.

Zum dritten Punkt fehlen empirische Belege; falls der vierte Punkt zutrifft, lassen epidemiologische Befunde vermuten, daß dies nur eine Frage des Schweregrades ist: Wenig ausdifferenzierte emotionale Störungen sind sowohl in der Kindheit als auch im Erwachsenenalter häufig. Entsprechend ist das zweite Merkmal (d.h. die besondere Entwicklungsbezogenheit) das diagnostische Schlüsselmerkmal für die Unterscheidung zwischen den emotionalen Störungen des Kindesalters (F93) und den neurotischen Störungen (F4). Die Eindeutigkeit dieser Unterscheidung ist unsicher, jedoch gibt es einige empirische Evidenz dafür, daß die entwicklungsbezogenen emotionalen Störungen des Kindesalters eine bessere Prognose haben.

F93.0 emotionale Störung mit Trennungsangst des Kindesalters

Normalerweise zeigen Säuglinge und Vorschulkinder ein bestimmtes Maß an Angst vor realer oder befürchteter Trennung von Menschen, an die sie gebunden sind. Eine Störung mit Trennungsangst soll nur dann diagnostiziert werden, wenn die Furcht vor Trennung den Angstfokus darstellt und eine solche Angst erstmals während der ersten Lebensjahre auftritt. Sie unterscheidet sich von der normalen Trennungsangst durch einen außergewöhnlichen Schweregrad (einschließlich einer abnormen Dauer über die typische Altersstufe hinaus) und durch eine Beeinträchtigung sozialer Funktionen. Zusätzlich verlangt die Diagnose, daß keine allgemeine Störung der Persönlichkeitsentwicklung besteht (falls vorhanden, ist eine Kodierung in Abschnitt F4 in Betracht zu ziehen). Trennungsangst, die in einer nicht entwicklungsangemessenen Altersstufe (z.B. in der Adoleszenz) auftritt, soll hier nicht klassifiziert werden, es sei denn, sie stellt eine abnorme Fortsetzung der entwicklungbezogenen Trennungsangst dar.

Diagnostische Leitlinien:

Das diagnostische Hauptmerkmal ist eine fokussierte, übermäßig ausgeprägte Angst vor der Trennung von solchen Personen, an die das Kind gebunden ist (üblicherweise Eltern oder andere Familienmitglieder). Diese ist nicht lediglich Teil einer generalisierten Angst in vielen Situationen. Die Angst kann sich zeigen als:

1. Unrealistische, vereinnahmende Besorgnis über mögliches Unheil, das Hauptbezugspersonen zustoßen könnte oder Furcht, daß sie weggehen und nicht wiederkommen könnten.
2. Unrealistische, vereinnahmende Besorgnis, daß irgendein unglückliches Ereignis das Kind von einer Hauptbezugsperson trennen werde - beispielsweise, daß das Kind verlorengeht, gekidnapt, ins Krankenhaus gebracht oder getötet wird.
3. Aus Furcht vor der Trennung (mehr als aus anderen Gründen, wie Furcht vor Ereignissen in der Schule) resultierende, andauernde Abneigung oder Weigerung, die Schule zu besuchen.
4. Anhaltende Abneigung oder Weigerung, ins Bett zu gehen, ohne daß eine Hauptbezugsperson dabei oder in der Nähe ist.
5. Anhaltende unangemessene Furcht allein oder tagsüber ohne eine Hauptbezugsperson zu Hause zu sein.
6. Wiederholte Alpträume über Trennung.
7. Wiederholtes Auftreten somatischer Symptome (wie Übelkeit, Bauchschmerzen, Kopfschmerzen oder Erbrechen) bei Trennung von einer Hauptbezugsperson, wie beim Verlassen des Hauses, um in die Schule zu gehen.
8. Extremes wiederkehrendes Unglücklichsein (z.B. Angst, Schreien, Wutausbrüche, Unglücklichsein, Apathie oder sozialer Rückzug) in Erwartung von, während oder unmittelbar nach der Trennung von einer Hauptbezugsperson.

Viele mit einer Trennung verbundene Situationen gehen auch mit anderen möglichen Streßfaktoren oder Ursachen von Angst einher. Die Diagnose beruht auf dem Nachweis, daß die Trennung von einer Hauptbezugsperson das gemeinsame Element der verschiedenen angstauslösenden Situationen darstellt. Am deutlichsten wird das vielleicht bei der Schulverweigerung bzw. Schulphobie. Oft beruht diese auf Trennungsangst, manchmal (besonders während der Adoleszenz) nicht. Schulverweigerung, die erstmals während der Adoleszenz auftritt, sollte nicht hier klassifiziert werden, es sei denn, sie ist primär eine Funktion der Trennungsangst und trat bereits während des Vorschulalters auf. Sind diese Kriterien nicht erfüllt, soll das Syndrom in einer der anderen Kategorien von F93 oder unter F4 verschlüsselt werden.

Ausschluß:

- affektive Störungen (F3)
- altersspezifische phobische Störung (F93.1)
- altersspezifische Störung mit sozialer Überempfindlichkeit (F93.2)
- neurotische Störungen (F4)

F93.1 phobische Störung des Kindesalters

Kinder können wie Erwachsene Befürchtungen vor verschiedensten Objekten oder Situationen entwickeln. Einige dieser Befürchtungen (oder Phobien) sind nicht Bestandteil einer normalen psychosozialen Entwicklung, beispielsweise die Agoraphobie. Wenn derartige Befürchtungen während der Kindheit auftreten, sollen sie unter der entsprechenden Kategorie im Abschnitt F4 kodiert werden. Andere Befürchtungen zeigen eine deutliche Spezifizität für bestimmte Entwicklungsphasen und treten (in gewissem Grade) bei der Mehrheit der Kinder auf. Beispielsweise die Furcht vor Tieren im Vorschulalter.

Diagnostische Leitlinien:

Diese Kategorie sollte nur für entwicklungsphasenspezifische Befürchtungen verwendet werden, die die zusätzlichen Kriterien für alle Störungen im Abschnitt F93 erfüllen.

1. Der Beginn liegt in der entwicklungsangemessenen Altersstufe.
2. Das Ausmaß der Angst ist klinisch auffällig.
3. Die Angst ist nicht Teil einer generalisierten Störung.

Ausschluß:

- generalisierte Angststörung (F41.1)

F93.2 Störung mit sozialer Ängstlichkeit des Kindesalters

Mißtrauen gegenüber Fremden ist in der zweiten Hälfte des ersten Lebensjahres ein normales Phänomen. Ein gewisses Ausmaß sozialer Unsicherheit oder Angst, wenn Kinder neue, fremde oder sozial bedrohliche Situationen erleben, ist während der gesamten frühen Kindheit normal.

Diese Kategorie soll nur für Störungen verwendet werden, die vor dem 6. Lebensjahr beginnen, die das übliche Maß überschreiten und von Schwierigkeiten im Sozialverhalten begleitet sind und die nicht Teil einer generelleren emotionalen Störung sind.

Diagnostische Leitlinien:

Kinder mit dieser Störung zeigen eine durchgängige oder wiederkehrende Furcht vor Fremden oder meiden diese. Diese Furcht kann sich hauptsächlich auf Erwachsene, auf Gleichaltrige oder auf beide beziehen. Die Furcht ist mit einer normalen selektiven Bindung an Eltern oder an andere vertraute Personen verbunden. Die Vermeidung oder Furcht vor sozialen Begegnungen erreicht ein Ausmaß, das außerhalb der altersspezifischen üblichen

Grenzen liegt und von einer bedeutsamen sozialen Beeinträchtigung begleitet ist.

Dazugehöriger Begriff:

- vermeidende Störung in der Kindheit und Jugend

F93.3 emotionale Störung mit Geschwisterrivalität

Die Mehrzahl jüngerer Kinder zeigt ein gewisses Ausmaß emotionaler Störungen nach der Geburt eines unmittelbar nachfolgenden Geschwisters. Meist ist diese Störung nur gering ausgeprägt, jedoch kann die in der Zeit nach der Geburt des jüngeren Geschwisters entstandene Rivalität und Eifersucht auffällig lange anhalten.

Diagnostische Leitlinien:

Die Störung ist charakterisiert durch die Kombination von:

1. Geschwisterrivalität und/oder -eifersucht.
2. Beginn während der Monate nach der Geburt eines, meist unmittelbar folgenden, jüngeren Geschwisters.
3. Einer emotionalen Störung, die bezüglich Ausmaß und Dauer abnorm und mit psychosozialer Beeinträchtigung verbunden ist.

Geschwisterrivalität bzw. Eifersucht kann sich in deutlichem Konkurrieren mit den Geschwistern um die Aufmerksamkeit und Zuneigung der Eltern zeigen; um dieses als abnorm bewerten zu können, soll es mit besonders negativen Gefühlen verbunden sein. In schweren Fällen kommen offene Feindseligkeit, körperliches Verletzen, Böswilligkeit oder Hintergehen des Geschwisters vor. In weniger schweren Fällen kommen hartnäckige Verweigerung zu teilen und Mangel an positiver Beachtung sowie freundlicher Interaktion vor. Die emotionale Störung kann in verschiedenen Formen auftreten. Oft umfaßt sie eine gewisse Regression mit Verlust bereits erworbener Fertigkeiten (wie Darm- oder Blasenkontrolle) und eine Tendenz zu babyhaftem Verhalten. Häufig wünscht das Kind darüber hinaus, das Baby in Aktivitäten, die die elterliche Aufmerksamkeit in Anspruchnehmen wie beispielsweise dem Gefüttertwerden, nachzuahmen. Gewöhnlich kommt es zu einer Zunahme von konfrontierendem oder oppositionellem Verhalten gegenüber den Eltern, Wutausbrüchen und Verstimmungszuständen in Gestalt von Angst, Unglücklichsein oder sozialem Rückzug. Der Schlaf kann gestört sein, und häufig besteht ein verstärktes Bedürfnis nach elterlicher Aufmerksamkeit, etwa beim Zubettgehen.

Dazugehöriger Begriff:

- Geschwister-Eifersucht

Ausschluß:

- Rivalität in der Peer-Gruppe (nicht mit Geschwistern) (F93.8)

F93.8 sonstige emotionale Störungen des Kindesalters

Dazugehörige Begriffe:

- Identitätsstörung
- Rivalität in der Peer-Gruppe (nicht mit Geschwistern)
- Störung mit Überängstlichkeit

Ausschluß:

- Geschlechtsidentitätsstörung des Kindesalters (F64.2)

F93.9 nicht näher bezeichnete emotionale Störung des Kindesalters

Dazugehöriger Begriff:

- nicht näher bezeichnete kindliche emotionale Störung

F94 Störungen sozialer Funktionen mit Beginn in der Kindheit und Jugend

Es handelt sich hier um eine heterogene Gruppe von Störungen, mit Auffälligkeiten in den sozialen Funktionen und mit Beginn während des Entwicklungsalters. Anders als die tiefgreifenden Entwicklungsstörungen sind sie nicht primär durch eine offensichtlich konstitutionelle soziale Beeinträchtigung oder ein Defizit in allen Bereichen sozialer Funktionen charakterisiert. Schwerwiegende Beeinträchtigungen des Milieus oder Deprivationen sind häufig; man nimmt an, daß sie in vielen Fällen eine entscheidende Rolle in der Ätiologie spielen. Es gibt keinen deutlichen Geschlechtsunterschied. Die Existenz dieser Gruppe der Störungen sozialer Funktionen ist unzweifelhaft, jedoch herrscht Unsicherheit über die konstituierenden diagnostischen Kriterien und Uneinigkeit über die optimale Unterteilung und Klassifikation.

F94.0 elektiver Mutismus

Diese Störung ist durch eine deutliche, emotional bedingte Selektivität des Sprechens charakterisiert. Das Kind zeigt seine Sprachkompetenz in einigen Situationen, in anderen definierten Situationen jedoch nicht. Meistens tritt die Störung erstmals in der frühen Kindheit auf, mit ungefähr gleicher Häufigkeit bei beiden Geschlechtern. Meist ist der Mutismus mit deutlichen Persönlichkeitsbesonderheiten, wie Sozialangst, Rückzug, Empfindsamkeit oder Widerstand, verbunden. Typischerweise spricht das Kind zu Hause oder mit engen Freunden, ist jedoch in der Schule oder bei Fremden mutistisch. Es können aber auch andere Muster (einschließlich des umgekehrten) auftreten.

Diagnostische Leitlinien:

Die Diagnose setzt voraus:

1. Ein normales oder nahezu normales Niveau des Sprachverständnisses.
2. Eine Kompetenz im sprachlichen Ausdruck, die für eine soziale Kommunikation ausreicht.
3. Einen Beleg dafür, daß die betroffene Person in einigen Situationen normal oder fast normal sprechen kann und spricht.

Eine Minderheit der Kinder mit elektivem Mutismus hat eine Vorgeschichte mit einer gewissen Sprachentwicklungsverzögerung oder mit Artikulationsproblemen. Die Diagnose eines selektiven Mutismus kann nur unter der Voraussetzung gestellt werden, daß die Sprache für eine effektive Kommunikation ausreicht und es in Abhängigkeit vom sozialen Kontext einen deutlichen Unterschied im Sprachgebrauch gibt. Das heißt, das Kind spricht in einigen Situationen fließend, in anderen bleibt es jedoch stumm oder fast stumm. Außerdem soll ein Unvermögen, in einigen sozialen Situationen zu sprechen, während in anderen gesprochen wird, belegbar sein. Die Diagnose erfordert, daß das Unvermögen zu sprechen dauerhaft ist und daß eine Konsistenz und Voraussagbarkeit für die Situationen besteht, in denen gesprochen und nicht gesprochen wird.

Andere sozial-emotionale Störungen sind bei der großen Mehrheit der Betroffenen ebenfalls vorhanden, gehören jedoch nicht zu den für die Diagnose notwendigen Merkmalen. Solche Störungen folgen keinem durchgängigen Muster, abnorme Temperamentsmerkmale (besonders soziale Überempfindlichkeit, soziale Ängstlichkeit und sozialer Rückzug) und oppositionelles Verhalten sind häufig.

Dazugehöriger Begriff:

- selektiver Mutismus

Ausschluß:

- passagerer Mutismus als Teil einer Störung mit Trennungsangst bei jungen Kindern (F93.0)
- Schizophrenie (F20)
- tiefgreifende Entwicklungsstörungen (F84)
- umschriebene Entwicklungsstörungen des Sprechens und der Sprache (F80)

F94.1 reaktive Bindungsstörung des Kindesalters

Diese Störung tritt bei Kleinkindern und jungen Kindern auf und ist durch anhaltende Auffälligkeiten im Muster der sozialen Beziehungen des Kindes charakterisiert. Sie sind von einer emotionalen Störung begleitet und reagieren auf Wechsel in den Milieuverhältnissen. Häufig kommen Furchtsamkeit und Übervorsichtigkeit, die auf Zuspruch nicht ansprechen, vor; geringe soziale Kontakte mit Gleichaltrigen sind typisch, sowie gegen sich selbst und andere gerichtete Aggressionen und Unglücklichsein. In einigen Fällen tritt eine Wachstumsverzögerung auf. Das Syndrom ist wahrscheinlich direkte Folge ausgeprägter elterlicher Vernachlässigung, Mißbrauch oder schwerer Mißhandlung. Die Existenz dieses Verhaltensmusters ist allgemein bekannt und akzeptiert. Es besteht jedoch weiterhin Unsicherheit bezüglich der anzuwendenden diagnostischen Kriterien, der Grenzen des Syndroms und darüber, ob es sich um eine nosologische Einheit handelt. Dennoch wird diese Kategorie wegen ihrer Bedeutung für das Gesundheitswesen hier aufgenommen, weil es keinen Zweifel darüber gibt, daß sie existiert (trotz Uneinigkeit über die präzise Definition) und weil das Verhaltensmuster erwiesenermaßen nicht in die Kriterien anderer diagnostischer Kategorien erfüllt.

Diagnostische Leitlinien:

Das Hauptmerkmal ist ein abnormes Beziehungsmuster zu Betreuungspersonen, das sich vor dem Alter von 5 Jahren entwickelt, mit mangelnder Anpassung, die bei unauffälligen Kindern meist nicht gesehen wird. Es dauert an, ändert sich jedoch bei ausreichend deutlichem Wechsel im Betreuungsmuster.

Jüngere Kinder mit diesem Syndrom zeigen stark widersprüchliche oder ambivalente soziale Reaktionen, die bei Verabschiedungen oder Wiederbegegnungen am besten sichtbar werden. So können sich die Kinder mit abgewandtem Gesicht nähern oder den Blick deutlich in eine andere Richtung wenden, während sie gehalten werden. Sie können mit einer Mischung aus Annäherung, Vermeidung und Widerstand gegen Zuspruch auf Betreuungspersonen reagieren. Die emotionale Störung kann in Unglücklichsein, einem Mangel an emotionaler Ansprechbarkeit, Rückzugsreaktionen, wie etwa sich am Boden zusammenkauern oder aggressiven Reaktionen zum eigenen oder Nachteil anderer sichtbar werden. Furchtsamkeit und Übervorsichtigkeit (manchmal beschrieben als «gefrorene Wachsamkeit»), die nicht auf Zuspruch ansprechen, treten in einigen Fällen auf. Meistens zeigen die Kinder Interesse an Interaktionen mit Gleichaltrigen, aber soziales Spielen ist durch negative emotionale Reaktionen behindert. Die Bindungsstörung kann auch von einer Gedeihstörung und einer Wachstumsverzögerung begleitet sein (diese sollten dann mit einer geeigneten somatischen Kodierung (R62) versehen werden).

Viele normale Kinder zeigen Unsicherheit in ihrer selektiven Bindung an den einen oder anderen Elternteil. Dies sollte nicht mit der reaktiven Bindungsstörung verwechselt werden, die sich in einigen wesentlichen Gesichtspunkten unterscheidet. Die Störung ist durch eine abnorme Unsicherheit mit eindeutig widersprüchlichen sozialen Reaktionen, die bei normalen Kindern in der Regel nicht angetroffen werden, charakterisiert. Die abnormen Reaktionen erstrecken sich auf unterschiedliche soziale Reaktionen und sind nicht auf eine dyadische Beziehung mit einer bestimmten Betreuungsperson beschränkt. Es herrscht ein Mangel an Reagibilität gegenüber Zuspruch; begleitend besteht eine emotionale Störung in Form von Apathie, Unglücklichsein oder Furchtsamkeit.

Fünf Hauptmerkmale unterscheiden diese Störung von den tiefgreifenden Entwicklungsstörungen:

1. Kinder mit einer reaktiven Bindungsstörung besitzen eine normale Fähigkeit zu sozialer Gegenseitigkeit und Reagibilität, die Kindern mit einer tiefgreifenden Entwicklungsstörung fehlt.
2. Das abnorme soziale Reaktionsmuster, auch wenn es anfänglich durchgängig in einer Vielzahl von Situationen auftrat, bildet sich bei der reaktiven Bindungsstörung zum größten Teil zurück, wenn das Kind in eine normal fördernde Umgebung mit einer kontinuierlichen, einfühlenden Betreuung gebracht wird. Dies geschieht bei tiefgreifenden Entwicklungsstörungen nicht.
3. Kinder mit einer reaktiven Bindungsstörung zeigen trotz einer beeinträchtigten Sprachentwicklung (wie unter F80.1 beschrieben) nicht die für den Autismus charakteristischen Merkmale der Kommunikation.
4. Die reaktive Bindungsstörung wird, anders als der Autismus, nicht von anhaltenden und ausgeprägten kognitiven Defiziten, die auf Milieuveränderungen nicht merklich ansprechen, begleitet.
5. Eingeschränkte, repetitive und stereotype Muster von Verhalten, Interessen und Aktivitäten sind kein Merkmal der reaktiven Bindungsstörung.

Reaktive Bindungsstörungen treten nahezu immer bei grob unangemessener Kinderbetreuung auf. Dies kann psychischer Mißbrauch oder Vernachlässigung sein (brutale Bestrafung, ständiges Ausbleiben von Reaktionen auf kindliche Annäherungsversuche oder grob unangebrachtes elterliches Verhalten) oder körperliche Mißhandlung oder Vernachlässigung (andauernde Mißachtung der grundlegenden körperlichen Bedürfnisse des Kindes, wiederholte vorsätzliche Verletzungen oder unzureichende Nahrungsversorgung). Weil es keine ausreichende Kenntnis über die Konsistenz der Beziehung zwischen einer unzureichenden Versorung des Kindes und der reaktiven Bindungsstörung gibt, sind eine Deprivation und ein gestörtes Milieu keine diagnostischen Bedingungen. Dennoch ist die Diagnose ohne Hinweise auf Mißhandlung oder Vernachlässigung nur mit Vorsicht zu stellen. Andererseits sollte die Diagnose bei Mißhandlung oder Vernachlässigung nicht automatisch gestellt werden; nicht alle mißhandelten oder vernachlässigten Kinder zeigen diese Störung.

Ausschluß:

- Asperger-Syndrom (F84.5)
- Bindungsstörung des Kindesalters mit Enthemmung (F94.2)
- körperliche Probleme infolge von Mißhandlung (T74)
- Normvariation im Muster der selektiven Bindung
- psychosoziale Probleme infolge von sexueller oder körperlicher Mißhandlung im Kindesalter (Z61.4-Z61.6)

F94.2 Bindungsstörung des Kindesalters mit Enthemmung

Es handelt sich um ein besonderes Muster abnormer sozialer Funktionen, welches während der ersten 5 Lebensjahre auftritt mit einer Tendenz zu persistieren, trotz deutlicher Änderungen in den Milieubedingungen. Etwa im Alter von 2 Jahren manifestiert es sich meist in Anklammerung und diffusem, nichtselektivem Bindungsverhalten; im Alter von vier Jahren hält das diffuse Bindungsverhalten an, das Anklammerungsverhalten wird aber meist durch aufmerksamkeitsuchendes und wahllos freundliches Verhalten ersetzt. In der mittleren und späteren Kindheit können die Betroffenen selektive Bindungen entwickeln, das aufmerksamkeitsuchende Verhalten bleibt aber bestehen; mit Gleichaltrigen sind nur wenig ausgestaltete Interaktionen üblich; abhängig von den Umständen können auch begleitende emotionale oder Verhaltensstörungen vorhanden sein. Das Syndrom wurde am deutlichsten bei Kindern identifiziert, die vom Kleinkindalter an in Institutionen aufgezogen wurden, aber es tritt auch unter anderen Bedingungen auf. Es wird angenommen, daß es teilweise durch einen andauernden Mangel an Gelegenheit, selektive Bindungen zu entwickeln, bedingt ist, das heißt, Konsequenz eines extrem häufigen Wechsels der Bezugspersonen ist. Die konzeptuelle Einheitlichkeit des Syndroms bezieht sich auf den frühen Beginn diffuser Bindungen, anhaltend dürftige soziale Interaktionen und fehlende Situationsspezifität.

Diagnostische Leitlinien:

Die Diagnose soll darauf basieren, daß das Kind eine unübliche Diffusität im selektiven Bindungsverhalten während der ersten 5 Lebensjahre gezeigt hat, gefolgt von einem allgemeinen Anklammerungsverhalten im Kleinkindesalter oder wahllos freundlichem, aufmerksamkeitsuchenden Verhalten in der frühen und mittleren Kindheit. Gewöhnlich bestehen Schwierigkeiten beim Aufbau enger, vertrauensvoller Beziehungen zu Gleichaltrigen. Begleitende emotionale oder Verhaltensstörungen (teilweise abhängig von den augenblicklichen Lebensumständen des Kindes) können vorhanden sein. In den meisten Fällen gibt es in der Vorgeschichte, bzw. in den ersten 5 Lebensjahren, eine Betreuungsform, die durch deutlich mangelnde Kontinuität der Betreuungspersonen oder mehrfachen Wechsel in der Familienplazierung (etwa durch mehrfache Unterbringung in Pflegefamilien) gekennzeichnet ist.

Dazugehörige Begriffe:

- gefühlsarme Psychopathie
- Hospitalismus

Ausschluß:

- Asperger-Syndrom (F84.5)
- Hospitalismus bei Kindern (F43.2)
- hyperkinetische Störung oder Aufmerksamkeitsstörung (F90)
- reaktive Bindungsstörung des Kindesalters (F94.1)

F94.8 sonstige Störungen sozialer Funktionen mit Beginn in der Kindheit

Dazugehöriger Begriff:

- Störungen sozialer Funktionen mit Rückzug und Schüchternheit aufgrund von Defiziten in der sozialen Kompetenz

F94.9 nicht näher bezeichnete Störung sozialer Funktionen mit Beginn in der Kindheit

F95 Ticstörungen

Es handelt sich um Syndrome, bei denen das vorwiegende Symptom ein Tic ist. Ein Tic ist eine unwillkürliche, rasche, wiederholte, nichtrhythmische motorische Bewegung (gewöhnlich umschriebener Muskelgruppen) oder eine Lautproduktion, die plötzlich einsetzt und keinem offensichtlichem Zweck dient. Tics werden zwar generell als nicht willkürlich beeinflußbar erlebt, dennoch können sie meist für unterschiedliche Zeiträume unterdrückt werden. Sowohl motorische als auch vokale Tics können entweder als einfach oder komplex klassifiziert werden, die Abgrenzungen sind jedoch schlecht definiert. Häufige einfache motorische Tics sind Blinzeln, Kopfwerfen, Schulterzucken und Grimassieren. Übliche einfache vokale Tics sind Räuspern, Bellen, Schnüffeln und Zischen. Häufige komplexe Tics sind Sich-selbst-schlagen, Springen und Hüpfen. Komplexe vokale Tics beeinhalten die Wiederholung bestimmter Wörter, manchmal den Gebrauch sozial unannehmbarer, oft obszöner Wörter (Koprolalie) und die Wiederholung eigener Laute oder Wörter (Palilalie).

Es gibt eine große Variationsbreite des Schweregrades von Tics. An einem Extrem ist das Phänomen fast normal, da vielleicht 1 von 5 bis 10 Kindern zu irgendeiner Zeit passagere Tics zeigen. Am anderen Extrem steht das Tourette-Syndrom als eine seltene chronische, behindernde Störung. Es besteht Unsicherheit darüber, ob diese Extreme verschiedene Störungen oder Pole desselben Kontinuums repräsentieren. Viele Fachleute halten letzteres für wahrscheinlicher. Ticerkrankungen sind wesentlich häufiger bei Jungen als bei Mädchen, eine familiäre Häufung von Tics ist üblich.

Diagnostische Leitlinien:

Die Hauptmerkmale, die Tics von anderen motorischen Störungen unterscheiden, sind die plötzliche, rasche, vorübergehende und umschriebene Art der Bewegungen, zusammen mit dem Fehlen von Hinweisen auf eine zugrundeliegende neurologische Störung; ihre Wiederholungstendenz; (üblicherweise) das Nichtauftreten während des Schlafs und die Leichtigkeit, mit der sie willkürlich unterdrückt oder produziert werden können. Das Fehlen von Rhythmizität unterscheidet Tics von stereotypen repetitiven Bewegungen, wie sie manchmal bei Autismus oder Intelligenzminderung gesehen werden. Manirierte motorische Aktivitäten, die bei diesen Störungen beobachtet werden, zeigen meist komplexere und variablere Bewegungen, als sie üblicherweise bei Tics gesehen werden. Zwangshandlungen gleichen manchmal komplexen Tics, unterscheiden sich jedoch dadurch, daß ihre Ausgestaltung eher durch den Zweck (etwa ein Objekt in einer bestimmten Häufigkeit zu berühren oder umzudrehen) als durch die betroffene Muskelgruppe definiert wird; dennoch ist die Unterscheidung manchmal schwierig.

Tics treten oft als isoliertes Phänomen auf, sind jedoch nicht selten von verschiedensten emotionalen Störungen begleitet, insbesondere von Zwangsphänomenen und hypochondrischen Symptomen. Spezifische Entwicklungsstörungen können ebenfalls mit Tics einhergehen.

Es gibt keine klare Trennungslinie zwischen Ticerkrankungen mit emotionalen Störungen und emotionalen Störungen mit Tics. Die Diagnose soll nach dem vorherrschenden Teil der Störung gestellt werden.

F95.0 vorübergehende Ticstörung

Sie erfüllt die allgemeinen Kriterien für eine Ticstörung. Die Tics halten nicht länger als 12 Monate an. Die häufigsten Ticformen treten vor allem im Alter von 4 oder 5 Jahren auf. Sie haben meist die Form von Blinzeln, Grimassieren oder Kopfschütteln. In einigen Fällen treten die Tics als einmalige Episode auf, jedoch gibt es in anderen Fällen einen Verlauf mit Besserungen und Rückfällen über einige Monate.

F95.1 chronische motorische oder vokale Ticstörung

Sie erfüllt die allgemeinen Kriterien für eine Ticstörung mit motorischen oder vokalen (jedoch nicht beiden Tics), die einzeln oder multipel (gewöhnlich jedoch multipel) auftreten und länger als 1 Jahr andauern.

F95.2 kombinierte vokale und multiple motorische Tics (Tourette-Syndrom)

Dies ist eine Form der Ticstörung, bei der es gegenwärtig oder in der Vergangenheit multiple motorische Tics und einen oder mehrere vokale Tics gibt oder gegeben hat, nicht notwendigerweise gleichzeitig. So gut wie immer liegt der Beginn in der Kindheit oder Adoleszenz. Gewöhnlich gibt es eine Vorgeschichte motorischer Tics, bevor sich vokale Tics entwickeln; die Symptome verschlechtern sich häufig während der Adoleszenz, und üblicherweise persistiert die Erkrankung bis ins Erwachsenenalter.

Die vokalen Tics sind oft multipel mit explosiven repetitiven Vokalisationen, Räuspern, Grunzen und Gebrauch von obszönen Wörtern oder Phrasen. Manchmal besteht eine begleitende gestische Echopraxie, die ebenfalls obszöner Natur sein kann (Kopropraxie). Wie die motorischen Tics können die vokalen für kurze Zeiträume willkürlich unterdrückt und durch Streß verstärkt werden. Sie verschwinden während des Schlafs.

F95.8 sonstige Ticstörungen

F95.9 nicht näher bezeichnete Ticstörung

Eine nicht empfohlene Restkategorie für eine Störung, die die allgemeinen Kriterien einer Ticstörung erfüllt, bei der jedoch die spezifische Subkategorie nicht angegeben ist, oder deren Merkmale die Kriterien für F95.0, F95.1 oder F95.2 nicht erfüllen.

F98 sonstige Verhaltens- und emotionale Störungen mit Beginn in der Kindheit und Jugend

Diese Kategorie faßt eine heterogene Gruppe von Störungen zusammen, denen das Merkmal Beginn in der Kindheit gemeinsam ist, die sich jedoch anderweitig in vieler Hinsicht unterscheiden. Einige der Störungen repräsentieren gut definierte Syndrome, andere sind aber nicht mehr als Symptomkomplexe, für die Hinweise auf eine nosologische Gültigkeit fehlen. Sie werden hier aufgrund ihrer Häufigkeit und ihrer Verbindung mit psychosozialen Problemen und weil sie nicht anderen Syndromen zugeordnet werden können, einbezogen.

Ausschluß:

- Brust-Halte-Attacken (R08.8)
- Geschlechtsidentitätsstörung des Kindesalters (F64.2)
- Hypersomnie und Megaphagie (Kleine-Levin-Syndrom) (G47.8)
- Schlafstörungen (F51)
- Zwangsstörung (F42)

F98.0 Enuresis

Es handelt sich um eine Störung mit unwillkürlichem Urinabgang, bei Tag oder bei Nacht, der im Verhältnis zum geistigen Entwicklungsstand der betroffenen Person abnorm und nicht Folge einer mangelnden Blasenkontrolle aufgrund einer neurologischen Krankheit, epileptischer Anfälle oder einer strukturellen Anomalie der ableitenden Harnwege ist. Die Enuresis kann von Geburt an bestehen, d.h. als abnorme Verlängerung der normalen infantilen Inkontinenz oder nach einer Periode bereits erworbener Blasenkontrolle aufgetreten sein. Die Form mit späterem Beginn (sekundäre Enuresis) tritt gewöhnlich im Alter von 5 bis 7 Jahren auf. Die Enuresis kann eine monosymptomatische Störung sein oder von einer emotionalen oder Verhaltensstörung begleitet sein. Im letzteren Fall herrscht Unsicherheit über die Mechanismen, die an dieser Kombination beteiligt sind. Emotionale Schwierigkeiten können als Sekundärfolge der durch die Enuresis bedingten Belastung oder Stigmatisierung auftreten, die Enuresis kann Teil einer anderen psychiatrischen Erkrankung sein oder beide - die Enuresis und die emotionale oder Verhaltensstörung - können sich parallel aus verwandten ätiologischen Faktoren entwickeln. Es gibt keinen einfachen, zweifelsfreien Weg, im individuellen Fall zwischen diesen Alternativen zu unterscheiden. Die Diagnose sollte danach gestellt werden, welche Störung (Enuresis oder emotionale oder Verhaltensstörung) das Hauptproblem darstellt.

Diagnostische Leitlinien:

Es gibt keine scharfe Grenzlinie zwischen einer Enuresis und Normvarianten im Alter des Erwerbs der Blasenkontrolle. Eine Enuresis wird in der Regel bei einem Kind von weniger als 5 Jahren oder mit einem geistigen Intelligenzalter von weniger als 4 Jahren nicht diagnostiziert. Ist die Enuresis mit einer (anderen) emotionalen oder Verhaltensstörung verbunden, soll Enuresis nur dann die Hauptdiagnose sein, wenn der unwillkürliche Urinabgang wenigstens mehrmals wöchentlich auftritt, und wenn die anderen Symptome eine gewisse zeitliche Kovarianz mit der Enuresis zeigen. Enuresis tritt manchmal in Verbindung mit Enkopresis auf; wenn das zutrifft, soll die Enkopresis diagnostiziert werden.

Gelegentlich entwickeln Kinder eine vorübergehende Enuresis infolge einer Zystitis oder einer Polyurie (wie beim Diabetes). Dies ist keine ausreichende Erklärung für eine Enuresis, die nach der Heilung der Infektion oder nachdem die Polyurie unter Kontrolle gebracht worden ist, weiterhin besteht. Nicht selten kann die Zystitis auch sekundär durch eine aufsteigende Infektion in den ableitenden Harnwegen (besonders bei Mädchen) als ein Resultat der anhaltenden Nässe entstanden sein.

Dazugehörige Begriffe:

- funktionelle oder psychogene Enuresis
- nichtorganische primäre oder sekundäre Enuresis
- Urininkontinenz nicht organischen Ursprungs

Ausschluß:

- nicht näher bezeichnete Enuresis (R32)

F98.1 Enkopresis

Wiederholtes willkürliches oder unwillkürliches Absetzen von Faeces normaler oder fast normaler Konsistenz an Stellen, die im soziokulturellen Milieu des betroffenen Kindes dafür nicht vorgesehen sind. Die Störung kann eine abnorme Verlängerung der normalen infantilen Inkontinenz darstellen oder einen Kontinenzverlust, nachdem eine Darmkontrolle bereits vorhanden war, oder sie kann das absichtliche Absetzen von Stuhl an dafür nicht vorgesehenen Stellen trotz normaler physiologischer Darmkontrolle beinhalten. Die Störung kann als monosymptomatische Erkrankung auftreten oder sie kann Teil einer umfassenderen Störung, besonders einer emotionalen Störung (F93) oder einer Störung des Sozialverhaltens (F91) sein.

Diagnostische Leitlinien:

Das wesentliche diagnostische Merkmal ist die unangemessene Plazierung von Faeces. Die Störung kann auf verschiedene Weise auftreten:

1. Sie kann infolge eines unzureichenden Toilettentrainings oder unzureichenden Ansprechens auf Toilettentraining mit der Vorgeschichte eines fortgesetzten Versagens beim Erlernen der Darmkontrolle auftreten.
2. Sie kann eine psychologisch begründete Störung widerspiegeln, bei der eine normale physiologische Kontrolle über die Defäkation vorhanden ist, bei der jedoch aus irgendeinem Grund Ablehnung, Widerstand oder Unvermögen besteht, den sozialen Normen bezüglich des Absetzens von Stuhl an annehmbaren Stellen Folge zu leisten.
3. Sie kann von einer physiologischen Retention herrühren, die mit Zurückhalten, und sekundärem Überlaufen und Absetzen des Stuhls an unangemessenen Stellen einhergeht. Eine solche Stuhlverhaltung kann das Resultat von Auseinandersetzungen zwischen Eltern und Kind beim Darmtraining sein, durch Zurückhalten von Stuhl wegen schmerzhafter Defäkation (z.B als Folge einer Analfissur) oder aus anderen Gründen entstehen.

In einigen Fällen geht die Enkopresis mit Verschmieren von Kot über den Körper oder die äußere Umgebung einher, weniger häufig können anale Manipulationen oder Masturbation auftreten. Meist besteht ein gewisses Ausmaß an emotionalen oder Verhaltensstörungen. Es gibt keine klare Grenzlinie zwischen einer Enkopresis mit begleitender emotionaler oder Verhaltensstörung und einer anderen psychiatrischen Erkrankung mit einer Enkopresis als Symptom. Eine Enkopresis ist nur dann zu verschlüsseln (F98.1), wenn sie das dominierende Phänomen darstellt und nicht, wenn sie weniger als einmal im Monat auftritt. Enkopresis und Enuresis sind nicht selten assoziiert. Wenn das zutrifft, soll die Kodierung der Enkopresis Vorrang haben. Eine Enkopresis kann manchmal einer organischen Krankheit, wie etwa einer Analfissur oder einem gastrointestinalen Infekt, folgen. Die organische Krankheit soll allein verschlüsselt werden, wenn sie eine ausreichende Erklärung für das Einkoten ist. Wenn sie zwar Auslöser, aber nicht hinreichende Erklärung für das Einkoten ist, soll F98.1 kodiert werden (zusätzlich zu der somatischen Störung).

Differentialdiagnose:

Es ist wichtig folgendes zu bedenken:

1. Einkoten infolge einer organischen Krankheit wie Megacolon congenitum (Q43.1) oder Spina bifida (Q05). Eine Enkopresis kann auch zusammen mit oder als Folge von Krankheiten wie Analfissuren oder gastrointestinalen Infekten vorkommen.
2. Obstipation mit Stuhlblockade und nachfolgendem «Überlaufeinkoten» flüssigen oder halbflüssigen Stuhls (K59.0).

In einigen Fällen können Enkopresis und Obstipation nebeneinander bestehen; dann ist Enkopresis zu kodieren (gegebenenfalls mit einer zusätzlichen somatischen Kodierung für die Störung, die die Obstipation hervorruft).

F98.2 Fütterstörung im frühen Kindesalter

Es handelt sich um eine für das frühe Kindesalter spezifische Störung beim Gefüttertwerden mit unterschiedlicher Symptomatik. Allgemein umfaßt sie Nahrungsverweigerung und extrem wählerisches Eßverhalten bei angemessenem Nahrungsangebot, einer einigermaßen kompetenten Betreuungsperson und in Abwesenheit einer organischen Krankheit. Begleitend kann Rumination (wiederholtes Heraufwürgen von Nahrung ohne Übelkeit oder gastrointestinale Krankheit) vorhanden sein.

Diagnostische Leitlinien:

Geringere Schwierigkeiten beim Essen sind im frühen Kindesalter sehr verbreitet (in Form von «Mäkeligkeit», vermutetem Zuwenig-oder Zuviel-Essen). Für sich allein genommen sollten diese nicht als Indikatoren einer Störung betrachtet werden. Eine Störung sollte nur diagnostiziert werden, wenn das Ausmaß deutlich außerhalb des Normbereichs liegt, oder wenn die Art des Eßproblems qualitativ abnorm ist, oder wenn das Kind nicht zunimmt oder über einen Zeitraum von wenigstens 1 Monat Gewicht verliert.

Dazugehöriger Begriff:

- Störung mit Rumination

Differentialdiagnose:

Es ist wichtig, diese Störung zu unterscheiden von:

1. Umständen, bei denen das Kind problemlos von anderen Erwachsenen als den gewöhnlichen Betreuungspersonen Nahrung annimmt
2. einer zur Erklärung der Nahrungsverweigerung hinreichenden organischen Krankheit,
3. Anorexia nervosa und anderen Eßstörungen (F50),
4. einer umfassenderen psychiatrischen Störung,
5. Pica (F98.3),
6. Fütterschwierigkeiten und Betreuungsfehlern (R62.3).

F98.3 Pica im Kindesalter

Anhaltender Verzehr nicht eßbarer Substanzen (Schmutz, Farbschnipsel, usw.). Sie kann als eines von vielen Symptomen einer umfassenden psychiatrischen Störung (wie Autismus) auftreten, oder sie kann sich als relativ isolierte psychopathologische Auffälligkeit manifestieren; nur das letztere wird hier kodiert. Das Phänomen ist am häufigsten bei intelligenzgeminderten Kindern. Wenn eine intellektuelle Beeinträchtigung vorhanden ist, sollte die Störung unter F7 klassifiziert werden. Pica kann auch bei Kindern mit normaler Intelligenz (gewöhnlich jüngeren Kindern) auftreten.

F98.4 stereotype Bewegungsstörung

Willkürliche, wiederholte, stereotype, nicht funktionale und oft rhythmische Bewegungen, die nicht Teil einer erkennbaren psychiatrischen oder neurologischen Krankheit sind. Wenn solche Bewegungen als Symptom irgendeiner anderen Störung auftreten, sollte nur die übergreifende Störung diagnostiziert werden (und nicht F98.4). Die Bewegungen, die nicht die Qualität von Selbstverletzungen haben, umfassen Körperschaukeln, Kopfschaukeln, Haarezupfen, Haaredrehen, Fingerschnippen und Händeschütteln. Nägelkauen, Daumenlutschen und Nasebohren sollten hier nicht eingeordnet werden, da sie keine guten Indikatoren für eine Psychopathologie darstellen und nicht von ausreichender gesundheitlicher Bedeutung sind, um eine Klassifikation hier zu rechtfertigen. Stereotypes selbstschädigendes Verhalten schließt wiederholtes Kopfanschlagen, Ins-Gesicht-schlagen, In-die-Augen-bohren und Beißen in Hände, Lippen oder andere Körperpartien ein. Alle stereotypen Bewegungsstörungen treten am häufigsten in Verbindung mit Intelligenzminderung auf. Wenn dies der Fall ist, sollten beide Störungen klassifiziert werden.

Das Bohren in den Augen ist besonders bei Kindern mit visueller Behinderung häufig. Dennoch stellt die visuelle Behinderung keine ausreichende Erklärung dar, und wenn beides, In-den-Augenbohren und Blindheit (oder Teilblindheit) vorhanden ist, sollte beides verschlüsselt werden; das Bohren in den Augen mit F98.4 und die visuelle Behinderung mit der Kodierung der entsprechenden somatischen Störung.

Ausschluß:

- abnorme unwillkürliche Bewegungen (R25)
- Bewegungsstörungen körperlichen Ursprungs (G20-G26)
- Nägelbeißen, Nasebohren, Daumenlutschen (F98.8)
- Stereotypien, die Teil einer tiefgreifenden psychischen Erkrankung sind (wie einer tiefgreifenden Entwicklungsstörung)
- Ticstörungen (F95)
- Trichotillomanie (F63.3)
- Zwangsstörungen (F42)

F98.5 Stottern (Stammeln)

Stottern ist ein Sprechen, das durch häufige Wiederholung oder Dehnung von Lauten, Silben oder Wörtern, oder durch häufiges Zögern und Innehalten, das den rhythmischen Sprechfluß unterbricht, gekennzeichnet ist. Geringfügige Dysrhythmien dieses Typs sind in einer Durchgangsphase in der frühen Kindheit oder als geringfügiges, aber fortdauerndes Sprechmerkmal im späten Kindesalter oder im Erwachsenenalter recht häufig. Sie sind als Störung nur zu klassifizieren, wenn ihre Ausprägung die Sprechflüssigkeit deutlich beeinträchtigt. Begleitende Bewegungen des Gesichts und anderer Körperteile, die zeitlich mit den Wiederholungen, Dehnungen oder Pausen im Sprechfluß zusammenfallen, können vorkommen. Stottern ist von Poltern (siehe unten) und von Tics zu unterscheiden. In einigen Fällen kann es von einer Entwicklungsstörung des Sprechens oder der Sprache begleitet sein, wobei diese separat unter F80 einzuordnen ist.

Ausschluß:

- neurologische Krankheit, die zur Störung des Sprechrhythmus führt (Kapitel VI(G))
- Poltern (F98.6)
- Ticstörungen (F95)
- Zwangsstörungen (F42)

F98.6 Poltern

Eine hohe Sprechgeschwindigkeit mit falscher Sprechflüssigkeit, jedoch ohne Wiederholungen oder Zögern, von einem Schweregrad, der zu einer beeinträchtigten Sprechverständlichkeit führt. Das Sprechen ist unregelmäßig und unrhythmisch, mit schnellen, ruckartigen Anläufen, die gewöhnlich zu einem fehlerhaften Satzmuster führen (z.B. erzeugen abwechselnde Pausen und Sprechausbrüche Wortgruppen, die nicht der grammatikalischen Satzstruktur entsprechen).

Ausschluß:

- neurologische Störungen, die zu Störungen des Sprechrhythmus führen (Kapitel VI(G))
- Stottern (F98.5)
- Ticstörungen (F95)
- Zwangsstörungen (F42)

F98.8 sonstige näher bezeichnete Verhaltens- und emotionale Störungen mit Beginn in der Kindheit und Jugend

Dazugehörige Begriffe:

- Aufmerksamkeitsstörung ohne Hyperaktivität
- Daumenlutschen
- (exzessive) Masturbation
- Nägelkauen
- Nasebohren

F98.9 nicht näher bezeichnete Verhaltens- oder emotionale Störung mit Beginn in der Kindheit und Jugend

F99 Nicht näher bezeichnete psychische Störung

Nicht empfohlene Restkategorie, nur zu verwenden, wenn keine andere Kodierung des Kapitels V (F), F00-F98 in Frage kommt.

Anhang

Dieser Abschnitt enthält eine Liste von Krankheiten und Bedingungen aus anderen Kapiteln der ICD-10, die häufig im Zusammenhang mit den Störungen des Kapitels V (F) gefunden werden. Der Psychiater hat mittels der klinischen Beschreibungen und diagnostischen Leitlinien auch die anderen ICD-Termini und -Kodierungen schnell zur Hand und kann so auch die häufigsten kombinierten Diagnosen stellen. Die meisten angegebenen Kriterien sind dreistellig. Bei einigen häufigeren Diagnosen können auch vierstellige Kodierungen verwendet werden.

Kapitel I
bestimmte infektiöse und parasitäre Krankheiten (A00-B99)

A50 Kongenitale Syphilis
A50.4 späte kongenitale Neurosyphilis (juvenile Neurosyphilis)

A52 Spätsyphilis
A52.1 symptomatische Neurosyphilis
einschließlich: Tabes dorsalis

A81 Slow-Virus-Infektionen des Zentralnervensystems
A81.0 Creutzfeldt-Jakob-Krankheit
A81.1 subakute sklerosierende Panenzephalitis
A81.2 Progressive multifokale Leukenzephalopathie

B22 durch die Human-Immundefizienz-Virus-(HIV)-Krankheit ausgelöste sonstige näher bezeichnete Krankheiten
B22.0 durch HIV-Krankheit ausgelöste Enzephalopathie
einschließlich: Demenz bei HIV-Krankheit

Kapitel II
Neubildungen (C00-D48)

C70 bösartige Neubildung der Meningen
C71 bösartige Neubildung des Gehirns
C72 bösartige Neubildung des Rückenmarkes, der Hirnnerven und anderer Teile des zentralen Nervensystems
D33 gutartige Neubildung des Gehirns und anderer Teile des Zentralnervensystems

D42 **Neubildung unsicherer Dignität und fraglicher meningealer Beteiligung**
D43 **Neubildung unsicherer Dignität und fraglicher Beteiligung des Gehirns und des Zentralnervensystems**

Kapitel IV
endokrine, Ernährungs- und Stoffwechselerkrankungen (E00-E90)

E00 **angeborenes Jodmangelsyndrom**
E01 **jodmangelbedingte Schilddrüsenerkrankungen und verwandte Zustände**
E02 **subklinische Jodmangelhypothyreose**
E03 **sonstige Hypothyreoseformen**
E03.2 Hypothyreose durch Arzneimittel und sonstige äußere Substanzen
E03.4 Myxödemkoma

E05 **Thyreotoxikose (Hyperthyreoidismus)**

E15 **nichtdiabetischer hypoglykämischer Schock**

E22 **Überfunktion der Hypophyse**
E22.0 Akromegalie und hypophysärer Riesenwuchs
E22.1 Hyperprolaktinämie
einschließlich: medikamenteninduzierte Hyperprolaktinämie

E23 **Unterfunktion und sonstige Störungen der Hypophyse**

E24 **Cushing-Syndrom**

E30 **Pubertätsstörungen, nicht andernorts klassifizierbar**
E30.0 verzögerte Pubertät
E30.1 vorzeitige Pubertät

E34 **sonstige endokrine Störungen**
E34.3 Minderwuchs, nicht andernorts klassifizierbar

E51 **Thiaminmangel**
E51.2 Wernicke-Enzephalopathie

E64 **Folgen von Mangelernährung und sonstigen alimentären Mangelzuständen**

E66 **Fettsucht**

E70 **Störungen des Stoffwechsels aromatischer Aminosäuren**
E70.0 klassische Phenylketonurie

E71 **Störungen des Stoffwechsels verzweigter Aminosäuren und des Fettsäurestoffwechsels**
F71.0 Ahornsirupkrankheit

E74 **sonstige Störungen des Kohlenhydratstoffwechsels**

E80 **Störungen des Porphyrin- und Bilirubinstoffwechsels**

Kapitel VI
Krankheiten des Nervensystems (G00-G99)

G00 **bakterielle Meningitis, nicht andernorts klassifizierbar**
einschließlich: – Hämophilusmeningitis
– Pneumokokkenmengitis
– Streptokokkenmeningitis
– Staphylokokkenmeningitis
– sonstige bakterielle Meningitis

G02 **Meningitis bei andernorts klassifizierten infektiösen und parasitären Krankheiten**

G03 **Meningitis durch sonstige und nicht näher bezeichnete Ursachen**

G04 **Enzephalitis, Myelitis und Enzephalomyelitis**

G06 **intrakranielle und intraspinale Abszesse und Granulome**
G06.2 extraduraler und subduraler Abszeß, nicht näher bezeichnet

G10 **Huntington-Krankheit**

G11 **hereditäre Ataxie**

G20 **Parkinson-Krankheit**

G21 **sekundärer Parkinsonismus**
G21.0 malignes neuroleptisches Syndrom
G21.1 sonstiger arzneimittelinduzierter sekundärer Parkinsonismus
G21.2 sekundärer Parkinsonismus durch sonstige äußere Substanzen
G21.3 postenzephalitisches Parkinson-Syndrom

G24 **Dystonie**
einschließlich: – Dyskinesie

G24.0 Arzneimittelinduzierte Dystonie und Dyskinesie
G24.3 Torticollis spasticus
G24.8 sonstige Dystonie
einschließlich: – Dyskinesia tarda

G25.– sonstige extrapyramidale und Bewegungsstörungen
einschließlich: – arzneimittelinduzierter Tremor
– Myoklonus
– Chorea
– Tics
– Restless-legs-Syndrom

G30 Alzheimer-Krankheit
G30.0 Alzheimer-Krankheit mit frühem Beginn
G30.1 Alzheimer-Krankheit mit spätem Beginn
G30.8 sonstige näher bezeichnete Alzheimer-Krankheit
G30.9 Alzheimer-Krankheit, nicht näher bezeichnet

G31 sonstige degenerative Krankheiten des Nervensystems, nicht andernorts klassifizierbar
G31.0 umschriebene Hirnatrophie
einschließlich: – Pick-Krankheit
G31.1 sonstige senile Degeneration des Gehirns, nicht andernorts klassifizierbar
G31.2 Degeneration des Nervensystems durch Alkohol
einschließlich: – alkoholbedingte:
zerebellare Ataxie
zerebellare Degeneration
zerebrale Degeneration und Enzephalophatie
Dysfunktion des autonomen Nervensystems durch Alkohol
G31.8 sonstige näher bezeichnete degenerative Krankheiten des Nervensystems
einschließlich: – Degeneration der grauen Hirnsubstanz (Alpers-Syndrom)
– subakute nekrotisierende Enzephalopathie (Leigh)
G31.9 Degeneration des Nervensystems, nicht näher bezeichnet

G32 sonstige degenerative Krankheiten des Nervensystems bei andernorts klassifizierten Krankheitsbildern

G35 Multiple Sklerose

G37 sonstige demyelinisierende Krankheiten des Zentralnervensystems

G37.0 diffuse Sklerose
einschließlich: – Enzephalitis periaxialis
– Schilder-Krankheit

G40 Epilepsien
G40.0 lokalisationsbezogene (fokale)(partielle) idiopathische Epilepsie und epileptische Syndrome mit lokalisationsbezogenen Anfällen
einschließlich: – benigne Epilepsie des Kindesalters mit temporozentralen Spikes im EEG
G40.1 lokalisationsbezogene (fokale)(partielle) symptomatische Epilepsien und epileptische Syndrome mit einfachen Partialanfällen
einschließlich: – Anfälle ohne Störungen des Bewußtseins
G40.2 lokalisationsbezogene (fokale)(partielle) symptomatische Epilepsien und epileptische Syndrome mit komplexen Partialanfällen
einschließlich: – Anfälle mit Störungen des Bewußtseins, meist mit Automatismen
G40.3 generalisierte idiopathische Epilepsie und epileptische Syndrome
G40.4 sonstige generalisierte Epilepsie und epileptische Syndrome
einschließlich: – Blitz-Nick-Salaam-Anfälle
G40.5 spezielle epileptische Syndrome
einschließlich: – epileptische Anfälle in Verbindung mit Alkohol, Drogen und Schlafentzug
G40.6 Grand-mal-Anfälle, nicht näher bezeichnet, mit oder ohne Petit-mal-Anfälle
G40.7 Petit-mal-Anfälle, nicht näher bezeichnet, ohne Grand-mal-Anfälle

G41.- Status epilepticus

G43.- Migräne

G44.- sonstige Kopfschmerzen

G45.- transitorische zerebrale ischämische Attacken und verwandte Syndrome

G47 Schlafstörungen
G47.2 Störungen des Schlaf-Wachrhythmus
G47.3 Schlafapnoe
G47.4 Narkolepsie und Kataplexie

G70 Myasthenia gravis und sonstige Krankheiten im Bereich der neuromuskulären Synapse
G70.0 Myasthenia gravis

G91.- Hydrocephalus

G92 **toxische Enzephalopathie**

G93 **sonstige Krankheiten des Gehirns, nicht andernorts klassifizierbar**
G93.1 anoxische Hirnschädigung, nicht andernorts klassifizierbar
G93.3 postvirales Erschöpfungssydrom
einschließlich: – benigne myalgische Enzephalomyelitis
G93.4 Enzephalopathie, nicht näher bezeichnet

G97 **Krankheiten des Nervensystems nach Operationen und medizinischen Maßnahmen, nicht andernorts klassifizierbar**
G97.0 Liquorfistel nach Punktion

Kapitel VII
Krankheiten des Auges und der Augenanhangsgebilde (H00-H59)

H40 **Glaukom**
H40.6 Glaukom nach Arzneimittelverabreichung

Kapitel VIII
Krankheiten des Ohres und des Mastoids (H60-H95)

H93 **sonstige Störungen des Ohres, nicht andernorts klassifizierbar**
H93.1 Tinnitus

Kapitel IX
Krankheiten des Kreislaufsystems (I00-I99)

I10 **essentielle (primäre) Hypertonie**

I60.– **Subarachnoidalblutung**

I61.– **intrazerebrale Blutung**

I62 **sonstige nichttraumatische intrakranielle Blutung**
I62.0 subdurale Blutung (akut, nichttraumatisch)
I62.1 nichttraumatische extradurale Blutung

I63.– **Zerebralinfarkt**

I64 **Apoplexie, nicht näher als Blutung oder Infarkt bezeichnet**

I65.– **Verschluß und Stenose präzerebraler Arterien ohne resultierenden Zerebralinfarkt**

I66.– **Verschluß und Stenose zerebraler Arterien ohne resultierenden Zerebralinfarkt**

I67 **sonstige zerebrovaskuläre Krankheiten**
I67.2 zerebrale Arteriosklerose
I67.3 progressive vaskuläre Leukenzephalopathie
einschließlich: – Morbus-Binswanger
I67.4 hypertoniebedingte Enzephalopathie

I69.– **Folgen zerebrovaskulärer Krankheiten**

I95 **Hypotonie**
I95.2 Hypotonie durch Arzneimittel

Kapitel X
Krankheiten des respiratorischen Systems (J00-J99)

J10 **Grippe durch nachgewiesene Influenzaviren**
J10.8 Grippe mit sonstigen Manifestationen, Viren nachgewiesen

J11 **Grippe, Viren nicht nachgewiesen**
J11.8 Grippe mit sonstigen Manifestationen, Viren nicht nachgewiesen

J42 **chronische Bronchitis, nicht näher bezeichnet**

J43.– **Emphysem**

J45.– **Asthma**

Kapitel XI
Krankheiten des Verdauungssystems (K00-K93)

K25 **Ulcus ventriculi**

K26 **Ulcus duodoni**

K27 **Ulcus pepticum, Lokalisation nicht näher bezeichnet**

K29 **Gastritis und Duodenitis**
K29.2 Alkoholgastritits

K30 **Dyspepsie**

K58.– **Reizkolon (Colon irritabile)**

K59.– **sonstige funktionelle Darmstörungen**

K70.– **alkoholische Lebererkrankung**

K71.– **toxische Lebererkrankung**
einschließlich: – arzneimittelinduzierte Lebererkrankung

K86 **sonstige Krankheiten des Pankreas**
K86.0 alkoholinduzierte chronische Pankreatitis

Kapitel XII
Krankheiten der Kutis und der Subkutis (L00-L99)

L20.– **Dermatitis atopica**

L98 **sonstige Krankheiten der Kutis und der Subkutis, nicht andernorts klassifizierbar**
L98.1 Dermatitis factitia *einschließlich:* – neurotische Exkoriation

Kapitel XIII
Krankheiten des Muskel-Skelett-Systems und des Bindegewebes (M00-M99)

M32.– **systemischer Lupus erythematodes**

M54.– **Rückenschmerzen**

Kapitel XIV
Krankheiten des Urogenitalsystems (N00-N99)

N48 **sonstige Krankheiten des Penis**
N48.3 Priapismus
N48.4 Impotenz mit organischer Ursache

N91.- **ausgebliebene, zu schwache oder zu seltene Menstruation**

N94 **Schmerzen und sonstige Symptome der weiblichen Genitalorgane sowie Symptome im Zusammenhang mit dem Menstruationszyklus**
N94.3 Prämenstruelles Syndrom
N94.4 primäre Dysmenorrhoe
N94.5 sekundäre Dysmenorrhoe
N94.6 nicht näher bezeichnete Dysmenorrhoe

N95 **Störungen vor, während und nach der Menopause**
N95.1 Störungen im Zusammenhang mit der Menopause und dem Klimakterium der Frau
N95.3 Zustandsbilder bei artifizieller Menopause

Kapitel XV
Schwangerschaft, Geburt und Wochenbett (O00-O99)

O04 **Abort aus medizinischer Indikation**

O35 **Betreuung der Mutter bei festgestellter oder vermuteter Anomalie oder Schädigung des Feten**
O35.4 Betreuung der Mutter bei (vermuteter) Schädigung des Feten durch Alkohol
O35.5 Betreuung der Mutter bei (vermuteter) Schädigung des Feten durch Arzneimittel oder Drogen

O99 **sonstige Krankheiten der Mutter, die andernorts klassifizierbar sind, die jedoch Schwangerschaft, Wehen, Entbindung und Wochenbett komplizieren**
O99.3 psychische Störungen und Krankheiten des Nervensystems, die Schwangerschaft, Entbindung und Wochenbett komplizieren
einschließlich: – Störungen und Krankheiten aus den Kapiteln F00-F99 und G00-G99

Kapitel XVII
angeborene Mißbildungen, Deformitäten und Chromosomenaberrationen (Q00 Q99)

Q02 **Mikrozephalie**

Q03.- **Hydrocephalus congenitus**

Q04.–	**sonstige angeborene Mißbildungen des Gehirns**
Q05.–	**Spina bifida**
Q75.–	**sonstige angeborene Mißbildungen der Schädel- und Gesichtsschädelknochen**
Q85	**Phakomatosen, nicht andernorts klassifizierbar**
Q85.0	Neurofibromatose (nicht maligne)
Q85.1	tuberöse Sklerose
Q86	**angeborene Mißbildungen durch bekannte exogene Schadstoffe, nicht andernorts klassifizierbar Q86.0**
Q90	**Down-Syndrom**
Q90.0	Trisomie 21, meiotische Nondisjunction
Q90.1	Trisomie 21, Mosaik (mitotische Nondisjunction)
Q90.2	Trisomie 21, Chromosomentranslokation
Q90.9	Down-Syndrom, nicht näher bezeichnet
Q91.–	**Edwards-Syndrom und Patau-Syndrom**
Q93	**Monosomien und Deletionen von Autosomen, nicht andernorts klassifizierbar**
Q93.4	Deletion des kurzen Armes des Chromosomen 5 *einschließlich:* – Cri-du-chat-Syndrom
Q96.–	**Turner-Syndrom**
Q97.–	**sonstige Aberration der Gonosomen weiblichen Phänotyps, nicht andernorts klassifizierbar**
Q98	**sonstige Aberration der Gonosomen männlichen Phänotyps, nicht andernorts klassifizierbar**
Q98.0	Klinefelter-Syndrom, Karyotyp 47, XXY
Q98.1	Klinefelter-Syndrom, männlicher Phänotyp mit mehr als zwei X-Chromosomen
Q98.2	Klinefelter-Syndrom, männlicher Phänotyp mit Karyotyp 46, XX
Q98.4	Klinefelter-Syndrom, nicht näher bezeichnet
Q99	**sonstige Chromosomenaberrationen, nicht andernorts klassifizierbar**

Kapitel XVIII
Symptome, Zeichen und abnorme klinische und Laborbefunde, nicht andernorts klassifiziert (R00-R99)

R55 **Synkope und Kollaps**

R56 **Krampfanfälle, nicht andernorts klassifizierbar**
R56.0 Fieberkrämpfe
R56.8 Krampfanfälle, sonstige und nicht näher bezeichnete

R62 **Verzögerung der zu erwartenden normalen physiologischen Entwicklung**
R62.0 verzögertes Eintreten bestimmter Entwicklungsstufen
R62.8 sonstige Verzögerungen der zu erwartenden physiologischen Entwicklung
R62.9 Verzögerung der zu erwartenden physiologischen Entwicklung, nicht näher bezeichnet

R63 **Symptome, die die Nahrungs- und Flüssigkeitsaufnahme betreffen**
R63.0 Anorexie
R63.1 Polydipsie
R63.4 abnorme Gewichtsabnahme
R63.5 abnorme Gewichtszunahme

R78.- **Nachweis von Drogen und sonstigen Substanzen, die normalerweise nicht im Blut vorhanden sind**
einschließlich: – Alkohol (R78.0)
– Opiate (R78.1)
– Kokain (R78.2)
– Halluzinogene (R78.3)
– sonstige suchterzeugende Substanzen (R78.4)
– psychotrope Medikamente (R78.5)
– pathologischer Lithiumspiegel (R78.8)

R83 **abnorme Befunde im Liquor cerebrospinalis**

R90.- **abnorme Befunde bei diagnostischen bildgebenden Verfahren des Zentralnervensystems**

R94 **abnorme Ergebnisse von Funktionsprüfungen**
R94.0 abnorme Ergebnisse von Funktionsprüfungen des Zentralnervensystems
einschließlich: – abnormes Elektroenzephalogramm

Kapitel XIX
Verletzungen, Vergiftungen und sonstige Folgen äußerer Ursachen (S00-T98)

S06 **Intrakranielle Verletzung**
S06.0 Kontusio
S06.1 traumatisches Hirnödem
S06.2 diffuse Hirnverletzung
S06.3 fokale Hirnverletzung
S06.4 epidurale Blutung
S06.5 traumatische subdurale Blutung
S06.6 traumatische subarachnoidale Blutung
S06.7 intrakranielle Verletzung mit langdauerndem Koma

Kapitel XX
Äußere Ursachen für Morbidität und Mortalität (V01-Y98)

Vorsätzliche Selbstbeschädigung (X60-X84)
einschließlich: vorsätzlich selbstzugefügte Vergiftung und Verletzung; Suizid

X60 **vorsätzliche Selbstvergiftung durch und Expositon gegenüber nicht opiathaltigen Analgetika, Antipyretika und Antirheumatika**

X61 **vorsätzliche Selbstvergiftung durch und Exposition gegenüber Antikonvulsiva, Sedativa, Hypnotika, Antiparkinsonmittel und psychotropen Substanzen, nicht andernorts klassifizierbar**
einschließlich:
- Antidepressiva
- Barbiturate
- Neuroleptika
- Psychostimulantien

X62 **vorsätzliche Selbstvergiftung durch und Exposition gegenüber Narkotika und Psychodysleptika (Halluzinogene), nicht andernorts klassifizierbar**
einschließlich:
- Cannabis und Cannabinoide
- Kokain
- Codein
- Heroin
- Lysergide (LSD)
- Methadon

– Mescalin
– Morphium
– Opiate und Opioide

X63 **vorsätzliche Selbstvergiftung durch und Exposition gegenüber sonstigen Arzneimitteln und Substanzen mit Wirkung auf das autonome Nervensystem**

X64 **vorsätzliche Selbstvergiftung durch und Exposition gegenüber sonstigen und nicht näher bezeichneten Arzneimitteln und biologisch aktiven Stoffen**

X65 **vorsätzliche Selbstvergiftung durch und Exposition gegenüber Alkohol**

X66 **vorsätzliche Selbstvergiftung durch und Exposition gegenüber Erdölprodukten, sonstigen Lösungsmitteln und deren Dämpfe**

X67 **vorsätzliche Selbstvergiftung durch und Exposition gegenüber sonstigen Gasen und Dämpfen**

einschließlich: – Kohlenmonoxid
– Gebrauchsgase

X68 **vorsätzlich Selbstvergiftung durch und Exposition gegenüber Insektiziden, Herbiziden und sonstigen Schädlingsbekämpfungsmitteln**

X69 **vorsätzliche Selbstvergiftung durch und Exposition gegenüber sonstigen und nicht näher bezeichneten Chemikalien und Giftstoffen**

einschließlich: – aromatische Ätzgifte
– Säuren
– Ätzalkalien

X70 **vorsätzliche Selbstbeschädigung durch Erhängen, Erdrosseln und Ersticken**

X71 **vorsätzliche Selbstbeschädigung durch Ertrinken und Untergehen**

X72 **vorsätzliche Selbstbeschädigung durch Faustfeuerwaffen**

X73 **vorsätzliche Selbstbeschädigung durch Gewehr, Schrotflinte und schwere Feuerwaffe**

X74 **vorsätzliche Selbstbeschädigung durch sonstige nicht näher bezeichnete Feuerwaffe**

X75 **vorsätzliche Selbstbeschädigung durch Explosivstoffe**

X76 **vorsätzliche Selbstbeschädigung durch Feuer und Flammen**

X77 **vorsätzliche Selbstbeschädigung durch Wasserdampf, heiße Dämpfe und heiße Gegenstände**

X78 **vorsätzliche Selbstbeschädigung durch scharfen Gegenstand**

X79 **vorsätzliche Selbstbeschädigung durch stumpfen Gegenstand**

X80 **vorsätzliche Selbstbeschädigung durch Sturz aus der Höhe**

X81 **vorsätzliche Selbstbeschädigung durch Sprung oder Sichlegen vor einen sich bewegenden Gegenstand**

X82 **vorsätzliche Selbstbeschädigung durch Unfall mit einem Kraftfahrzeug**

X83 **vorsätzliche Selbstbeschädigung auf sonstige näher bezeichnete Art und Weise**
einschließlich:
- Unfall mit einem Luftfahrzeug
- Stromtod
- ätzende Substanzen, ausgenommen Vergiftung

X84 **vorsätzliche Selbstbeschädigung auf nicht näher bezeichnete Weise**

Tätlicher Angriff (X85-Y09)
einschließlich: Tötung; Verletzungen, die auf jegliche Art und Weise durch eine sonstige Person in Verletzungs- oder Tötungsabsicht zugefügt wurden

X93 **tätlicher Angriff mit Faustfeuerwaffe**

X99 **tätlicher Angriff mit einem scharfen Gegenstand**

Y00 **tätlicher Angriff mit einem stumpfen Gegenstand**

Y04 **tätlicher Angriff mit körperlicher Gewalt**

Y05 **sexueller Mißbrauch mittels körperlicher Gewalt**

Y06.– **Vernachlässigung und Im-Stich-Lassen**

Y07.- sonstige Mißhandlungssyndrome
einschließlich: - seelische Grausamkeit
- körperlicher Mißbrauch
- sexueller Mißbrauch
- Folterung

Arzneimittel, Drogen und biologisch aktive Stoffe, die bei therapeutischer Verwendung schädliche Wirkungen verursachen (Y40-Y59)

Y46 Antikonvulsiva und Antiparkinsonmittel
Y46.7 Antiparkinsonmittel

Y47.- Sedativa, Hypnotika und Tranquillizer

Y49 psychotrope Substanzen, nicht andernorts klassifizierbar
Y49.0 trizyklische und tetrazyklische Antidepressiva
Y49.1 monoaminooxidasehemmende Antidepressiva
Y49.2 sonstige und nicht näher bezeichnete Antidepressiva
Y49.3 Antipsychotika und Neuroleptika auf Phenothiazinbasis
Y49.4 Butyrophenon- und Thioxanthen-Neuroleptika
Y49.5 sonstige Antipsychotika und Neuroleptika
Y49.6 Psychodysleptika (Halluzinogene)
Y49.7 Psychostimulantien mit Mißbrauchspotential
Y49.8 sonstige psychotrope Substanzen, nicht andernorts klassifizierbar
Y49.9 nicht näher bezeichnete psychotrope Substanzen

Y50.- Stimulantien des Zentralnervensystems, nicht andernorts klassifizierbar

Y51.- vorwiegend auf das autonome Nervensystem wirkende Arzneimittel

Y57.- sonstige und nicht näher bezeichnete Drogen und Arzneimittel

Kapitel XXI
Faktoren, die den Gesundheitszustand beeinflussen und zur Inanspruchnahme von Gesundheitsdiensten führen (Z00-Z99)

Z00 allgemeine Untersuchung von Personen ohne Beschwerden oder angegebene Diagnose

Z00.4 allgemeine psychiatrische Untersuchung, nicht andernorts klassifizierbar

Z02 Untersuchung aus administrativen Gründen
Z02.3 Musterungsuntersuchung
Z02.4 Untersuchung zwecks Erlangung des Führerscheines
Z02.6 Untersuchung zu Versicherungszwecken
Z02.7 zur Ausstellung einer medizinischen Bescheinigung

Z03 ärztliche Beobachtung und Begutachtung von Verdachtsfällen
Z03.2 Beobachtung bei Verdacht auf psychische Krankheit, Verhaltensstörung oder bestimmte Entwicklungsstörungen
einschließlich: – dissoziales Verhalten
– Brandstiftung
– Bandentätigkeit
– Ladendiebstahl
– ohne manifeste psychische Störung

Z04 Untersuchung und Beobachtung aus sonstigen Gründen
einschließlich: – Untersuchung aus gerichtsmedizinischen Gründen
Z04.6 behördlich angeordnete allgemeine psychiatrische Untersuchung

Z50 Behandlung unter Anwendung von Rehabilitationsmaßnahmen
Z50.2 Rehabilitation nach Alkoholabhängigkeit
Z50.3 Rehabilitation nach Abhängigkeit von psychotropen Substanzen
Z50.4 Psychotherapie, nicht andernorts klassifizierbar
Z50.7 Beschäftigungstherapie und sprachliche Rehabilitation, nicht andernorts klassifizierbar
Z50.8 Behandlung unter Anwendung sonstiger näher bezeichneter Rehabilitationsmaßnahmen
einschließlich: – Rehabilitation nach schädlichem Gebrauch von Tabak
– Einübung von Tätigkeiten des täglichen Lebens

Z53 Rekonvaleszenz
Z53.3 Rekonvaleszenz nach Psychotherapie

Z55.– Probleme in Verbindung mit Ausbildung und Bildung

Z56.– Probleme in Verbindung mit Berufstätigkeit und Arbeitslosigkeit

Z59.– Probleme in Verbindung mit Wohnbedingungen und ökonomischen Verhältnissen

Z60 Probleme in Verbindung mit der sozialen Umgebung

Z60.0 Anpassungsprobleme bei Veränderungen der Lebensumstände
Z60.1 atypische familiäre Situation
Z60.2 Alleinleben
Z60.3 Schwierigkeiten bei der kulturellen Eingewöhnung
Z60.4 soziale Zurückweisung und Ablehnung
Z60.5 Zielscheibe feindlicher Diskriminierung und Verfolgung
Z60.8 sonstige näher bezeichnete Probleme verbunden mit der sozialen Umgebung

Z61 Probleme durch negative Kindheitserlebnisse

Z61.0 Verlust eines nahen Angehörigen in der Kindheit
Z61.1 Herauslösen aus dem Elternhaus in der Kindheit
Z61.2 negativ veränderte Struktur der Familienbeziehungen in der Kindheit
Z61.3 Ereignisse in der Kindheit, die den Verlust des Selbstwertgefühls zur Folge haben
Z61.4 Probleme bei sexuellem Mißbrauch in der Kindheit durch eine Person innerhalb der engeren Familie
Z61.5 Probleme bei sexuellem Mißbrauch in der Kindheit durch eine Person außerhalb der engeren Familie
Z61.6 Probleme bei körperlicher Mißhandlung eines Kindes
Z61.7 persönliches ängstigendes Erlebnis in der Kindheit
Z61.8 sonstige näher bezeichnete negative Kindheitserlebnisse

Z62 sonstige Probleme bei der Erziehung

Z62.0 ungenügende elterliche Überwachung und Kontrolle
Z62.1 elterliche Überfürsorglichkeit
Z62.2 Heimerziehung
Z62.3 Feindseligkeit gegenüber dem Kind und ständige Schuldzuweisung an das Kind
Z62.4 emotionale Vernachlässigung eines Kindes
Z62.5 sonstige Probleme im Zusammenhang mit Vernachlässigung der Erziehung
Z62.6 unangebrachter elterlicher Druck und sonstige abnorme Erziehungsmerkmale
Z62.8 sonstige näher bezeichnete Probleme bei der Erziehung

Z63 sonstige Probleme in der primären Bezugsgruppe, einschließlich familiärer Umstände

Z63.0 Probleme in der Beziehung zum (Ehe)partner
Z63.1 Probleme in der Beziehung zu den Eltern oder zu angeheirateten Verwandten
Z63.2 ungenügende familiäre Unterstützung
Z63.3 Abwesenheit eines Familienangehörigen
Z63.4 Verschwinden oder Tod eines Familienangehörigen

Z63.5 Familienzerrüttung durch Trennung oder Scheidung
Z63.6 Verwandter, der häusliche Betreuung benötigt
Z63.7 sonstige belastende Lebensumstände, die Familie und Haushalt negativ beeinflussen
Z63.8 sonstige näher bezeichnete Probleme in der primären Bezugsgruppe

Z64 Probleme bei bestimmten psychosozialen Umständen
Z64.0 Probleme bei unerwünschter Schwangerschaft
Z64.2 Nachsuchen um und Akzeptieren körperlicher, chemischer und Ernährungsmaßnahmen, die bekanntermaßen gefährlich und schädlich sind
Z64.3 Nachsuchen um und Akzeptieren von verhaltenspsychologischen Maßnahmen, die bekanntermaßen gefährlich und schädlich sind
Z64.4 Dissonanzen mit Beratungspersonen
einschließlich: – Bewährungshelfer
– Sozialarbeiter

Z65 Probleme bei sonstigen psychosozialen Umständen
Z65.0 Zivil- oder strafrechtliche Verurteilung ohne Haftstrafe
Z65.1 Haftstrafe oder Inhaftierung
Z65.2 Entlassung aus dem Gefängnis
Z65.3 sonstige gesetzliche Maßnahmen
einschließlich: – Verhaftung
– Sorgerechts- oder Unterhaltsverfahren
– Strafverfolgung
Z65.4 Opfer von Verbrechen oder Terrorismus (einschließlich Folterung)
Z65.5 Betroffensein von Katastrophen, Krieg und sonstigen Feindseligkeiten

Z70 Beratungsersuchen im Hinblick auf Sexualeinstellung, -verhalten und -orientierung

Z71 Personen, die Gesundheitsdienste zum Zwecke sonstiger Beratung und medizinischer Konsultation in Anspruch nehmen, nicht andernorts klassifizierbar
Z71.4 Beratung und Überwachung bei Alkoholmißbrauch
Z71.5 Beratung und Überwachung bei Mißbrauch psychotroper Substanzen
Z71.6 Beratung bei schädlichem Gebrauch von Tabak

Z72 Probleme bei der Lebensführung
Z72.0 Rauchen
Z72.1 Alkoholgenuß
Z72.2 Gebrauch psychotroper Substanzen
Z72.3 Mangel an körperlicher Bewegung
Z72.4 ungeeignete Ernährungsweise und Eßgewohnheiten
Z72.5 riskantes Sexualverhalten

Z72.6 Teilnahme an Glücksspielen und Wetten
Z72.8 sonstige näher bezeichnete Probleme bei der Lebensführung
einschließlich: – selbstschädigendes Verhalten

Z73 Probleme verbunden mit Schwierigkeiten bei der Lebensbewältigung
Z73.0 Erschöpfungssyndrom (Burn-out-Syndrom)
Z73.1 akzentuierte Persönlichkeitszüge
einschließlich: – Typ-A-Verhalten
Z73.2 Mangel an Entspannung oder Freizeit
Z73.3 Belastung, nicht andernorts klassifizierbar
Z73.4 unzulängliche soziale Fähigkeiten, nicht andernorts klassifizierbar
Z73.5 sozialer Rollenkonflikt, nicht andernorts klassifizierbar

Z75 Probleme mit medizinischen Betreuungsmöglichkeiten und sonstiger Gesundheitsbetreuung
Z75.1 Person, die auf Aufnahme in eine andere geeignete Betreuungseinrichtung wartet
Z75.2 sonstige Wartezeit auf eine Untersuchung oder Behandlung
Z75.5 Betreuung einer pflegebedürftigen Person während des Urlaubs von Angehörigen

Z76 Personen, die Gesundheitsdienste aus anderen Gründen in Anspruch nehmen
Z76.0 Ausstellung wiederholter Verordnungen
Z76.5 Person, die Krankheit vortäuscht (Simulant)
einschließlich: – Personen, die eine Krankheit aus offensichtlicher Motivation vortäuschen

Z81 in der Familienanamnese Hinweise auf psychische und Verhaltensstörungen
Z81.0 in der Familienanamnese Hinweise auf Intelligenzminderung
Z81.1 in der Familienanamnese Hinweise auf schädlichen Gebrauch von Alkohol
Z81.3 in der Familienanamnese Hinweise auf schädlichen Gebrauch psychotroper Substanzen
Z81.8 in der Familienanamnese Hinweise auf andere psychische und Verhaltensstörungen

Z82 in der Familienanamnese Hinweise auf bestimmte Behinderungen und chronische, behindernde Krankheiten
Z82.0 in der Familienanamnese Hinweise auf Epilepsie und andere Krankheiten des Nervensystems

Z85.- in der Eigenanamnese bösartige Neubildungen

Z86 in der Eigenanamnese bestimmte sonstige Krankheiten

Z86.0 sonstige Neubildungen
Z86.4 Mißbrauch psychotroper Substanzen
Z86.5 sonstige psychische und Verhaltensstörungen
Z86.6 Krankheiten des Nervensystems und der Sinnesorgane
Z87 in der Eigenanamnese sonstige Erkrankungen und Bedingungen
Z87.7 angeborene Mißbildungen, Deformitäten und Chromosomenaberrationen

Z91 in der Eigenanamnese Risikofaktoren, nicht andernorts klassifizierbar

Z91.1 Nichtbefolgung ärztlicher Anordnungen
Z91.4 psychisches Trauma, nicht andernorts klassifizierbar
Z91.5 Selbstbeschädigung
einschließlich: – parasuizidale Handlungen
– Selbstvergiftung
– Suizidversuch

Danksagungen

An der Klassifikation der psychischen und Verhaltensstörungen der ICD-10 und den Begleittexten haben viele einzelne Wissenschaftler und Organisationen mitgearbeitet. Allein an den Feldstudien waren Wissenschaftler und Kliniker aus 40 Ländern beteiligt. Es ist unmöglich, eine vollständige Liste aller Teilnehmer zu veröffentlichen. Die in der folgenden Liste genannten Einzelpersonen und Zentren haben entscheidend zu der Entwicklung der verschiedenen Fassungen der «familiy of instruments» der ICD-10 beigetragen.

Diejenigen, die die ersten Versionen der Klassifikationen und Leitlinien erarbeitet haben, werden in der Liste durch Sternchen * besonders hervorgehoben. Dr. A. Jablensky, damals Senior Medical Officer bei der Weltgesundheitsorganisation, Abteilung psychische Gesundheit, koordinierte die Vorarbeiten und leistete so einen besonders großen Beitrag zu der Entwicklung der ersten Version.

Nachdem die Klassifikationsvorschläge gesammelt und von verschiedenen WHO-Expertenteams und vielen anderen Einzelpersonen, einschließlich den unten genannten, kommentiert worden waren, wurde eine verbesserte Version der Klassifikation für die Feldstudie erstellt. Die Feldstudien wurden entsprechend einem Protokoll mit Hilfe von Dr. J. Burke, Dr. J. E. Cooper und Dr. J. Mezzich und einer großen Zahl teilnehmender Zentren, die ebenfalls unten aufgeführt sind, ausgeführt. Die Arbeit der vielen Zentren wurde von den Field Trial Coordinating Zentren (FTCCs) koordiniert. Sie fertigen auch Übersetzungen der ICD-10 in ihrer Sprache an.

Dr. N. Sartorius hatte die Hauptverantwortung für die Arbeit an der Klassifikation der psychischen und Verhaltensstörungen in der ICD-10 und für die Erstellung der begleitenden Veröffentlichungen.

Dr. J. E. Cooper war der Hauptberater des Projekts und leistete mit seiner Unterstützung und Beratung dem WHO-Koordinationsteam unschätzbare Hilfe. Zu dem Team gehörten u.a. Frau Dr. J. v. Drimmeln, die während des gesamten Entwicklungsprozesses der ICD-10 bei der WHO gearbeitet hat und Frau J. Wilson, die gewissenhaft und effizient die unzähligen administrativen Aufgaben der Feldstudien und anderer Projekte bewältigte. Herr A. L'Hours war besonders hilfreich bei der Koordination der Entwicklung der gesamten ICD-10 und der Erstellung dieser Klassifikation.

Eine kleinere Zahl anderer Berater, insbesondere Dr. A. Bertelsen, Dr. H. Dilling, Dr. J. Lopez-Ibor, Dr. C. Pull, Dr. D. Regier, Dr. M. Rutter und Dr. N. Wig hatten nicht nur als Direktoren der FTCCs besonderen Anteil an diesem Projekt. Als Sachverständige gaben sie Informationen über spezielle Bereiche, vor allem aber auch Hinweise zu traditionellen Besonderheiten in den von ihnen vertretenen Ländern.

Zu den Organisationen, deren Hilfe von besonderer Bedeutung für das Projekt war, gehört zum Beispiel die amerikanische Alcohol, Drug Abuse and Mental Health Administration (ADAMHA). Sie trug zur Verbesserung der ICD-10 bei und garantierte einen effektiven und produktiven Austausch zwischen den ICD-10- und DSM-IV- Arbeitsgruppen. Beteiligt war auch das WHO Beratungskomitee der ICD-10 unter dem Vorsitz von Professor E. Strömgren. Durch die Unterstützung des Präsidenten Dr. C. Stefanis des Weltverbandes der Psychiatrie (World Psychiatric Association), und mit Hilfe spezieller Klassifikationsarbeitsgruppen konnten Kommentare vieler Psychiater aus den Mitgliedsgesellschaften gesammelt werden. So kamen wertvolle Ratschläge für die Feldstudien und den Abschluß der Vorarbeiten zusammen. Auch andere, nicht regierungsgebundene Organisationen mit offiziellen Arbeitsbeziehungen zur WHO, wie die World Federation for Mental Health, die World Association of Social Psychiatry, die World Federation of Neurology, die International Union of Psychological Societies und viele andere halfen auf vielfältige Art und Weise, ebenso wie die WHO Collaborating Centres for Research and Training in Mental Health in über 40 Ländern.

Die Regierungen vieler WHO-Mitgliedsstaaten vor allem Belgien, die Bundesrepublik Deutschland, die Niederlande, Spanien und die USA unterstützten den Entwicklungsprozeß der Klassifikation durch direkte Spenden an die WHO und durch finanzielle Unterstützung der beteiligten Zentren.

So wurde die ICD-10 tatsächlich ein Produkt internationaler Zusammenarbeit vieler Einzelpersonen und Organisationen. Sie wurde in der Hoffnung geschaffen, eine besondere Hilfe für die Menschen zu sein, die weltweit mit psychisch Kranken und ihren Familien arbeiten.

Eine Klassifikation ist niemals perfekt. Wenn mehr Erfahrungen mit der Klassifikation vorliegen, sind weitere Verbesserungen und Vereinfachungen möglich. Kommentare und Ergebnisse der Untersuchungen zur ICD-10 zu sammeln und zu bearbeiten wird weiter Aufgabe der Collaborating Centres der WHO sein, die schon an der Entwicklung der Klassifikation beteiligt waren. Sie sind unten aufgeführt in der Hoffnung, daß sie auch in Zukunft an der Weiterentwicklung der WHO-Klassifikationen und begleitender Materialien arbeiten werden und die Weltgesundheitsorganisation so intensiv unterstützen wie bisher.

Die Feldstudienzentren haben eine Vielzahl von Studienergebnissen zur ICD-10 veröffentlicht. Eine vollständige Liste der Publikationen und Sonderdrucke der Artikel können bei der Division of Mental Health, World Health Organization, 1211 Geneva 27, Switzerland angefordert werden.

Direktoren der Koordinationszentren für die Feldstudien 1987

Dr. A. Bertelsen, Institute of Psychiatric Demography, Psychiatric Hospital, University of Aarhus, Risskov, Dänemark
Dr. D. Caetano, Department of Psychiatry, State University of Campinas, Campinas, S.P., Brasilien
Dr. S. Channabasavanna, National Institute of Mental Health and Neurosciences, Bangalore, Indien
Dr. H. Dilling, Klinik für Psychiatrie der Medizinischen Universität zu Lübeck, Lübeck, Deutschland
Dr. M. Gelder, Department of Psychiatry, Oxford University Hospital, Warneford Hospital, Headington, Oxford, England
Dr. D. Kemali, University of Naples, First Faculty of Medicine and Surgery, Institute of Medical Psychology and Psychiatry, Naples, Italien
Dr. J. J. Lopez Ibor Jr., Lopez Ibor Clinic, Puerto de Hierro, Madrid, Spanien
Dr. G. Mellsop, The Wellington Clinical School, Wellington Hospital, Wellington, Neuseeland
Dr. Y. Nakane, Department of Neuropsychiatry, Nagasaki University, School of Medicine, Nagasaki, Japan
Dr. A. Okasha, Department of Psychiatry, Ain- Shams, Cairo, Ägypten
Dr. C. Pull, Department of Neuropsychiatry, Central Hospital of Luxembourg, Luxembourg, Luxemburg
Dr. D. Regier, Director, Division of Clinical Research, National Institute of Mental Health, Rockville, Md., USA
Dr. S. Tzirkin, All Union Research Centre of Mental Health, Institute of Psychiatry, Academy of Medical Sciences, Moscow, Gemeinschaft unabhängiger Staaten
Dr. Xu Tao-Yuan, Department of Psychiatry, Shanghai Psychiatric Hospital, Shanghai, China

Ehemalige Direktoren von Feldstudienzentren

Dr. J. Cooper, Department of Psychiatry, Queen's Medical Centre, Nottingham, England
Dr. R. Takahashi, Department of Psychiatry, Tokyo Medical and Dental University, Tokyo, Japan
Dr. N. Wig, Reginal Advisor for Mental Health, World Health Organization, Regional Office for the Eastern Mediterranean, Alexandria, Ägypten
Dr. Yang De-sen, Hunan Medical College, Changsha, Hunan, China

Wesentlich beteiligte Wissenschaftler

An den Feldstudien waren Wissenschaftler und Kliniker aus 110 Instituten in 40 Ländern beteiligt. Ihre Bemühumgen und Kommentare waren für die Weiterentwicklung der ersten Versionen der Klassifikation und der klinischen Beschreibungen und diagnostischen Leitlinien von großer Bedeutung. Alle wichtigen Wissenschaftler sind unten erwähnt. Diejenigen, die die erste Version der Klassifikation und der Leitlinien erstellten, sind mit einem Stern (*) gekennzeichnet.

Ägypten

Dr. M. Sami Abdel-Gawad (Kairo)
Dr. A. S. Eldawla (Kairo)
Dr. K. El Fawal (Alexandria)
Dr. H. El Shoubashi (Alexandria)
Dr. A. H. Khalil (Kairo)
Dr. S. S. Nicolas (Alexandria)
Dr. A. Okasha (Kairo)
Dr. M. A. Shohdy (Kairo)
Dr. M. I. Soueif (Kairo)
Dr. N. N. Wig (Alexandria)

Australien

Dr. P. J. V. Beumont (Sydney)
Dr. E. Blackmore (Nedlands)
Dr. R. Davidson (Nedlands)
Ms C. R. Dossetor (Melbourne)
Dr. G. A. German (Nedlands)
* Dr. A. S. Henderson (Canberra)
Dr. H. E. Herrman (Melbourne)
Dr. G. Johnson (Perth)
Dr. A. F. Jorm (Canberra)
Dr. S. D. Joshua (Melbourne)
Dr. S. Kisely (Perth)
Dr. T. Lambert (Nedlands)
Dr. P. D. McGorry (Melbourne)
Dr. I. Pilowski (Adelaide)
Dr. J. Saunders (Camperdown)
Dr. B. Singh (Melbourne)

Bahrain

Dr. M. K. Al-Haddad
Dr. C. A. Kamel
Dr. M. A. Mawgoud

Belgien

Prof. D. Bobon (Liège)
Dr. C. H. Mormont (Liège)
Dr. W. Vandereyken (Louvian)

Brasilien

Dr. P.B. Abreu (Porto Alegre)
Dr. N. Bezerra (Porto Alegre)
Dr. M. Bugallo (Pelotas)
Dr. E. Busnello (Porto Alegre)
Dr. D. Caetano (Campinas)
Dr. C. Castellarin (Porto Alegre)
Dr. M. L. F. Chaves (Porto Alegre)
Dr. D. Coniberti (Pelotas)
Dr. V. Damiani (Pelotas)
Dr. M. P. A. Fleck (Porto Alegre)
Dr. M. K. Gehlen (Porto Alegre)
Dr. D. Hilton Post (Pelotas)
Dr. L. Knijnik (Porto Alegre)
Dr. M. Knobel (Campinas)
Dr. P. S. P. Lima (Porto Alegre)
Dr. S. Olive Leite (Pelotas)
Dr. C. M. S. Osorio (Porto Alegre)
Dr. F. Resmini (Pelotas)
Dr. G. Soares (Porto Alegre)
Dr. A. P. Santin (Porto Alegre)
Dr. S. B. Zimmer (Porto Alegre)

Bulgarien

Dr. M. Boyadjieva (Sofia)
Dr. A. Jablensky (Sofia)
Dr. K. Kirov (Sofia)
Dr. V. Milanova (Sofia)
Dr. V. Nikolov (Sofia)
Dr. I. Temkov (Sofia)
Dr. K. Zaimov (Sofia)

Bundesrepublik Deutschland

Dr. M. Albus (München)
Dr. H. Amorosa (München)
Prof. O. Benkert (Mainz)
Prof. M. Berger (Freiburg)
Dr. B. Blanz (Mannheim)
Dr. M. von Bose (München)
Prof. B. Cooper (Mannheim)
Dr. M. von Cranach (Kaufbeuren)
Herr T. Degener (Essen)
Prof. H. Dilling (Lübeck)
Prof.R. R. Engel (München)
Prof. K. Foerster (Tübingen)
Dr. H. J. Freyberger (Lübeck)
Dr. G. Fuchs (Ottobrunn)
Prof. M. Gastpar (Essen)
* Prof. J. Glatzel (Mainz)
Dr. H. Gutzmann (Berlin)
Prof. H. Häfner (Mannheim)
Prof. H. Helmchen (Berlin)

Dr. S. Herdemerte (Essen)
Dr. W. Hiller (München)
Dr. A. Hillig (Mannheim)
Prof. H. Hippius (München)
Dr. P. Hoff (München)
Prof. S. O. Hoffmann (Mainz)
Prof. K. Koehler (Bonn)
Dr. R. Kuhlmann (Essen)
* Prof. G.-E. Kühne (Jena)
Dr. E. Lomb (Essen)
Dr. W. Maier (Mainz)
Dr. K. Maurer (Mannheim)
Dr. J. Mittelhammer (München)
Prof. H.-J. Möller (Bonn)
Dr. W. Mombour (München)
Dr. J. Niemeyer (Mannheim)
Prof. R. Olbrich (Mannheim)
Prof. M. Philipp (Mainz)
Dr. K. Quaschner (Mannheim)
Prof. H. Remschmidt (Marburg)
Dr. G. Rother (Essen)
Dr. R. Rummler (München)
Prof. H. Sass (Aachen)
Dr. H. W. Schaffert (Essen)
Prof. H. Schepank (Mannheim)
Prof. M. H. Schmidt (Mannheim)
Dr. E. Schulte-Markwort (Lübeck)
Dr. R.-D. Stieglitz (Berlin)
Dr. M. Strockens (Essen)
Dr. W. Trabert (Homburg)
Dr. W. Tress (Mannheim)
Prof. H.-U. Wittchen (München)
Dr. M. Zaudig (München)

Costa Rica

Dr. E. Madrigal-Segura (San José)

Dänemark

Dr. J. Aagaard (Aarhus)
Dr. J. Achton (Aarhus)
Dr. E. Andersen (Odense)
Dr. T. Arngrim (Aarhus)
Dr. E. Bach Jensen (Aarhus)
Dr. U. Bartels (Aarhus)
Dr. P. Bech (Hillerod)
Dr. A. Bertelsen (Aarhus)
Dr. B. Butler (Hillerod)
Dr. L. Clemmesen (Hillerod)
Dr. H. Faber (Aarhus)
Dr. O. Falk Madsen (Aarhus)
Dr. T. Fjord-Larsen (Aalborg)
Dr. F. Gerholt (Odense)
Dr. J. Hoffmeyer (Odense)
Dr. S. Jensen (Aarhus)
Dr. P. W. Jepsen (Hillerod)
Dr. P. Jorgensen (Aarhus)
Dr. M. Kastrup (Hillerod)
Dr. P. Kleist (Aarhus)
Dr. A. Korner (Copenhagen)
Dr. P. Kragh-Sorensen (Odense)
Dr. K. Kristensen (Odense)
Dr. I. Kyst (Aarhus)
Dr. M. Lajer (Aarhus)
Dr. J. K. Larsen (Kopenhagen)
Dr. P. Liisberg (Aarhus)
Dr. H. Lund (Aarhus)
Dr. J. Lund (Aarhus)
Dr. S. Moller-Madsen (Kopenhagen)
Dr. I. Moulvad (Aarhus)
Dr. B. Nielsen (Odense)
Dr. B. M. Nielsen (Kopenhagen)
Dr. C. Norregard (Kopenhagen)
Dr. P. Pedersen (Odense)
Dr. L. Poulsen (Odense)
Dr. K. Raben Pedersen (Aarhus)
Dr. P. Rask (Odense)
Dr. N. Reisby (Aarhus)
Dr. K. Retboll (Aarhus)
Dr. F. Schulsinger (Kopenhagen)
Dr. C. Simonsen (Aarhus)
Dr. E. Simonsen (Kopenhagen)
Dr. H. Stockmar (Aarhus)
Dr. S. E. Straarup (Aarhus)
* Dr. E. Strömgren (Aarhus)
Dr. L. S. Strömgren (Aarhus)
Dr. J. S. Thomsen (Aalborg)
Dr. P. Vestergaard (Aarhus)
Dr. T. Videbech (Aarhus)
Dr. T. Vilma (Hillerod)
Dr. A. Weeke (Aarhus)

Elfenbeinküste

Dr. B. Claver (Abidjan)

Frankreich

Dr. J. F. Allilaire (Paris)
Dr. J. M. Azorin (Marseilles)
Dr. Baier (Strasbourg)
Dr. M. Bouvard (Paris)
Dr. C. Bursztejn (Straßburg)
Dr. P. F. Chanoit (Paris)
Dr. M.-A. Crocq (Rouffach)
Dr. J. M. Danion (Straßburg)
Dr. A. Des Lauriers (Paris)
Dr. M. Dugas (Paris)
Dr. B. Favre (Paris)
Dr. C. Gerard (Paris)
Dr. S. Giudicelli (Marseilles)
Dr. J. D. Guelfi (Paris)
Dr. V. Kapsambelis (Paris)
Dr. Koriche (Straßburg)
Dr. S. Lebovici (Bobigny)
Dr. M. F. Le Heuzey (Paris)
Dr. J. P. Lepine (Paris)
Dr. C. Lermuzeaux (Paris)
* Dr. R. Misès (Paris)
Dr. J. Oules (Montauban)
Prof. P. Pichot (Paris)
Dr. D. Roume (Paris)
Prof. L. Singer (Straßburg)

Dr. M. Triantafyllou (Paris)
Dr. D. Widlocher (Paris)

Griechenland

* Dr. C. R. Soldatos (Athen)
Dr. C. Stefanis (Athen)

Großbritannien

Dr. Adityanjee (London)
Dr. P. Ainsworth (Manchester)
Dr. T. Arie (Nottingham)
* Dr. J. Bancroft (Edinburgh)
Dr. P. Bebbington (London)
Dr. S. Benjamin (Manchester)
Dr. I. Berg (Leeds)
Dr. K. Bergman (London)
Dr. I. Brockington (Birmingham)
Dr. J. Brothwell (Nottingham)
Dr. C. Burford (London)
Dr. J. Carrick (London)
* Dr. A. Clare (London)
Dr. A. W. Clare (London)
Dr. D. Clarke (Birmingham)
* Dr. J. E. Cooper (Nottingham)
Dr. P. Coorey (Liverpool)
Dr. S. J. Cope (London)
Dr. J. Copeland (Liverpool)
Dr. A. Coppen (Epsom)
* Dr. J. A. Corbett (London)
Dr. T. K. J. Craig (London)
Dr. C. Darling (Nottingham)
Dr. C. Dean (Birmingham)
Dr. R. Dolan (London)
* Dr. J. Griffith Edwards (London)
Dr. D. M. Eminson (Manchester)
Dr. A. Farmer (Cardiff)
Dr. K. Fitzpatrick (Nottingham)
Dr. T. Fryers (Manchester)
* Dr. M. Gelder (Oxford)
* Dr. D. Goldberg (Manchester)
Dr. I. M. Goodyer (Manchester)
* Dr. M. Gossop (London)
* Dr. P. Graham (London)
Dr. T. Hale (London)
Dr. M. Harper (Cardiff)
Dr. A. Higgitt (London)
Dr. J. Higgs (Manchester)
Dr. N. Holden (Nottingham)
Dr. P. Howlin (London)
Dr. C. Hyde (Manchester)
Dr. R. Jacoby (London)
Dr. I. Janota (London)
Dr. P. Jenkins (Cardiff)
Dr. R. Jenkins (London)
Dr. G. Jones (Cardiff)
* Dr. R. E. Kendell (Edinburgh)
Dr. N. Kreitman (Edinburgh)
Dr. R. Kumar (London)
Dr. M. H. Lader (London)
Dr. R. Levy (London)
Dr. J. E. B. Lindesay (London)
Dr. W. A. Lishman (London)
Dr. A. D. J. MacDonald (London)
Dr. A. H. Mann (London)
Dr. S. Mann (London)
* Dr. I. Marks (London)
Dr. D. Masters (London)
Dr. C. McDonald (London)
Prof. P. McGuffin (Cardiff)
Dr. M. McKenzie (Manchester)
Dr. J. McLaughlin (Leeds)
Dr. A. McBride (Cardiff)
Dr. M. Monaghan (Manchester)
Dr. K. W. Moses (Manchester)
Dr. J. Oswald (Edinburgh)
Dr. E. Paykel (London)
Dr. N. Richman (London)
* Dr. Sir Martin Roth (Cambridge)
* Dr. G. Russell (London)
* Dr. M. Rutter (London)
Dr. N. Seivewright (Nottingham)
Dr. D. Shaw (Cardiff)
* Dr. M. Shepherd (London)
Dr. A. Steptoe London)
* Dr. E. Taylor (London)
Dr. D. Taylor (Manchester)
Dr. R. Thomas (Cardiff)
Dr. P. Tyrer (London)
* Dr. D. J. West (Cambridge)
Dr. P. D. White (London)
Dr. A. O. Williams (Liverpool)
Dr. P. Williams (London)
* Dr. J. Wing (London)
* Dr. L. Wing (London)
Dr. S. Wolff (Edinburgh)
Dr. S. Wood (London)
Dr. W. Yule (London)

Indien

Dr. A. K. Agarwal (Lucknow)
Dr. N. Ahuja (Neu Delhi)
Dr. A. Avasthi (Chandigarh)
Dr. G. Bandopaday (Kalkutta)
Dr. P. B. Behere (Varanasi)
Dr. P. K. Chaturvedi (Lucknow)
Dr. H. M. Chawla (Neu Delhi)
Dr. H. M. Chowla (Neu Delhi)
Dr. P. K. Dalal (Lucknow)
Dr. P. Das (Neu Delhi)
Dr. R. Gupta (Ludhiana)
Dr. S. K. Khandelwal (Neu Delhi)
Dr. S. Kumar (Lucknow)
Dr. N. Lal (Lucknow)
Dr. S. Malhotra (Chandigarh)
Dr. D. Mohan (Neu Delhi)
Dr. S. Murthy (Bangalore)
Dr. P. S. Nandi (Kalkutta)
Dr. R. L. Narang (Ludhiana)
Dr. J. Paul (Vellore)
Dr. M. Prasad (Lucknow)

Dr. R. Raghuram (Bangalore)
Dr. G. N. N. Reddy (Bangalore)
Dr. S. Saxena (Neu Delhi)
Dr. B. Sen (Kalkutta)
Dr. C. Shamasundar (Bangalore)
Dr. H. Singh (Lucknow)
Dr. P. Sitholey (Lucknow)
Dr. S. C. Tiwari (Lucknow)
Dr. B. M. Tripathi (Varanasi)
Dr. J. K. Trivedi (Lucknow)
Dr. V. K. Varma (Chandigarh)
Dr. A. Venkoba Rao (Madurai)
Dr. A. Verghese (Vellore)
Dr. K. R. Verma (Varanasi)

Indonesien

Dr. R. Kusumanto Setyonegoro (Jakarta)
Dr. D. B. Lubis (Jakarta)
Dr. L. Mangendaan (Jakarta)
Dr. W. M. Roan (Jakarta)
Dr. K. B. Tun (Jakarta)

Iran

Dr. H. Davidian (Tehran)

Irland

Dr. A. O'Grady-Walshe (Dublin)
Dr. D. Walsh (Dublin)

Israel

Dr. R. Blumensohn (Petach-Tikua)
Dr. H. Hermesh (Petach-Tikua)
Prof. H. Munitz (Petach-Tikua)
Prof. S. Tyano (Petach-Tikua)

Italien

Dr. M. G. Ariano (Neapel)
Dr. F. Catapano (Neapel)
Dr. A. Cerreta (Neapel)
Dr. S. Galderisi (Neapel)
Dr. M. Guazzelli (Pisa)
Dr. D. Kemali (Neapel)
Dr. S. Lobrace (Neapel)
Dr. C. Maggini (Pisa)
Dr. M. Maj (Neapel)
Dr. A. Mucci (Neapel)
Dr. M. Mauri (Pisa)
Dr. P. Sarteschi (Pisa)
Dr. M. R. Solla (Neapel)
Dr. F. Veltro (Neapel)

Japan

Dr. Y. Atsumi (Tokio)
Dr. T. Chiba (Sapporo)
Dr. Takeo Doi (Tokio)
Dr. F. Fukamauchi (Tokio)
Dr. J. Fukushima (Sapporo)
Dr. T . Gotohda (Sapporo)
Dr. R. Hayashi (Ichikawa)
Dr. I. Hironaka (Nagasaki)
Dr. H. Hotta (Fukuoka)
Dr. J. Ichikawa (Sapporo)
Dr. T. Inoue (Sapporo)
Dr. K. Kadota (Fukuoka)
Dr. S. Kanena (Tokio)
Dr. T. Kasahara (Sapporo)
Dr. M. Kato (Tokio)
Dr. D. Kawatani (Fukuoka)
Dr. R. Kobayashi (Fukuoka)
Dr. M. Kohsaka (Sapporo)
Dr. T. Kojima (Tokio)
Dr. M. Komiyama (Tokio)
Dr. T. Koyama (Sapporo)
Dr. A. Kuroda (Tokio)
Dr. H. Machizawa (Ichikawa)
Dr. S. Mackinjawa (Chiba)
Dr. R. Masui (Fukuoka)
Dr. R. Matsubara (Sapporo)
Dr. M. Matsumori (Ichikawa)
Dr. E. Matsushima (Tokio)
Dr. M. Matsuura (Tokio)
Dr. S. Michituji (Nagasaki)
Dr. H. Mori (Sapporo)
Dr. N. Morita (Sapporo)
Dr. I. Nakama (Nagasaki)
Dr. Y. Nakane (Nagasaki)
Dr. M. Nakayama (Sapporo)
Dr. M. Nankai (Tokio)
Dr. R. Nishimura (Fukuoka)
Dr. M. Nishizono (Fukuoka)
Dr. Y. Nonaka (Fukuoka)
Dr. T. Obara (Sapporo)
Dr. Y. Odagaki (Sapporo)
Dr. U. Y. Ohta (Nagasaki)
Dr. K. Ohya (Tokio)
Dr. S . Okada (Ichikawa)
Dr. Y. Okubo (Tokio)
Dr. J. Semba (Tokio)
Dr. H. Shibuya (Tokio)
Dr. N. Shinfuku (Tokio)
Dr. M. Shintani (Tokio)
Dr. K. Shoda (Tokio)
Dr. T. Sumi (Sapporo)
Dr. R. Takahashi (Tokio)
Dr. T. Takeuchi (Ichikawa)
Dr. S. Tanaka (Sapporo)
Dr. G. Tomiyama (Ichikawa)
Dr. S. Tsutsumi (Fukuoka)
Dr. J. Uchino (Nagasaki)
Dr. H. Uesugi (Tokio)
Dr. S. Ushijima (Fukuoka)
Dr. M. Wada (Sapporo)
Dr. T. Watanabe (Tokio)
Dr. Y. Yamashita (Sapporo)
Dr. N. Yamanouchi (Ichikawa)
Dr. H. Yasuoka (Fukuoka)

Jugoslavien

Dr. N. Bohacek (Zagreb)
Dr. M. Kocmur (Ljubljana)

* Dr. J. Lokar (Ljubljana)
Dr. B. Milac (Ljubljana)
Dr. M. Tomori (Ljubljana)

Kanada
Dr. J. Beitchman (London)
Dr. D. Bendjilali (Baie-Comeau)
Dr. D. Berube (Baie-Comeau)
Dr. D. Bloom (Verdun)
Dr. D. Boisvert (Baie-Comeau)
Dr. R. Cooke (London)
Dr. A. J. Cooper (St. Thomas)
Dr. J. J. Curtin (London)
Dr. J. L. Deinum (London)
Dr. M. L. D. Fernando (St. Thomas)
Dr. P. Flor-Henry (Edmonton)
Dr. L. Gaborit (Baie-Comeau)
Dr. P. D. Gatfield (London)
Dr. A. Gordon (Edmonton)
Dr. J. A. Hamilton (Toronto)
Dr. G. P. Harnois (Verdun)
Dr. G. Hasey (London)
Dr. W.-T. Hwang (Toronto)
Dr. H. Iskandar (Verdun)
Dr. B. Jean (Verdun)
Dr. W. Jilek (Vancouver)
Dr. D. L. Keshav (London)
Dr. M. Koilpillai (Edmonton)
Dr. M. Konstantareas (London)
Dr. T. Lawrence (Toronto)
Dr. M. Lalinec (Verdun)
Dr. G. Lefebvre (Edmonton)
Dr. H. Lehmann (Montreal)
* Dr. Z. Lipowski (Toronto)
Dr. B. L. Malhotra (London)
Dr. R. Manchanda (St. Thomas)
Dr. H. Merskey (London)
Dr. J. Morin (Verdun)
Dr. N. P. V. Nair (Verdun)
Dr. J. Peachey (Toronto)
Dr. B. Pedersen (Toronto)
Dr. E. Persad (London)
Dr. G. Remington (London)
Dr. P. Roper (Verdun)
Dr. C. Ross (Winnipeg)
Dr. S. S. Sandhu (St. Thomas)
Dr. M. Sharma (Verdun)
Dr. M. Subak (Verdun)
Dr. R. S. Swaminath (St. Thomas)
Dr. G. N. Swamy (St. Thomas)
Dr. V. R. Velamoor (St. Thomas)
Dr. K. Zukowska (Baie-Comeau)

Kolumbien
Dr. A. Acosta (Cali)
Dr. W. Arevalo (Cali)
Dr. A. Calvo (Cali)
Dr. E. Castrillon (Cali)
Prof. C. E. Climent (Cali)
Dr. L. V. de Aragon (Cali)
Dr. M. V. de Arango (Cali)
Dr. G. Escobar (Cali)
Dr. L. F. Gaviria (Cali)
Dr. C. H. Gonzalez (Cali)
Prof. C. A. Léon (Cali)
Dr. S. Martinez (Cali)
Dr. R. Perdomo (Cali)
Dr. E. Zambrano (Cali)

Korea
Dr. Young Ki Chung (Seoul)
Dr. M. S. Kil (Seoul)
Dr. B. W. Kim (Seoul)
Dr. H. Y. Lee (Seoul)
Dr. M. H. Lee (Seoul)
Dr. S. K. Min (Seoul)
Dr. B. H. Oh (Seoul)
Dr. S. C. Shin (Seoul)

Kuba
Dr. C. Acosta Nodal (Havanna)
Dr. C. Acosta Rabassa (Manzanillo)
Dr. O. Ares Freijo (Havanna)
Dr. A. Castro Gonzalez (Manzanillo)
Dr. J. Cueria Basulto (Manzanillo)
Dr. C. Dominguez Abreu (Havanna)
Dr. F. Duarte Castaneda (Havanna)
Dr. O. A. Freijo (Havanna)
Dr. F. Galan Rubi (Havanna)
Dr. A. C. Gonzalez (Manzanillo)
Dr. R. Gonzalez Menendez (Havanna)
Dr. M. Guevara Machado (Havanna)
Dr. H. Hernandez Elias (Pinar del Rio)
Dr. R. Hernandez Rios (Havanna)
Dr. M. Leyva Concepcion (Havanna)
Dr. M. Ochoa Cortina (Havanna)
Dr. A. Otero Ojeda (Havanna)
Dr. L. de la Parte Perez (Havanna)
Dr. V. Ravelo Perez (Havanna)
Dr. M. Ravelo Salazar (Havanna)
Dr. R. H. Rios (Havanna)
Dr. J. Rodriguez Garcia (Havanna)
Dr. T. Rodriguez Lopez (Pinar del Rio)
Dr. E. Sabas Moraleda (Havanna)
Dr. M. R. Salazar (Havanna)
Dr. H. Suarez Ramos (Havanna)
Dr. I. Valdes Hidalgo (Havanna)
Dr. C. Vasallo Mantilla (Havanna)

Kuwait
Dr. Fakhr El-Islam (Kuwait)

Liberia
Dr. B. L. Harris (Monrovia)

Luxemburg
Dr. G. Chaillet (Luxemburg)
* Dr. C. B. Pull (Luxemburg)
Dr. M. C. Pull (Luxemburg)

Mexiko
Dr. S. Altamirano (Mexiko D.F.)
Dr. G. Barajas (Mexiko D.F.)
Dr. C. Berlanga (Mexiko D.F.)
Dr. J. Cravioto (Mexiko D.F.)
Dr. G. Enriquez (Mexiko D.F.)
Dr. R. de la Fuente (Mexiko D.F.)
Dr. G. Heinze (Mexiko D.F.)
Dr. J. Hernandez (Mexiko D.F.)
Dr. M. Hernandez (Mexiko D.F.)
Dr. M. Ruiz (Mexiko D.F.)
Dr. M. Solano (Mexiko D.F.)
Dr. A. Sosa (Mexiko D.F.)
Dr. D. Urdapileta (Mexiko D.F.)
Dr. L. E. de la Vega (Mexiko D.F.)

Niederlande
Dr. v. d. Bosch (Groningen)
Dr. R. F. W. Diekstra (Leiden)
* Dr. R. Giel (Groningen)
Dr. W. Heuves (Leiden)
Dr. Y. Poortinga (Tilburg)
Dr. C. Slooff (Groningen)
Dr. O. Van der Hart (Amsterdam)

Neuseeland
Dr. C. M. Braganza (Tokanui)
Dr. J. Crawshaw (Wellington)
Dr. P. Ellis (Wellington)
Dr. P. Hay (Wellington)
Dr. G. Mellsop (Wellington)
Dr. J. R. B. Saxby (Tokanui)
Dr. G. S. Ungvari (Tokanui)

Nigeria
* Dr. R. Jegede (Ibadan)
Dr. K. Ogunremi (Ilorin)
Dr. J. U. Ohaeri (Ibadan)
Dr. M. Olatawura (Ibadan)
Dr. B.O. Osuntokun (Ibadan)

Norwegen
Dr. M. Bergem (Oslo)
Dr. A. A. Dahl (Oslo)
* Dr. L. Eitinger (Oslo)
Dr. C. Guldberg (Oslo)
Dr. H. Hansen (Oslo)
* Dr. U. Malt (Oslo)

Österreich
Prof. P. Berner (Wien)
Prof. H. Katschnig (Wien)
Dr. G. Koinig (Wien)
Dr. K. Meszaros (Wien)
Dr. P. Schuster (Wien)
* Prof. H. Strotzka (Wien)

Pakistan
Dr. S. Afgan (Rawalpindi)
Dr. A. R. Ahmed (Rawalpindi)
Dr. M. M. Ahmed (Rawalpindi)
Dr. S. H. Ahmed (Karachi)
Dr. M. Arif (Karachi)
Dr. S. Baksh (Rawalpindi)
Dr. T. Baluch (Karachi)
Dr. K. Z. Hasan (Karachi)
Dr. I. Haq (Karachi)
Dr. S. Hussain (Rawalpindi)
Dr. S. Kalamat (Rawalpindi)
Dr. K. Lal (Karachi)
Dr. F. Malik (Rawalpindi)
Dr. M. H. Mubbashar (Rawalpindi)
Dr. Q. Nazar (Rawalpindi)
Dr. T. Qamar (Rawalpindi)
Dr. T. Y. Saraf (Rawalpindi)
Dr. Sirajuddin (Karachi)
Prof. I.A.K. Tareen (Lahore)
Prof. K. Tareen (Lahore)
Dr. M. A. Zahid (Lahore)

Peru
Dr. J. Marietegui (Lima)
Dr. A. Perales (Lima)
Dr. C. Sogi (Lima)
Dr. D. Worton (Lima)
Dr. H. Rotondo (Lima)

Polen
Dr. M. Anczewska (Warschau)
Dr. E. Bogdanowicz (Warschau)
Dr. A. Chojnowska (Warschau)
Dr. K. Gren (Warschau)
Dr. J. Jaroszynski (Warschau)
Dr. A. Kiljan (Warschau)
Dr. E. Kobrzynska (Warschau)
Dr. L. Kowalski (Warschau)
Dr. S. Leder (Warschau)
Dr. E. Lutynska (Warschau)
Dr. B. Machowska (Warschau)
Dr. A. Piotrowski (Warschau)
Dr. S. Puzynski (Warschau)
Dr. M. Rzewuska (Warschau)
Dr. I. Stanikowska (Warschau)
Dr. K. Tarczynska (Warschau)
Dr. I. Wald (Warschau)
Dr. J. Wciorka (Warschau)

Rumänien
Dr. M. Dehelean (Timisoara)
Dr. P. Dehelean (Timisoara)
Dr. M. Ienciu (Timisoara)
Dr. M. Lazarescu (Timisoara)
Dr. O. Nicoara (Timisoara)
Dr. F. Romosan (Timisoara)
Dr. D. Schrepler (Timisoara)

GUS
Dr. I. Anokhina (Moskau)
Dr. V. Kovalev (Moskau)
Dr. A. Lichko (Leningrad)

* Dr. R. A. Nadzharov (Moskau)
* Dr. A. B. Smulevitch (Moskau)
Dr. A. S. Tiganov (Moskau)
Dr. V. Tsirkin (Moskau)
Dr. M. Vartanian (Moskau)
Dr. A. V. Vovin (Leningrad)
Dr. N. N. Zharikov (Moskau)

Saudi Arabien
Dr. Osama M. Al-Radi (Taif)
Dr. H. Amin (Saudi Arabia)
Dr. W. Dodd (Saudi Arabia)
Dr. S. R. A. El Fadl (Saudi Arabia)
Dr. A. T. Ibrahim (Saudi Arabia)
Dr. M. Marasky (Riyadh)
Dr. F. M. A. Rahim (Riyadh)

Schweden
Dr. T. Bergmark (Danderyd)
Dr. G. Dalfelt (Lund)
Dr. G. Elofsson (Lund)
Dr. E. Essen-Möller (Lysekil)
Dr. L. Gustafson (Lund)
* Dr. B. Hagberg (Gothenburg)
* Dr. C. Perris (Umea)
Dr. B. Wistedt (Danderyd)

Schweiz
Dr. N. Aapro (Genf)
Prof. J. Angst (Zürich)
Dr. L. Barrelet (Perreux)
Prof. L. Ciompi (Bern)
Dr. V. Dittman (Basel)
Prof. P. Kielholz (Basel)
Dr. E. Kolatti (Genf)
Prof. D. Ladewig (Basel)
Dr. C. Müller (Prilly)
Dr. J. Press (Genf)
Dr. C. Quinto (Basel)
Dr. B. Reith (Genf)
* Prof. C. Scharfetter (Zürich)
Dr. M. Sieber (Zürich)
Prof. H.-C. Steinhausen (Zürich)
Mr. A. Tongue (Lausanne)

Spanien
Dr. A. Abrines (Madrid)
Dr. J. L. Alcazar (Madrid)
Dr. C. Alvarez (Bilbao)
Prof. C. Ballus (Barcelona)
Dr. P. Benjumea (Sevilla)
Dr. V. Beramendi (Bilbao)
Dr. M. Bernardo (Barcelona)
Dr. J. Blanco (Sevilla)
Dr. J. M. Blazquez (Salamanca)
Dr. E. Bodega (Madrid)
Dr. I. Boulandlor (Bilbao)
Dr. A. Cabero (Granada)
Dr. M. Camacho (Seville)
Dr. A. Candina (Bilbao)
Dr. J. L. Carrasco (Madrid)
Dr. N. Casas (Sevilla)
Dr. C. Caso (Bilbao)
Dr. A. Castano (Madrid)
Dr. M. L. Cerceno (Salamanca)
Dr. V. Corces (Madrid)
Dr. D. Crespo (Madrid)
Dr. O. Cuenca (Madrid)
Dr. R. del Pino (Granada)
Dr. E. Ensunza (Bilbao)
Dr. A. Fernandez (Madrid)
Dr. P. Fernandez-Arguelles (Seville)
Dr. E. Gallego (Bilbao)
Dr. R. Garcia (Madrid)
Dr. E. Giles (Sevilla)
Prof. J. Giner (Sevilla)
Dr. J. Gonzalez (Saragossa)
Dr. A. Gonzalez-Pinto (Bilbao)
Dr. C. Guaza (Madrid)
Dr. J. Guerrero (Sevilla)
Dr. C. Hernandez (Madrid)
Dr. A. Higueras (Granada)
Dr. D. Huertas (Madrid)
Dr. J. A. Izquierdo (Salamanca)
Dr. J. L. Jimenez (Granada)
Dr. Ll. Jorda (Madrid)
Dr. J. Laforgue (Bilbao)
Dr. F. Lana (Madrid)
Dr. A. Lobo (Saragossa)
Dr. J. J. Lopez-Ibor (Madrid)
Dr. J. Lopez-Plaza (Saragossa)
Dr. C. Maestre (Granada)
Dr. F. Marquinez (Bilbao)
Dr. M. Martin (Madrid)
Dr. T. Monsalve (Madrid)
Dr. P. Morales (Madrid)
Dr. P. E. Munoz (Madrid)
Dr. A. Nieto (Bilbao)
Dr. P. Oronoz (Bilbao)
Dr. A. Otero (Barcelona)
Dr. A. Ozamiz (Bilbao)
Dr. J. Padierna (Bilbao)
Dr. E. Palacios (Madrid)
Dr. J. Pascual (Bilbao)
Dr. M. Paz (Granada)
Dr. J. Perez de los Cobos (Madrid)
Dr. J. Perez-Arango (Madrid)
Dr. A. Perez-Torres (Granada)
Dr. A. Perez-Urdaniz (Salamanca)
Dr. J. Perfecto (Salamanca)
Dr. J. M. Poveda (Madrid)
Dr. A. Preciado (Salamanca)
Dr. L. Prieto-Moreno (Madrid)
Dr. J. L. Ramos (Salamanca)
Dr. F. Rey (Salamanca)
Dr. M. L. Rivera (Sevilla)
Dr. P. Rodriguez (Madrid)
Prof. J. Rodriguez-Sacristan (Sevilla)
Dr. C. Rueda (Madrid)
Dr. J. Ruiz (Granada)

Dr. B. Salcedo (Bilbao)
Dr. J. San Sebastian (Madrid)
Dr. J. Sola (Granada)
Dr. S. Tenorio (Madrid)
Dr. R. Teruel (Bilbao)
Dr. F. Torres (Granada)
Prof. J. Vallejo (Barcelona)
Dr. M. Vega (Madrid)
Dr. B. Viar (Madrid)
Dr. D. Vico (Granada)
Dr. V. Zubeldia (Madrid)

Sudan
Dr. M. B. Bashir (Khartoum)
Dr. A. O. Sirag (Khartoum)

Tansania
* Dr. J. S. Neki (Dar es Salaam)

Tschechoslowakai
Dr. P. Baudis (Prag)
Dr. V. Filip (Prag)
Dr. D. Seifertova (Prag)
Dr. D. Taussigova (Prag)

Thailand
Dr. C. Krishna (Bangkok)
Dr. S. Dejatiwongse (Bangkok)

Türkei
Dr. I.F. Dereboy (Ankara)
Dr. A. Gögüs (Ankara)
Dr. C. Glec (Ankara)
Dr. O. Oztürk (Ankara)
Dr. D. B. Ulug (Ankara)
Dr. N. A. Ulusahin (Ankara)
Dr. T. B. Üstün (Ankara)

Ungarn
Dr. J. Szilard (Szeged)

Uruguay
Dr. R. Almada (Montevideo)
Dr. P. Alterwain (Montevideo)
Dr. L. Bolognin (Montevideo)
Dr. P. Bustelo (Montevideo)
Dr. U. Casarotti (Montevideo)
Dr. E. Dorfman (Montevideo)
Dr. F. Leite Gastal (Montevideo)
Dr. A. J. Montoya (Montevideo)
Dr. A. Nogueira (Montevideo)
Dr. E. Probst (Montevideo)
Dr. C. Valino (Montevideo)

Vereinigte Staaten von Amerika
Dr. T. M. Achenbach (Burlington)
Dr. H. S. Akiskal (Memphis)
Dr. N. Andreasen (Iowa City)
Dr. T. Babor (Farmington)
Dr. Th. Ban (Nashville)
Dr. G. Barker (Cincinnati)
Dr. J. Bartko (Rockville)
Dr. M. Bauer (Richmond)
Dr. C. Beebe (Columbia)
Dr. D. Beedle (Cambridge)
Dr. B. Benson (Chicago)
* Dr. F. Benson (Los Angeles)
Dr. J. Blaine (Rockville)
Dr. G. Boggs (Cincinnati)
Dr. R. Boshes (Cambridge)
Dr. J. Brown (Farmington)
Dr. J. Burke (Rockville)
Dr. J. Cain (Dallas)
Dr. M. Campbell (New York)
* Dr. D. Cantwell (Los Angeles)
Dr. R. C. Casper (Chicago)
Dr. A. Conder (Richmond)
Dr. P. Coons (Indianapolis)
W. Davis (Washington)
Dr. J. Deltito (White Plains)
Dr. M. Diaz (Farmington)
Dr. M. Dumaine (Cincinatti)
Dr. C. DuRand (Cambridge)
Dr. M. H. Ebert (Nashville)
Dr. J. I. Escobar (Farmington)
Dr. R. Falk (Richmond)
Dr. M. First (New York)
Dr. M. F. Folstein (Baltimore)
Dr. S. Foster (Philadelphia)
Dr. A. Frances (New York)
Dr. S. Frazier (Belmont)
Dr. S. Freeman (Cambridge)
Dr. H. E. Genaidy (Hastings)
Dr. P. M. Gillig (Cincinnati)
Dr. M. Ginsburg (Cincinnati)
Dr. F. Goodwin (Rockville)
Dr. E. Gordis (Rockville)
Dr. I. I. Gottesman (Charlottesville)
Dr. B. Grant (Rockville)
* Dr. S. Guze (St Louis)
Dr. R. Hales (San Francisco)
Dr. D. Haller (Richmond)
Dr. J. Harris (Baltimore)
Dr. R. Hart (Richmond)
* Dr. J. Helzer (St. Louis)
Dr. L. Hersov (Worcester)
Dr. J. R. Hillard (Cincinnati)
Dr. R. M. A. Hirschfeld (Rockville)
Dr. C. E. Holzer (Galveston)
* Dr. Ph. Holzman (Cambridge)
Dr. M. J. Horowitz (San Francisco)
Dr. Th. R. Insel (Bethesda)
Dr. L. F. Jarvik (Los Angeles)
Dr. V. Jethanandani (Philadelphia)
Dr. L. Judd (Rockville)
Dr. Ch. Kaelber (Rockville)
Dr. I. Katz (Philadelphia)
Dr. B. Kaup (Baltimore)
Dr. S. A. Kelt (Dallas)
Dr. P. Keck (Belmont)

Dr. K. S. Kendler (Richmond)
Dr. D. F. Klein (New York)
* Dr. A. Kleinman (Cambridge)
Dr. G. Klerman (Boston)
Dr. R. Kluft (Philadelphia)
Dr. R. D. Kobes (Dallas, Texas)
Dr. R. Kolodner (Dallas, Texas)
Dr. J. S. Ku (Cincinnati, Ohio)
* Dr. D. J. Kupfer (Pittsburgh, Pennsylvania)
Dr. M. Lambert (Dallas, Texas)
Dr. M. Lebowitz (New York, New York)
Dr. B. Lee (Cambridge, Massachusetts)
Dr. L. Lettich (Cambridge, Massachusetts)
Dr. N. Liebowitz (Farmington, Connecticut)
Dr. B. R. Lima (Baltimore, Maryland)
Dr. A. W. Loranger (New York, New York)
Dr. D. Mann (Cambridge, Massachusetts)
Dr. W. G. McPherson (Hastings, Nebraska)
Dr. L. Meloy (Cincinnati, Ohio)
Dr. W. Mendel (Hastings, Nebraska)
Dr. R. Meyer (Farmington, Connecticut)
* Dr. J. Mezzich (Pittsburgh, Pennsylvania)
Dr. C. Moran (Richmond, Virginia)
Dr. P. Nathan (Chicago, Illinois)
Dr. D. Neal (Ann Arbor, Michigan, USA)
Dr. G. Nestadt (Baltimore, Maryland)
Dr. B. Orrok (Farmington, Connecticut)
Dr. D. Orvin (Cambridge, Massachusetts)
Dr. H. Pardes (New York, New York)
Dr. J. Parks (Cincinnati, Ohio)
Dr. R. Pary (Pittsburgh, Pennsylvania)
Dr. R. Peel (Washington, D.C.)
Dr. M. Peszke (Farmington, Connecticut)
Dr. R. Petry (Richmond, Virginia)
Dr. F. Petty (Dallas, Texas)
Dr. R. Pickens (Rockville, Maryland)
Dr. H. Pincus (Washington, D.C.)
Dr. M. Popkin (Long Lake, Minnesota)
Dr. R. Poss Rosen (Bayside, New York)
Dr. H. van Praag (Bronx, New York)
D. Rae (Rockville, Maryland)
Dr. J. Rapoport (Bethesda, Maryland)
Dr. D. Regier (Rockville, Maryland)
Dr. R. Resnick (Richmond, Virginia)
Dr. R. Room (Berkeley, California)
Dr. S. Rosenthal (Cambridge, Massachusetts)
Dr. B. Rounsaville (New Haven, Connecticut)
Dr. A. J. Rush (Dallas, Texas)
Dr. M. Sabshin (Washington, D.C.)
Dr. R. Salomon (Farmington, Connecticut)
Dr. B. Schoenberg (Bethesda, Maryland)
Dr. E. Schopler (Chicago)
Dr. M. A. Schuckit (San Diego, California)
Dr. R. Schuster (Rockville, Maryland)
Dr. M. Schwab-Stone (New Haven, Connecticut)
Dr. S. Schwartz (Richmond, Virginia)
Dr. D. Shaffer (New York)
Dr. Th. Shapiro (New York, New York)
* Dr. R. Spitzer (New York, New York)
Dr. T. S. Stein (East Lansing)
Dr. R. Stewart (Dallas, Texas)
Dr. G. Tarnoff (New Haven, Connecticut)
Dr. J. R. Thomas (Richmond, Virginia)
Dr. K. Towbin (New Haven, Connecticut)
L. Towle (Rockville, Maryland)
Dr. M. T. Tsuang (Iowa City)
Dr. J. Wade (Richmond, Virginia)
Dr. J. Walkup (New Haven, Connecticut)
Dr. M. Weissmann (New Haven, Connecticut)
Dr. J. Williams (New York, New York)
Dr. R. W. Winchel (New York, New York State)
Dr. K. Winters (St. Paul, Minnesota)
Dr. T. K. Wolff (Dallas, Texas)
Dr. W.C. Young (Littleton, Colorado)

Volksrepublik China
Dr. W. He (Chengdu)
Dr. Z. Lian-Di (Shanghai)
Dr. P. Liu (Chengdu)
Dr. X. Liu (Chengdu)
* Dr. Shen Yucun (Beijing)
Dr. W. Song (Chengdu)
Dr. Tao-Yuan Xu (Shanghai)
Dr. Q. Yang (Chengdu)
Dr. X. Yi-Feng (Shanghai)
* Dr. Xu You-xin (Beijing)
Dr. Derson Young (Changsha)
Dr. H. Zong-Mei (Shanghai)

Index

Bei den mit einem # markierten diagnostischen Begriffen, sind die Kodierungsmöglichkeiten mit der 4. und 5. Stelle zu beachten.